U0067364

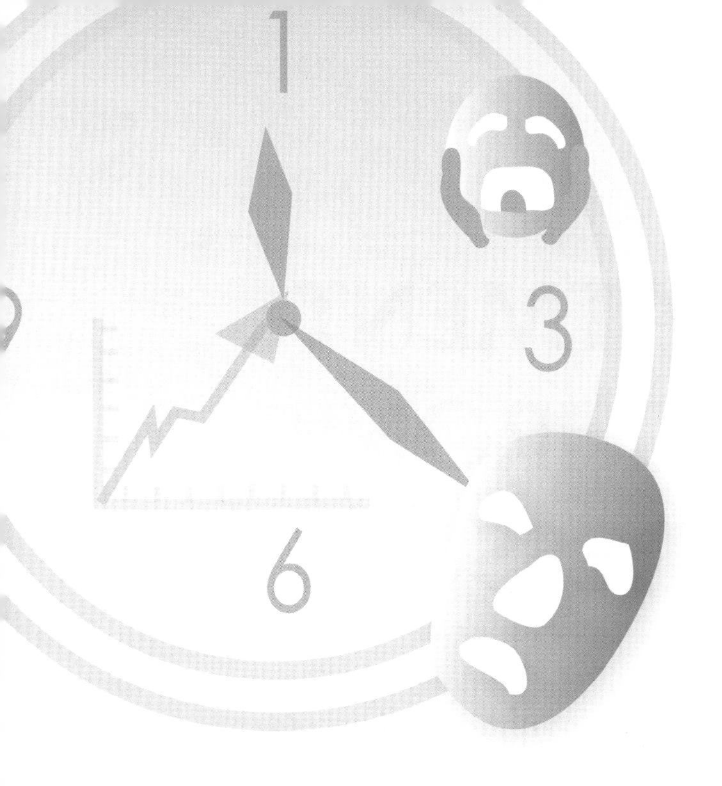

長期性憂鬱症之診斷與治療技巧

心理治療的認知行為分析系統

James P. McCullough, Jr.　著

杜家興、吳淑真　譯

TREATMENT FOR CHRONIC DEPRESSION

Cognitive Behavioral Analysis System of Psychotherapy (CBASP)

James P. McCullough, Jr., PhD

Foreword by Marvin R. Goldfried, PhD

Published by arrangement with The Guilford Press

獻給 Rosemary，多年來，我一直深愛也珍惜著妳，妳也回以我深切濃厚的愛意，開啟了我的心扉，也豐富了我的心靈。

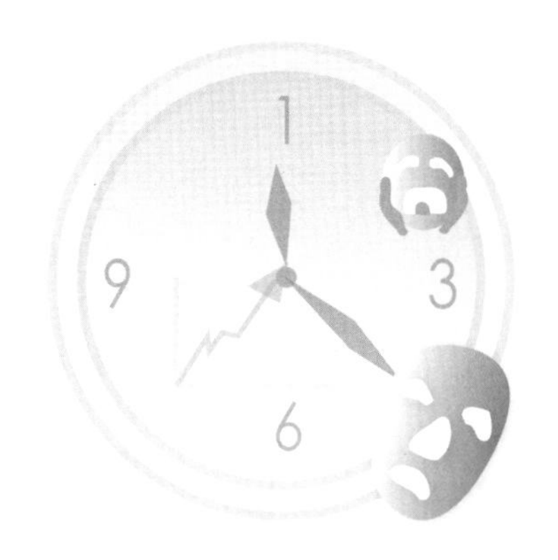

目錄

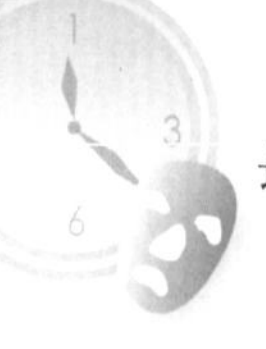

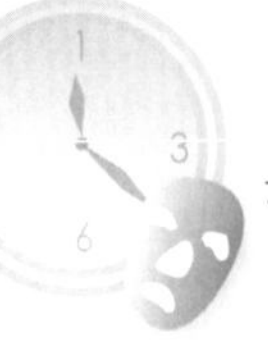

（正文旁數碼係原文書頁碼，供索引檢索之用）

關於作者

我從來沒想過自己會成為大學教授，直到我完成位於 Atlanta 的 Georgia 心靈健康機構（Georgia Mental Health Institute）的臨床實習訓練之後。時間是 1968 至 1969 年，那時行為治療在心理學的崇高地位有了轉變。我在 Georgia 大學的臨床訓練方案是擁護圓石訓練模式（Boulder Model）；不過，從來沒有人給過我滿意的詮釋，一個人可以如何用某種專業角色來整合研究和實務工作。在那些日子裡（或許到了今日也是），博士畢業生必須做出選擇：成為一位研究學者然後埋首於大學或醫學院當中，還是變成一位私人開業的心理治療師。

臨床實習訓練讓我首次接觸到行為治療。我臨床實習的督導 Douglas Slavin 博士，要求我選出一種心理學學習理論（psychological learning theory）（這項選擇是我自己的選擇），然後依循該理論的原則來理解我所有的個案。此外，我還被要求將這些學習理論的原則套用在門診及住院個案的心理治療當中。

不必訝異，我選擇了 B. F. Skinner 的操作制約模型，並整個人浸淫在 Skinner 取向心理學當中。一段時間後，我瞭解到操作制約方案提供一種整合研究和實務工作的方法。現在，我會使用操作制約程序和個案一起將治療的整體描繪（treatment formulations）加以操作定義化，並且使用單一案例方法學（single-case methodology）來蒐集資料，並測量個案的改變。簡言之，操作制約心理學提供我一種研究臨床個案的方式。在我執行臨床工作的職責時，研究和實務工作因此「結合在一起了」。

我也瞭解到（對我來說），最重要的臨床研究必須是「從實務工作浮現出來」（emerges out of practice）的研究——也就是，有關個案的諸多議題必定變成我臨床研究的焦點。就在這樣的結合之下，我決定進入大學校園，並嘗試建立一種**以臨床實務工作為中心**的研究生涯。我在 1970 年進入校園，而變成 Southern Mississippi 大學臨床心理學訓練師資的其中一員。1972 年，我來到 Virginia Commonwealth 大學（VCU）擔任心理系助理教授。在三十年的歲月裡，我的個案持續提出迫使我找出解答的研究問題。隨著時間過去，治療長期性憂鬱個案並研究他們的診斷特質，已花費了我大多數的研究心力和能量。

我現在不再像從前那樣是一位強調精準的行為治療師，但讀者們也將在整本書當中發現，我仍舊有明顯操作制約學習理論的氣息。身為一位圓石訓練模式的心理治療師，直到今天仍令我激奮不已，因為這已是三十年前在 Atlanta 的往事了。我希望我多少有將這種身為科學家—心理治療師（scientist-practitioner）的激奮之情傳遞給我的臨床學生們。

關於譯者

杜家興（除第六章外之其他章節）

臨床心理師　juiahsin@yahoo.com.tw

現職：行政院衛生署嘉南療養院公職臨床心理師、台南市臨床心理師公會理事、台南縣家庭教育中心團體輔導種籽教師培訓課程之講師與督導師。

經歷：台南市社區大學講師；長榮大學、嘉南藥理科技大學兼任講師。

專長：人本、認知和人際動力取向的個別和團體心理治療，經常帶領憂鬱症患者和校園適應不良學生（國中與大學生）之人際動力取向團體輔導、教師及企業之情緒管理與壓力調適的講座或工作坊、心理助人工作者之培訓與督導工作。一方面喜歡將心理學的好處介紹給社會大眾，經常於演講中結合心理治療學、發展心理學、神經心理學和身心靈理論，尤其是活腦健腦小活動、情緒釋放技術（Emotional Freedom Techniques, EFT）以及近年風行的正念技術（Mindfulness，或譯為正念），講題包括「壓力和情緒調適之原理和實作」、「憂鬱與自殺防治」、「親密關係的經營、衝突和調適」等等；一方面也經常出席國中小學舉辦的輔導個案討論會，推廣依附心理學、客體關係理論、人際動力取向和相關輔導技巧，希望大家從這些心理學知識中找到讓「健康成長、幸福生活」的秘方。

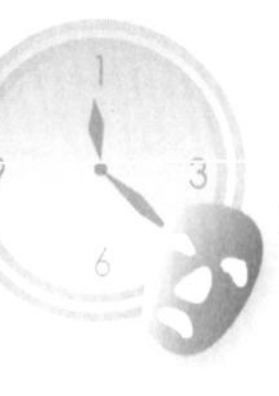

吳淑真（第六章）

臨床心理師　existenceshuchen@yahoo.com.tw

現職：國立成功大學學務處學輔組臨床心理師。

曾任：行政院衛生署嘉南療養院心理科臨床心理師；嘉南藥理科技大學社工系兼任講師。

專長：將人際關係取向、心理治療取向和敘事取向運用到女性、兒童及青少年的心理諮商與治療工作，並從事大專校園學生義工之培訓與督導、碩博士生壓力與情緒紓解的講座與工作坊。

前言

對心理治療師和研究人員來說，憂鬱症的治療仍是一項挑戰，當個案是屬於長期性憂鬱症時尤為如此。目前在心理社會層面，也發展出許多不同的介入方式——像是認知治療或人際心理治療，但目前尚未有明確的證據指出哪一種方式優於其他方式。同樣的，對於偏好哪一種治療方式，就看心理治療師和研究人員自己是相信憂鬱症是扭曲思考的結果，還是相信憂鬱症是出了問題的人際關係造成的。我自己的觀點則是，這種「二選一」的思考方式，比較像是反映了這個領域裡的政治與意識型態之爭，而不是代表一種良好的臨床判斷。實際上，我曾經詢問過兩位知名的認知治療師，他們是否會在面對因無法哀悼某種失落的個案時使用認知治療。他倆毫不遲疑地回答：「當然不會！」然後當他們被問到將會怎麼做的時候，他倆都指出將會協助個案為失落而哀悼——這種介入方式正好有納入人際心理治療手冊的內容裡！

在 Davison 和我撰寫的書籍《臨床工作之行為治療》（*Clinical Behavior Therapy,* 1976）中，我們都承認憂鬱症有多重的根源，指出憂鬱症的各種特徵可能是個案有了以下的信念：自己沒有能力影響他們所處的世界——包括他們和其他人之間的關係。這可能是由於各種錯誤信念、能力的缺乏，或兩者都是。長期性憂鬱症不只是由於錯誤的思考而已，還包括某種在行為及情感方面發展不足的風格，使得他們無法從其他人那裡獲得到自己想要的東西，這也就是 James P. McCullough 博士這本令人激賞的書籍裡的一項主要題材。複雜的問題無法以單純的解決之道輕易排除，而我們目前可用的諸多介入（只有非常單純的理論依據），可能在概念和程序上沒有足夠的廣度來提供長期

性憂鬱個案所需要的部分。McCullough的方法卻做到了。他所提出的方法聚焦在憂鬱症個案的日常生活問題上，並且雖然承認生理因素的影響，卻也創造性地將「那些由 Sullivan、Piaget 和 Skinner 等看似不同的人，各自對於理解人類行為這項任務所做出的貢獻」整合起來。

我覺得McCullough的治療方法有好幾個層面非常迷人。特別是「強調要促進自我肯定能力」（assertiveness；譯註：或譯為維護／伸張自己的權益）這個部分，「自我肯定」是 1970 年代裡極為流行的臨床工作焦點。因為各種不同的理由，最近幾年「自我肯定」這項主題已經從認知行為取向文獻裡消失了。其中一項理由可能是因為從 1980 年代起，國立心靈健康協會（National Institute of Mental Health）贊助的臨床研究必須要有 DSM 診斷，因此造成以「無法自我肯定」這類不可診斷（且不被贊助）的問題為主的研究力量逐漸消失。近幾年沒有提及自我肯定議題的另一項理由是，因為近來大受歡迎的Beck認知治療——不幸的是，這種治療在大範圍共同合作的憂鬱症治療研究裡，被錯誤標籤為「認知行為治療」（Elkin et al., 1989）——大多將焦點集中在各種扭曲的認知上，而不是個案「從其他人那裡獲得到他們想要的東西」的能力。可是，沒有閱讀文獻資料的憂鬱症個案們卻一直有著自我肯定方面的諸多問題。因此，虛心且有所覺知的認知行為治療師會持續找出自我肯定方面的困難，因為這是個案生活中的一項重要議題。很幸運地，McCullough正是一位這樣的治療師。

McCullough有關「從被動模式轉變成自我肯定模式，將如何在心境上產生一種戲劇性的——如果只有暫時性的——轉變」的臨床描述，**正好相似**於我自己在臨床工作上所觀察到的情形。相對於將自己看成是無法控制的生活事件之下一個被動且無助的受害者，個案現在則是感覺到被充能（empowered），個案通常會這樣形容自己：「有了中心點的」（centered）、「強壯的」和「有自信的」。McCullough 引用此現象當作「負性增強」（negative reinforcement）的一個範例，於其中，個案那種屬於自我肯定的互動方式，減輕了一般與他們順從特質有關的苦惱情緒狀態。雖然我內心的行為取向治療師可以充分瞭解這項概念，但我內在抱持其他觀點的部分，則比較會將此種現象看成是「矯正性經驗」（corrective experience；譯註：這樣的說法比較是

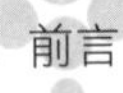

心理動力取向或人際歷程取向的觀點）的一個範例。

xi

若要充分說明為什麼我相信矯正性經驗位居治療性改變歷程（therapeutic change process）的核心位置，將會超過為本書前言的範圍。不過，在此簡單描述一下矯正性經驗，以及在矯正性經驗裡，個案過去的生活歷史背景，或許可讓讀者清楚瞭解為什麼我會認為這點如此重要。根據早期有關社會學習的經驗，人們在認知、情感和人際上因而發展出諸多模式，以作為「他們將如何與其他人相處」的原型（prototypes）。就「這些早期經驗沒有使他們具備透過人際來滿足他們自己需求的能力」來看，他們是抱持「我無法從其他人那裡獲得自己想要的東西」這樣的信念，來面對當前的生活環境。雖然在面對早年生活裡的人際事件時，在認知—情感層面和行為層面的這種姿態可能是適當的反應，但在當前生活情境裡，卻可能不再算是適應性的（adaptive）。正是這樣的歷史脈絡，「自我肯定」可以促進某種矯正性經驗，其中涉及到下面的過程：⑴有一種「向他人表達自己需求是很危險的」的預期和害怕；⑵一種「知道這樣的預期和害怕是過去生活的殘留物」的理性覺察；⑶一種「想要冒險表達自己」的渴望；⑷真正去冒險並開始採取不一樣的作為；⑸因為瞭解到一個人最糟的害怕實際上沒有發生，而體驗到驚喜和解脫；⑹有一種自己被充能的觀感，而不是像平常那樣又開始依著自己的順從反應而開始自我責怪（self-recrimination）；以及⑺將此經驗當作一個平台（基礎），重新評估自己過去那些在認知、情感和行為上屬於適應不良的模式。

如同你可以預期到的那樣，要使一項多年來慣用的順從模式有所轉變，對人們來說並不容易，而且若要這麼做，需要來自一位善解人意且充滿關懷之情的治療師的支持和鼓勵。實際上，這個領域一般都同意，治療關係（therapeutic relationship）是治療性改變歷程裡一項絕對必要的層面。在探討治療關係之角色的出版品裡，「同盟」（alliance）這項概念被用來描述「治療師和個案之間的親身聯繫（personal bond）」、「雙方對治療目標達成協議」，以及「對於如何在治療中達成這些目標，雙方達成協議」所具有的重要性。就此觀點，傳統上我將治療同盟（therapeutic alliance）看成是治療技術可以運用的程度，好比麻醉提供了可以有效使用外科手術程序的背景脈絡。

雖然「將治療關係看成是發生真實治療工作（這屬於前景）的背景脈絡」

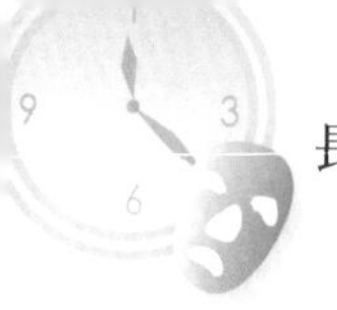

xii 這樣的觀點可能有一些好處，但我最近才開始見識到，一些屬於背景的事情所具有的重要性竟比我們所理解到的還多。經過我在「探索心理治療之整合工作的社群」（Society for the Exploration of Psychotherapy Integration, SEPI）的會議上，和心理動力取向及經驗取向同僚們的持續討論，以及經過我自己和一位特別有涵養的治療師之間的個人體驗，可逐漸明顯看見我更大力讚賞個案—治療師關係所具有的治療性角色（therapeutic role）。

不像傳統的認知行為治療，McCullough的治療方法大力地將治療關係安置於介入的前景裡。實際上，治療關係是矯正性經驗的一部分。透過以某種受訓過的方法（a disciplined way）來和長期性憂鬱個案之間達到個人性的涉入（personally involved），透過以充滿關心情懷的方式，將個案對治療關係產生的負面衝擊回饋給個案，以及透過親身示範了同理心和親密，治療師得以提供與個案過去慣有情形不同的人際經驗。McCullough將此稱為「人際區辨練習」（interpersonal discrimination learning）。我的心理動力取向同僚們稱此為「重新養育」（reparenting）。

在提醒認知行為治療師要注意「關係」可能具有的矯正性質時，McCullough 特別提醒治療師的姿態不要變得過於辯證（didactic）和指導性（directive）。治療師實在是太容易因為體諒憂鬱症個案那種無助之下的順從特質，而被「拉向」治療性的支配姿態（therapeutic dominace）。McCullough強力主張，如果目標是要促進人際間的自我肯定能力，那麼就可以理解為什麼也要在治療關係裡努力促發相似的情景。不這麼做，可能不利於自我肯定能力的發展，這就好像教練努力在身體上協助他／她的舉重學員舉起重物一樣沒有建設性。就如 McCullough 所說的，「讓個案親身做治療的工作」。

將認知行為取向與人際焦點結合起來，為這個領域掀起一股持續統整這些當代的治療取向的運動。McCullough 的貢獻因此成了這類相關工作名單中的一員，像是Kohlenberg和Tsai（1991）的《功能性分析心理治療》（*Functional Analytic Psychotherapy*）、Linehan（1993）的《邊緣型人格疾患的認知行為治療》（*Cognitive-Behavioral Treatment of Borderline Personality Disorder*）、Safran和Segal（1990）的《認知治療裡的人際歷程》（*Interpersonal Process in Cognitive Therapy*），以及 Wachtel（1977）的《心理分析與行為治

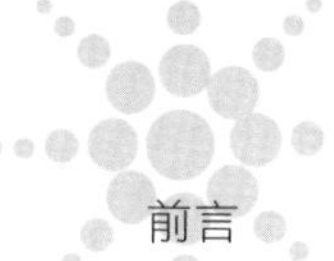

療》（*Psychoanalysis and Behavior Therapy*）。

在McCullough創造性地整合認知行為和人際之概念及歷程的工作中，他給了我們一個適合臨床工作且具有實證基礎的長期性憂鬱症治療法。然而除此之外，他的貢獻極為中肯，就像是對苦惱的夫妻進行治療工作一樣。當你閱讀到本書對臨床工作的洞察與見識，將明顯看見他還聚焦於以下各點：個案自己在有問題的互動裡所扮演的角色；就像戲劇裡的獨白一樣，語言在某種人際情境裡的非合作性使用方式（noncooperative use）；在真正同理他人時所遇到的各種問題；在維持對情緒的調控時的各種困難，全都和夫妻治療時的介入有關。簡言之，你將讀到的不只是介紹臨床上創新且具實證基礎的長期性憂鬱個案治療法，還介紹了一種具有廣泛運用之潛能的介入方式。

xiii

Marvin R. Goldfried 博士
位於 Stony Brook 的 New York 州立大學

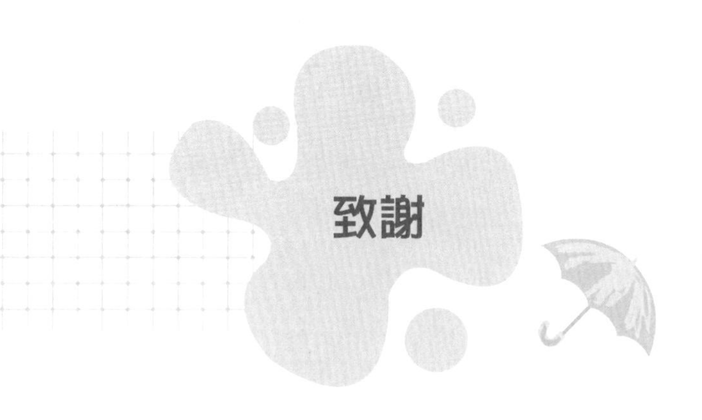

致謝

許多人間接或直接幫助本書的撰寫。我的研究所學生們（許多人都在本篇致謝裡有被提及）是首先啟發我心靈的人們，用的就是他們對於心理治療及其效果的無數疑問。我們一同走過 1970 年代行為學派的改革，然後是 1980 年代認知及人際取向的變革，一直都在嘗試尋找最好的方法來矯正長期性憂鬱個案的行為。我私人執業裡的長期性憂鬱個案，全部有二百二十五位，一直使我注意到，若要找到一種有效治療他們疾病的方法，其中的賭注相當高昂，還有「改善他們的生活品質」這個部分，值得我投入全部的時間與心力。

如果沒有我和「人際心理治療先生」（Donald J. Kiesler 博士）之間多年來的分享關係，本書可能無法完成。對我來說，在 1980 年代期間，與 Don 之間的關係尤其給我支持的力量，當時要出版我的單一心理治療個案研究是很困難的。在此期間，我們之間的討論幫助我看見，治療師—個案關係可以如何用來當作一種矯正個案行為的工具。

1980 年代末期發生的兩個事件，明顯衝擊到我的臨床研究和實務工作。1988 年，Hagop S. Akiskal 邀請我到位於 Memphis 的 Tennessee 大學醫學院召開的大型精神醫學圓桌會議，報告我關於長期性憂鬱症的資料。Hagop 多年來持續鼓勵我的工作，並持續挑戰我的想法及點燃我對長期性憂鬱症的興趣，尤其是低落性情感症（dysthymia）。他對憂鬱症的生理心理社會觀點，在我對長期性憂鬱症的心理病理學概念裡扮演重要的角色。隔年，Cornell 大學精神醫學系 James H. Kocsis 博士和 Brown 大學精神醫學系系主任 Martin B. Keller 博士，邀請我擔任 DSM-IV 心境疾患田野試驗委員會（Mood Disorders Field

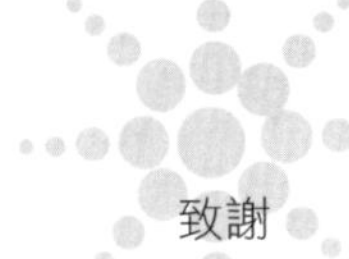

Trial Committee）（探討低落性情感症、重鬱症和兩種輕度憂鬱症）的成員，並擔任田野研究專員（field site coordinator）的工作。田野試驗委員會由一群對長期性憂鬱症有著同樣興趣的心境疾患調查員所組成。Marty Keller一直都是我們的「領導者」——從DSM-IV田野試驗開始，持續到由Pfizer藥廠資助的全國性長期性憂鬱症研究，然後帶領我們完成Bristol-Myers Squibb（B-MS）全國性長期性憂鬱症研究（Bristol-Myers Squibb, 1996）。在1980年代與1990年代裡，Marty 的工作明顯影響到長期性憂鬱症研究的工作方向。他長期以來集中研究長期性憂鬱症，並熱情積極投入科學工作，成為我個人的優秀模範。

我持續和田野試驗委員會的最初成員們保持合作（M. B. Keller博士、D. N. Klein博士、J. H. Kocsis博士和R. M. A. Hirschfeld博士），還有其他合作夥伴——Bruce Arnow博士、Steve Bishop博士、Janice A. Blalock博士、John E. Carr博士、David C. Clark博士、David L. Dunner博士、Greg Eaves博士、Jan Fawcett 博士、Baruch Fishman 博士、Alan J. Gelenberg 博士、Robert H. Howland博士、Gabor Keitner博士、Lorrin M. Koran博士、Rachel Manber博士、John C. Markowitz博士、Ivan W. Miller博士、Philip T. Ninan博士、Larry Pacoe 博士、Barbara O. Rothbaum 博士、James R. Russell 博士、Alan F. Schatzberg博士、Michael E. Thase博士、Madhukar Trivedi博士、Dina Vivian博士和John Zajecka博士，還有M. Paige Young女士——一直推動我進入最初的田野試驗團隊裡。總和來看，這些合作經驗加深了我對長期性憂鬱症的瞭解，並提供我機會在一項大型隨機性質之臨床試驗裡測試我的CBASP模型。本書描述了這些事件，並強調這些同僚對我的工作的貢獻。

有多位人士直接幫助本書的撰寫。Daniel N. Klein博士是位於Stony Brook的New York州立大學心理系教授，曾閱讀其中幾個章節，並給予充滿見識的評論；Dan和我都喜愛我們之間窩心且建設性的關係。在Pittsburgh大學之西方精神醫學協會及診所（Western Psychiatric Institute and Clinic）任職的Michael E. Thase 博士，其臨床研究的悟性總是在我們研究團隊裡扮演重要的角色；Mike是我的好友兼同僚，在許多方面幫助了我對長期性憂鬱症的看法。我特別感謝 A. John Rush博士，沒有他的支持，CBASP鐵定不會被B-MS全國性

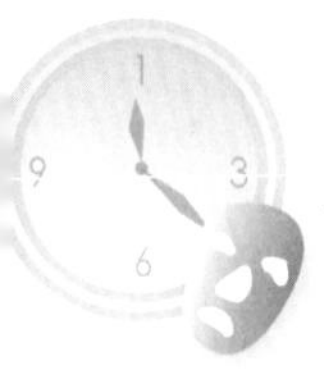

長期性憂鬱症研究遴選上；John 是精神醫學教授，也是位於 Dallas 的 Texas 大學西南醫學中心精神醫學系的老師。我也要感謝 John C. Markowitz 博士，他是心理治療工作的同僚之一，也是Gerald Klerman之人際心理治療的專家。他目前是 Cornell 大學精神醫學系的助理教授。John 持續協助並支援我的工作，也是當代少數研究長期性憂鬱症之心理治療效果的心理治療研究人員。

我想要答謝我們系主任 Steven B. Robbins 博士的直接貢獻，並對於他從 1990 年代早期以來不算短的時間裡，在我的工作及研究所給予的強力支持，我深深感激。Steven 一直詢問我本書何時完成，但他一直以耐心等待我緩慢的進度。我要感謝 Janice A. Blalock 博士（一位優秀的研究者及心理治療師）以及 James A. Schmidt 博士幫忙閱讀第八章，並提供他們非常有助益的回饋。Jim Schmidt 是 Western Illinois 大學心理學系助理教授，也是 Don Kiesler 先前的博士班學生。他的建議使我免於對人際環形圖（Interpersonal Circle）做出好幾項將來會懊悔的論述。

我也要感謝我的女兒 Kristin R. McCullough，一位富有創意的電腦專家，運用她的繪圖專業幫忙設計出本書大多數的圖形和表格。對 Patricia E. Johnson 女士我也有著同樣的感謝之情，她是 Virginia Commonwealth 大學（VCU）單極型心境疾患協會（Unipolar Mood Disorders Institute）的執行專員（administrative coordinator）。Trish 在本書撰寫期間一直提供我協助。我在單極型心境疾患協會的同事暨助理督察／醫學督察 Susan G. Kornstein 博士，是我多年來的好友，同時也是 VCU 精神醫學系的助理教授。她和我在 1992 年創立單極型心境疾患協會，並一同工作至今。我們帶領該協會工作人員完成了兩項全國性長期性憂鬱症研究計畫，希望未來會有更多。我也必須提到一點，Susan 對於性別與憂鬱症之關係的研究享譽全國。

Marvin R. Goldfried 博士是位於 Stony Brook 的 New York 州立大學心理學系教授，親切地允諾幫忙撰寫本書的前言。由於 Marv 在心理治療領域裡的整合性工作，所以我邀請他幫忙撰寫前言。他是一位夢想家，我喜歡他的想像視野。我的工作也是一項整合性的事業，所以他很快看出我試圖做到的部分。我非常感激他文章裡提供的親切語句。

我也必須感謝 B-MS 公司的同事 Fran Borian，她是神經科學醫學手術之

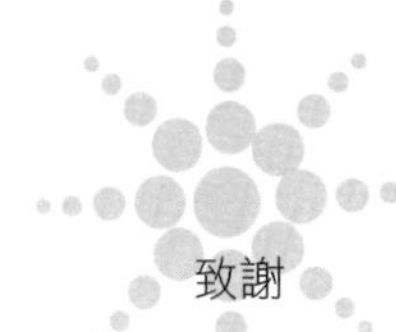

臨床試驗的助理督察。因為我在 B-MS 全國性長期性憂鬱症研究裡擔任心理治療部分的研究專員，Fran 曾和我緊密共事過。對於這項在十二處地點進行為期五年的大型研究裡的「心理治療部分」（psychotherapy arm），包括七十名經過認證的 CBASP 心理治療師，她給予的強力支援一直如此密集且沒有改變過。如果沒有 Fran，我們無法完成我們想做的部分，這麼說其實並不誇張。

最後，我必須感謝 Guilford 出版社和資深編輯 Kitty Moore 願意幫我完成此書。最後，但並非最不重要，我非常感激我的編輯 Margaret O. Ryan，在我冗長乏味的寫作之下努力工作著，並幫忙製作出一個非常棒的產品。Margaret 精通寫作語言，可能比我還更熟悉 CBASP 方案。我希望她滿意這個最後的成果。

James P. McCullough, Jr.博士
Virginia Commonwealth 大學

譯者序

這是一本漂亮結合認知、行為和人際等要素的絕妙好書！尤其作者乾淨俐落地運用「關係」元素，解開我多年行使心理治療時的桎梏，並開創一片新的景象，就如我的一位長期性重鬱症個案所體悟到的：「**開啟了對的那扇窗，就看見了藍天！**」也如作者所形容的「**解脫時刻！**」

終於完成本書的翻譯！回想當初一股想提升憂鬱症之心理治療服務品質的理想（這就是我的 Desire Outcome），滿懷憧憬地請心理出版社協助本書出版事宜。原本擔心自己忙於憂鬱症個案的治療工作，與動力式人際取向團體治療的推廣及訓練工作，會延誤這次的翻譯工作，只是治療工作上的焦慮、疑惑和挫折不時鞭策自己參閱本書，遠景的力量也驅動自己一步一步向前。終於，又再度來到翻譯工作最充滿情懷的時刻——撰寫翻譯序。正如我在阿里山慈雲寺求得的上籤：

天地變通萬物全；自榮自養自安然；生羅萬象皆精彩；事事如心謝聖賢。

翻譯本書的力量源自於：

一、實務工作裡出現的困境

幾乎每一位心理治療師於事後都會感激個案為治療師帶來的困境、衝擊和啟發。書，一直是我逃離現實以安撫心境的方式，也是我不斷成長及再出發的動力來源，而McCullough博士的這本書就是我一直求教的對象之一。就如本書第一章求教於McCullough博士的心理治療師Bill一樣，我也因為與長

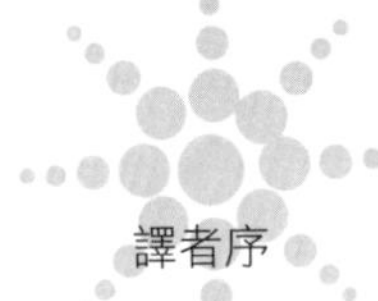

期性憂鬱個案一起工作而陷入諸多煎熬心境：懷疑自己專業能力、愧對個案、無助地想逃、抱怨健保裡偏失且輕視心理治療的制度、痛恨當前醫療體系只見數字業績卻不重實質治療內涵的冷血慣性等等。那些帶領我急遽成長的憂鬱症個案，尤其屬於本書所稱的長期性憂鬱個案，算是激發我翻譯本書的主要動力；本書的中譯作品，算是我除了用心協助之外的另一種回饋。

二、對「關係」元素的強調與運用，尤其環形圖的使用，深深吸引對依附心理學入迷的我

因緣際會結識了吳麗雲諮商心理師（現任台南科技大學老師，正攻讀彰師大諮商輔導研究所博士學位），並拜讀她的碩士論文[1]，以及參加黎士鳴臨床心理師帶領的讀書會（《人際觀點心理病理學》[2]），我開始從**依附心理學**來理解臨床個案的困擾、心理病理和治療歷程。接著，士鳴又帶領讀書會唸到《人際重建治療法：促使對治療反應不佳個案有所改變》[3]（中文書名暫譯），接觸到另一種更為多面且複雜的**人際環形圖**（有興趣的讀者可參考另一篇台灣本土的碩士論文[4]，其中探索此種環形圖的心理測量學性質）。在我不斷的閱讀經驗裡，也發現其他相通且有助益的書籍和治療法：一是Teyber[5]結合Horney的理論而強調心理治療時段裡的**人際風格與歷程**的重要性；一是

---

[1] 吳麗雲（1998）。〈人際歷程取向團體諮商對不安全依附類型大學生人際困擾輔導效果之研究〉。國立高雄師範大學輔導研究所碩士論文。

[2] Horowitz, L. M.著。杜家興、黎士鳴校閱，何政岳、杜家興、林伯彥、吳淑真、陳秋榛譯（2007）。《人際觀點心理病理學》（*Interpersonal Foundations of Pyschopathology*）。心理出版社。

[3] Benjamin, L. S. (2003). *Interpersonal Reconstructive Therapy: Promoting Change in Nonresponders*。

[4] 廖宏啟（1998）。〈大學生人際行為之測量及其相關變項之研究〉。國立高雄師範大學輔導研究所碩士論文。

[5] Teyber, E. (1999). *Interpersonal Process in Psychotherapy: A Relational Approach.*

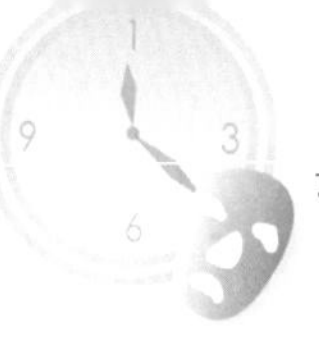
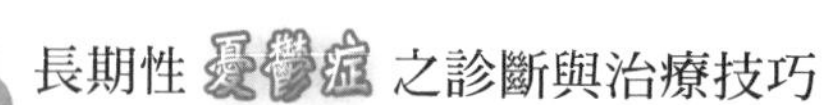

基於短期治療之興起而從心理動力取向衍生出來的**核心衝突關係議題取向**[6]（介紹如何從一個有效的人際互動場景裡，發現對個案具有重大意義的關係議題）；另一是試圖結合心理動力概念和認知取向的**基模治療法**[7]（提出分屬五大範疇共十八種早期適應不良基模）；最後則是整合經驗策略、認知策略及行為策略的情緒焦點治療[8]。這些書籍的智慧結晶讓我有機會以明確的主題形式，來探索治療關係裡充滿情緒又極為重要的移情議題〔或說是治療同盟（therapeutic alliance）、矯正性情緒經驗（corrective emotional experiences）〕。

McCullough博士使用人際環形圖的概念來判斷個案在互動時的「刺激價位」，並且善用治療師「受訓過之個人性涉入」來矯正個案的不恰當行為，幫助我在治療上更有依靠和膽量地聚焦在治療關係議題上。我覺得這是心理治療專業素養上的一大進展。只是，這個層面的掌握並不如想像簡單，需要不斷地嘗試與琢磨。

三、擁有行為學派和認知治療的具體性（容易明白且上手）和可操作性（容易模仿複製並修改成自己的風格）

我非常欣賞本書創造性地結合「認知」和「關係」兩大要素，讀來一面欣喜找到具體可行且有實證基礎的治療理念和方法，一面又讚佩McCullough博士對臨床工作的洞察與智慧。運用本書的治療模式，一開始興奮地嘗試運用，但很快就遇到撞牆期，老是無法同時掌握認知和關係兩大層面，還好McCullough博士貼心又受強調精準設計之行為取向影響甚深，而另外編寫訓

---

[6] Book, H. E.著。楊建銘校閱，呂宏曉譯（2004）。《短期精神動力心理治療：核心衝突關係主題法》（*How to Practice Brief Psychodynamic Psychotherapy: The Core Conflictual Relationship Theme Method*）。心理出版社。

[7] Young, J. E., Klosko, J. S., & Weishaar, M. E. (2003). *Schema Therapy: A Practitioner's Guide*. New York: Guilford Press.

[8] Greenberg, L. S.著。鍾瑞麗、曾琼蓉譯（2006）。《情緒焦點治療》（*Emotion Focused Therapy*）。天馬出版社。Greenberg, L. S. (2005). *Emotion Focused Therapy for Depression*.

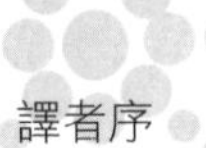

練手冊（**繁體中文版亦由我負責翻譯，心理出版社出版**），其中設計許多演練活動，讓我們親身經驗並體會到 CBASP 的精髓。想要確實學習 CBASP 的治療師，絕對不可錯過。

本書的翻譯經常得益於自己成為治療師過程中的經驗和心得。身為心理治療師，遇到治療困境得想法子突破，也許找督導或同儕討論、也許找文獻資料或翻閱書籍、也許將自己內外都好好檢視一番，真是辛苦！在成為治療師的過程裡，感謝我的團體治療督導**劉再傳**精神科醫師（現職於屏東華生診所），讓我深刻體會到人本及賞識取向的臨床工作風格，並深掘出符合我自己本質的治療方式。再者，感激**張達人**精神科醫師（本書出版時，已經從衛生署嘉南療養院院長調任衛生署花蓮玉里醫院院長）毫不保留地示範與教導其多年來在客體關係之心理動力取向團體修練而來的深厚內力和武功招式。還有不可遺漏的重要合作夥伴，一起推廣正面回饋式人際取向團體治療的**盧怡婷社工**（嘉南療養院社工）。最後要特別感謝一同深耕憂鬱症團體治療的夥伴，行政院衛生署嘉南療養院心平衡團隊的夥伴們（**鍾明勳精神科醫師、郭建成精神科醫師、林姵瑩護理師、李書棻社工、助理李姿儀和黃寶如、黃巧芬社工、吳秀琴和黃照月兩位護理長**）一起摸索，從人際心理治療取向和心理動力取向角度來探索及實踐憂鬱症之心理病理學和治療介入，讓我不斷深入體會「關係」和「動力」元素的運作以及可能的改善途徑。

此外，本書的翻譯工作受到許多人的直接幫助。幫我一同思考原文意境和交流心理治療心得的同事**柯華寧臨床心理師**，還有一同唸書成長並幫忙翻譯本書第六章的**吳淑真臨床心理師**，還有淑真夫婿 Grant Armstrong（於加拿大 Montreal 的 The Stress Clinic and Career Planning Center 擔任執行長，並於 McGill 大學心理學系擔任客座助理教授的博士級心理師）幫忙解說難懂的原文意涵。另外，能呈現一本讀來順口的中文書，要好好感謝心理出版社的林敬堯總編以及參與編輯和校稿的人員，尤其是第一次合作的李晶編輯，我從她對文字洗鍊的建議裡，學到更多翻譯文字的巧思和趣味。對於有心參與並繼續投入國內這個正蓬勃興起的心理助人事業的先進同儕與後輩們，希望本書的翻譯也為你們和長期性憂鬱個案的治療工作帶來具體且有效的指引，甚至累積心得而創造出適合本土文化及人文特色的治療模式。

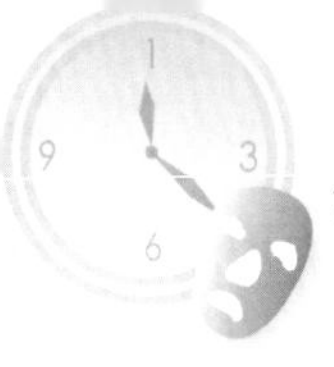

讀書和翻譯都對我有種莫名的吸引力，經常讓我廢寢忘食，好像上了癮的習慣，老婆不時叨唸我遁入書本世界享樂又耗能，回來時便整個人放空；或許如她所言，卻也不只如此，閱讀和翻譯其實讓我對生命有更豐富的哲學思索和反芻。只是，難為了我自己和身旁的家人，一面想做個體貼溫柔又浪漫的老公，又想當一個風趣有學識又富創造力的爸爸，還想當個能夠利人利己助人滿足的臨床心理師。走筆至此，也難怪 2005 年 9 月 21 日凌晨，積壓已久的老婆用「行為治療契約」給我來個強力震撼教育，提醒我必得下決心幫忙不久後將進入小學的大兒子培養良好作息和必要習慣（當下我感覺自己的外表看起來一定就如同精神科急性病房裡那些被強迫訂立「行為約定」的個案一樣，顯露一副為了自己的失責而內疚卻又因是被他人強迫而無法展露出改變決心的猶豫模樣）。此時，才發現我惜命命的寶貝大兒子一轉眼就從可愛的小肉球，向上挺直又向內探索地成長了許多，心裡有好多好多的捨不得，昔日帶他、抱他、哄他的各種畫面一一浮現……，「**到底決定了沒有？**」老婆催促決定的聲音又將我拉回必須好好面對的現實面。後來呢，行為治療契約有效了嗎？……抓到本書要領的讀者們應該猜得到答案。

杜家興　臨床心理學碩士

於南台灣的行政院衛生署嘉南療養院

治療長期性憂鬱症的成年人——移動那頑劣難治的認知情緒及行為盔甲（這就是此種疾患的模樣）——就好像拿十磅的大鎚敲打著堅韌的花崗岩石牆。重複敲打著牆壁的同一個位置，卻只有一點點效果，甚至沒有用，之後才會出現一條幾乎看不見的、細如髮絲的裂縫。持續敲擊之下，細縫愈來愈擴大，直到最後石牆破成碎片。

第1部

CBASP和個案的心理病理學

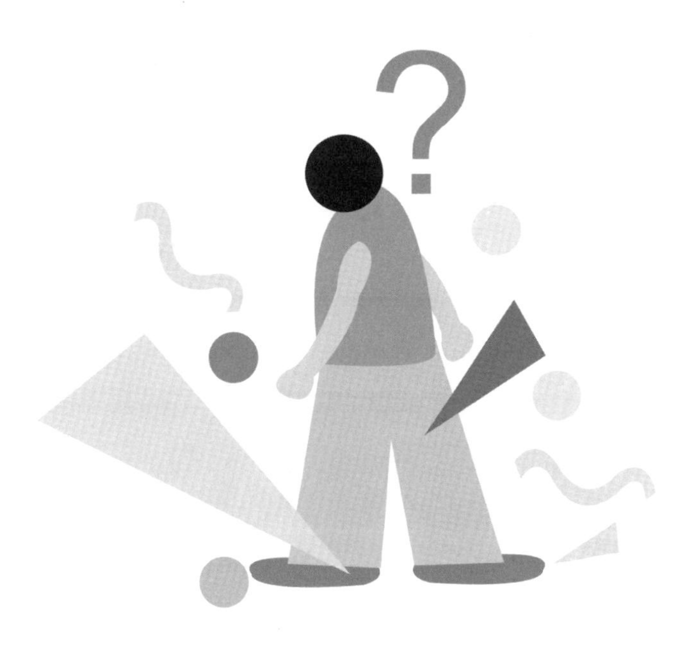

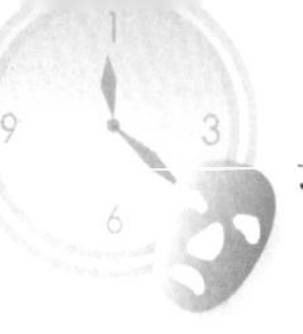

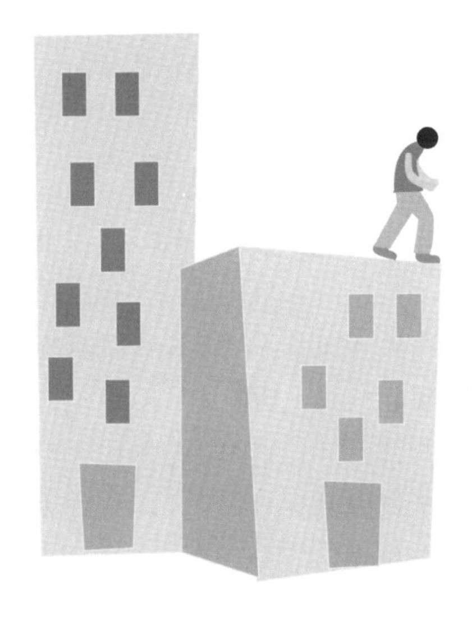

一位治療長期性憂鬱個案的治療師的困境

"Bill" 是一位精通認知行為治療的治療師，執業超過十年以上。用過午餐，他跟我提到一位過去六個月以來他一直負責進行心理治療的個案。這位個案名叫 "Ken"，非常聰明，是一位四十三歲的男性，幾年前取得哈佛大學 MBA 學位。Ken 是當地一家公司的業務代表；Bill 覺得 Ken 算是非常屈就這份工作。

Bill 提到 Ken 畢生的憂鬱始於青少年時期的早發型低落性情感症（early-onset dysthymia）。過去幾年當中，Ken 有四次重鬱發作（major depressive episodes），每次發作後則又回復到低落性情感症的基本水平。開始接受心理治療時，Ken 當時符合重鬱症（major depression）的診斷準則，其診斷為重複發作型重鬱症且先前有過低落性情感症（recurrent major depression with antecedent dysthymia）〔即所謂的雙重憂鬱症（double depression）〕。

Bill 提到 Ken 一直沒有改善。除了心理治療，Ken 還服用治療用藥 imipramine（一種精神振奮劑），但因病情沒有起色，轉而服用選擇性血清素回收抑制劑（selective serotonin reuptake inhibitor, SSRI）十六週。Ken 目前的治療

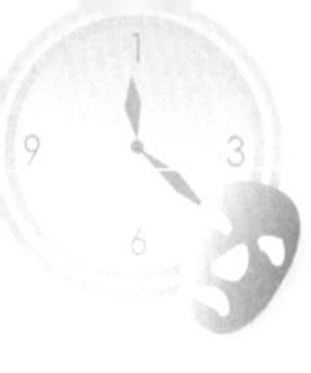

用藥是每天服用 200 毫克的 sertraline（譯註：一種屬於血清素回收抑制劑的抗憂鬱藥物），但仍舊沒什麼起色。六個月來，Ken 在貝克憂鬱量表（Beck Depression Inventory, BDI）上的分數一直維持在 25 分至 30 分之間，表示他患有符合臨床工作上所定義的憂鬱症。

Bill 想多和我討論這個案例，所以我就繼續聽下去。他說和 Ken 一起進行治療工作，讓他覺得自己很無助、不夠專業，也因為 Ken 的病情沒什麼起色而感到挫敗，甚至非常氣自己和 Ken。他所有的嘗試都沒用。Ken 仍舊處於感到鬱卒、沒有動機改變、在人際上仍舊疏離和被動。Bill 說，Ken 也經常抱怨有股壓得他喘不過氣來的無望感。Ken 常會錯過約定的治療時段，然後再打電話給我說「我剛好忘記了」，這並不是偶爾發生的狀況。Ken 的妻子最近與他分房，因為她很嫌惡 Ken 的治療沒有進展。

「告訴我截至目前為止你曾嘗試做了哪些事情，」我問 Bill。

Bill 的回答聽起來就像是認知行為治療技術的範本。已經挑戰過錯誤信念背後的假設，但是Ken這位個案在面對駁斥策略時仍舊維持被動。找出Ken的世界觀裡的功能失常信念（dysfunctional beliefs）並不困難。問題是對於抨擊自己不合邏輯的思考方式這件事，Ken無動於衷。Ken從不完成家庭作業，試圖激起他產生動機在治療時段之外去做些什麼，也沒有成功。Bill 試圖證實 Ken 於治療期間的想法、行為和情感之間的關連性，卻很難讓 Ken 集中在焦點上。Ken 經常抱怨「這樣的治療根本無助於我的憂鬱」。運用了積極駁斥；家庭作業；在治療裡以角色扮演來改善自我肯定技巧；增加同理心、支持與鼓勵等的表達——沒有一項產生作用。我覺得顯而易見的是，Bill 在這個治療裡做了大部分的工作，所以很容易就可以瞭解，為什麼 Bill 會因為個案缺乏進展而感到挫折及憤怒。Bill 對於這個案例感到的無助，可以用個案經常的抗議來做總結：「這沒有用，我一直都還是很憂鬱！」

仔細聆聽治療師們對長期性憂鬱個案的討論，總是在身上也引發出相同的反應。我也感受到一種模糊的無助感；然後我開始覺得自己無法勝任；差不多同時我還有個很自然的衝動想說：「為什麼你不試試看這個或是那個……或是多扮演主動、負責的角色。」到了今日，我仍舊有這樣的觀感。我感到無助與無法勝任，然後感到自己想建議 Bill 嘗試另一個策略。就像所有我的同事的能量與努力都被吸入長期性憂鬱症這個深不見底的陷阱裡一樣，我提出的其他治療建議恐怕也難逃同樣的命運。

治療長期性憂鬱個案是治療師所面臨最具挑戰性的工作之一。大多數的這類個案覺得無望而沒有改變動機，使得與他們一起工作總會有互動上的困難（大約 50%的這類個案同時還符合第二軸疾患的診斷準則），這使得治療工作更為複雜。面對長期性憂鬱成人個案，典型的狀況就像是治療師遇到了一位固執地持續破壞性生活風格的人一樣。

5

我在回應時給了 Bill 一些支持。「我瞭解你因為 Ken 而感到挫折。像他這樣的個案過去曾經被稱為『神經兮兮的破瓦片』（neurotic crocks）（Lipsett, 1970），因為當時的醫生無法以藥物，也無法以其他的治療程序，來矯治這類個案的主訴。你今天花了多少時間跟我討論這名個案？」

「我花了好幾個小時了。我下一個治療是下午四點。」

「要討論這名個案，將會花掉我們更多的時間。」

「你的意思是？」

「我好幾年來試著找出像 Ken 這類個案的最佳治療方法，我想我可以給你一些幫助，但這需要的時間不只兩個小時。我們可以從討論治療長期性憂鬱個案的新方法開始。」然後，我開始介紹心理治療的認知行為分析系統（Cognitive Behavioral Analysis System of Psychotherapy, CBASP）。我曾經向那些遇到類似 Ken 這類個案的同事們詮釋過我發展 CBASP 的理由。

CBASP 的治療方法處理了 Bill 面對 Ken 或其他類似 Ken 的個案時，所遇到許多使人耗竭的問題。我希望你在接下來的章節裡所研讀到的內容，能使你和長期性憂鬱個案之間的治療工作變得更有效能。

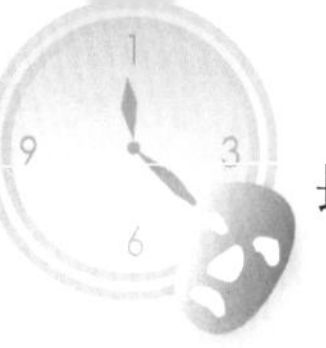

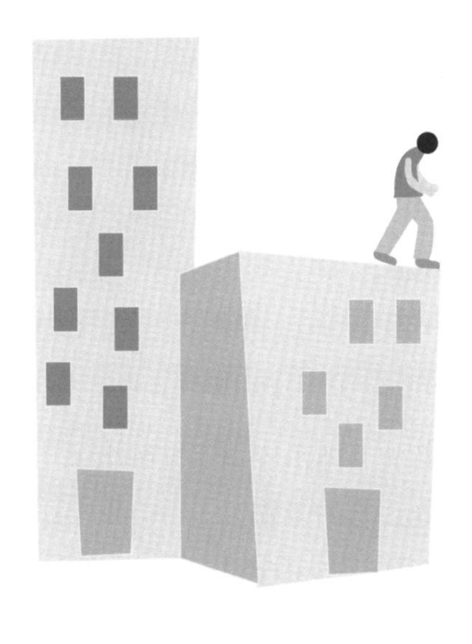

第 2 章

介紹長期性憂鬱個案及 CBASP 方案

個　案：我不知道除了我在每件事情都失敗以外，關於我這個人還有什麼可說的。我的婚姻實在是一團亂，我總是保不住工作，沒有很多的朋友，而僅有的朋友也不是很親近，事情就是愈來愈糟。我在憂鬱中醒來、在憂鬱中睡去，沒有一件事情會因為我而獲得解決。我也想承擔起我的生活，但我可能已經將生活搞得一團糟，成了一個在剩餘的人生裡了無生氣的人。我是個沒希望的個案，我也不確定為什麼要坐在這裡告訴你這些。

6

治療師：你有這樣的感覺多久了？

個　案：我整個人生都是這樣。開始覺得很糟是在我中學的時候，大約二十二年前，從那時候起就一直感覺很糟了。

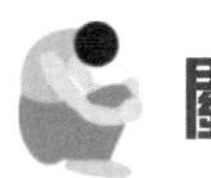

關鍵的開端

長期性憂鬱個案都有一些突出的特徵。與這類個案第一次會談的初期，心理治療師一般可以觀察到以下的特徵：

- 重複表達悲慘的苦境（misery）與無助
- 順從與感到挫敗的行為舉止
- 人際互動時的小心翼翼風格（也會出現在與心理治療師的互動中）
- 根深柢固地相信不論做什麼都無法控制他／她的憂鬱
- 僵化且穩固的行為模式，且似乎不受正面或負面事件的影響

7

在第一次會談期間，心理治療師可能體會到自己對這類個案有好幾種人際反應：

- 籠統感受到個案期待治療師將他／她「修理好」（fix）
- 有股強烈渴望去扮演一個支配、掌管的角色，以便「修理好」個案或指出個案的方式有哪些錯誤
- 對於能否幫助個案改變他／她的行為，感到一種無助與徒勞無功的觀感
- 感覺到自己因為要與一位如此疏遠的人進行治療工作而感到恐懼不安

對治療師與個案雙方來說，第一次見面是一個關鍵的邂逅。如果心理治療師想要成功地與長期性憂鬱個案相處，需要具有兩套才能：**瞭解這些個案的心理病理，以及一項用以協助這些個案打倒其憂鬱處境的專業計畫**。在我自己與這些個案的工作經驗中，我發現根據以下我問自己的一些問題，有助於框架出在動機和行為層面的顯著議題：

- 我可以如何有效治療一位沒有改變動機的個案？
- 我可以做什麼來緩和個案那股具有強烈壓倒性而經常抵銷每種治療策略的無助感和無望感？
- 為什麼當我與這位個案一起工作時，一直會有這些不適任和無助的感受？

- 為什麼我一直覺得我所做的一切，沒有一個有為個案帶來一點點的不同？
- 為什麼會這麼容易就覺得，改變個案的行為是取決於我？
- 長期性憂鬱個案適合安排心理治療嗎？

過去幾年裡，我設計了 CBASP 治療模型來回答所有這些問題，這些問題都是本章與後續章節裡的主題。 8

為什麼需要另一個心理治療模式？

我警覺到自己正投身於一批為心理治療師所運用但已經過度膨脹的心理治療技術。Mahoney（1991）提到從過去到 1990 年（含）期間，心理學家與精神醫學家提出了超過四百種以上的治療方案——當然，還有更多的方案在 1990 年代發展出來（Chambless et al., 1998）。我提倡 CBASP 的理由是，就我的判斷，當前沒有一個治療模式可用來處理長期性憂鬱個案帶給心理治療師的獨特問題。

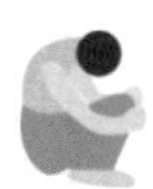

長期性憂鬱：新的 DSM 分類

長期性憂鬱（chronic depressions）最近才剛開始獲得應有的注意。早在 1980 年以前，長期性憂鬱在DSM-I（《精神疾病診斷暨統計手冊》第一版；American Psychiatric Association (APA), 1952）與 DSM-Ⅱ（《精神疾病診斷暨統計手冊》第二版；APA, 1968）被認為是一種人格疾患。此觀點到了 DSM-Ⅲ（《精神疾病診斷暨統計手冊》第三版；APA, 1980）出版時有了改變，其中提到低落性情感症（dysthymia）被當作是某種長期性的情感性疾患而放在第一軸。直到 1987 年，也就是 DSM-Ⅲ-R（《精神疾病診斷暨統計手冊》第三版修正版；APA, 1987）出版之時，長期性重鬱症（chronic major depression）才被當作是一個正式的診斷類別。

DSM-Ⅳ（《精神疾病診斷暨統計手冊》第四版； APA, 1994）有關心境性疾患的田野試驗（Keller, Klein, et al., 1995）提到了，對於三百四十九位被診斷為當前屬於重鬱發作（a current major depressive episode）的受試者來說，其中一種長期性疾患——重複發作型重鬱症，但先前先有低落性情感症，且在各個發作之間的時間間隔裡沒有達到完全的復元（recurrent major depression with antecedent dysthymia without full interepisode recovery）〔即雙重憂鬱症（double depression）〕——是一種典型的診斷類別（26%）。診斷準則經過DSM-Ⅲ、DSM-Ⅲ-R和DSM-Ⅳ的發展後，已經逐漸重視這個被CBASP鎖定的長期性情感疾患族群。這個範疇慢慢承認：從過去到最近，長期性憂鬱經常被誤診、沒有獲得充分的研究與治療（Harrison & Stewart, 1993; Keller & Hanks, 1994; McCullough et al., 1996）。

9

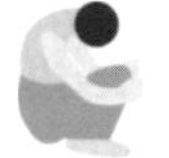

治療的預後

幾年以前，Akiskal等人（1980）提到心理治療師普遍相信，長期性憂鬱對於藥物治療或心理治療都沒有良好的反應。基於同樣的理由，Keller（1990）將長期性疾患稱為「對治療的抗拒」（treatment resistant）。有許多近期的資料也支持這樣的觀點。例如，那些先前已有低落性情感症的個案普遍沒有良好的預後（Keller & Shapiro, 1982, 1984; Keller, Lavori, Endicott, Coryell, & Klerman, 1983; Keller, Lavori, Lewis, & Klerman, 1983）；實際上，低落性情感症個案一生有90%的風險出現一次或多次的重鬱發作（Keller, 1988）。其中也提到那些提及自己多次重鬱發作的長期性個案對治療缺乏反應（Keller, Lavori, Klerman, et al., 1986; Keller, Shapiro, Lavori, & Wolfe, 1982b）。再者，這種預後不良的情形，也變成長時期沒有接受憂鬱症治療的個案的特徵（Keller & Hanks, 1994; Keller et al., 1992）。

即使對治療開始有反應，復元率通常只有中等（moderate）。例如，在一項最近完成有關sertraline〔一種血清素回收抑制劑（SSRI）〕和imipramine〔一種三環抗憂鬱劑（TCA）〕的雙盲隨機研究裡，六百三十五位長期性重鬱症且屬於雙重憂鬱症（一生平均出現憂鬱的時期為十六年）的個案接受治療（Keller et al.,1998）。在一項由 Pfizer 藥廠贊助的研究裡，從遍佈美國各地的十二處研究單位招募了門診個案。針對十二週的 sertraline 或 imipramine 治療後的治療反應率（所有完成治療以及沒有完成治療的受試者都被包含在內）進行治療意義分析（intent-to-treat analysis），只有 17%（六百二十三位受試者裡有一百零五位）達到完全的復元狀態，有 35%（六百二十三位受試者裡有二百一十七位）提到對治療有部分反應。48%（六百二十三位受試者裡有二百九十九位）對於 SSRI 或 TCA 的治療沒有反應。

不僅是因為病程長期化使「個案是否對治療有反應」的情況變得更為複雜；似乎病情長期化也提高了復發（relapse）和重複發作（recurrence）的可能性（Keller, Lavori, Rice, Coryell, & Hirschfeld, 1986; Keller & Hanks, 1994; Keller, Lavori, Lewis, et al., 1983; Keller, Shapiro, Lavori, & Wolfe, 1982a, 1982b; Keller, Lavori, Klerman et al., 1986）。當長期性單極型憂鬱症個案（chronic unipolar depression）這個族群的治療結果反映出一些成效時，仍需要進行更多的工作來提高既有的復元率。

10

關於長期性疾患的心理治療，Markowitz（1994）提到當時沒有太多可以運用的資料。大多數有關此領域的既有研究（如，de Jong, Treiber, & Henrich, 1986; Fennell & Teasdale, 1982; Harpin, Liberman, Marks, Stern, & Bohannon, 1982; Markowitz, 1993a, 1993b, 1994; Mason, Markowitz, & Klerman, 1993; McCullough, 1984a, 1991）都苦惱於樣本小和方法學上的問題。最近 Thase 和其同事（Thase et al., 1994, 1992）對六十二位長期性憂鬱男性進行十六週的認知行為治療（cognitive behavioral therapy, CBT）。他們在報告中指出 CBT 的效果有限，並寫道：「長期性憂鬱個案對CBT慢慢才有（或）很少會有完整的反應……」（Thase et al., 1994, p. 204）根據上面引用有關傳統心理治療法的使用情形的報告〔如，認知治療（cognitive therapy, CT; Beck, 1963, 1964, 1976; Beck, Rush, Shaw, & Emery, 1979）；人際心理治療（interpersonal psychotherapy, IPT; Klerman, Weissman, Rounsaville, & Chevron, 1984）〕，並沒有獲得關於這些介入法效果的明確結論。可是，在一些採用樣本大小適當，且調查 CBT 對長期性憂鬱成人的療效的研究裡（Thase et al., 1992, 1994），有關

結果的資料並沒有帶來太大的希望。

在Pittsburgh大學的西方精神醫學機構暨診所裡進行了一項有關心理治療的研究（Frank et al., 1990）。該研究是針對「重複發作型重鬱症」（recurrent major depression）的受試者，所以其中有一部分個案並不符合重複發作型長期性憂鬱的診斷準則。IPT（Klermann et al., 1984）在急性期與imipramine合併使用。約68%（二百三十位受試者裡的一百五十七位）對這種合併的治療方式有反應，並且進入十七週的持續階段（continuation phase）。

在持續階段的尾聲，一百二十八位個案隨機安排進入五種為期三年的維持型治療方案的其中一種〔單獨使用imipramine；單獨使用IPT維持型治療模式（IPT-M）；IPT-M加imipramine；IPT-M加上安慰劑；單獨使用安慰劑〕。藥物組個案在維持期一直保持在服用「最高劑量」（full dose）的imipramine，隨機安排進入IPT-M的個案只接受「低劑量」（low dose）的每月一次IPT-M。因此，三種包含IPT-M的治療方案的存續率（survival rates）可能過度反映出此一研究設計的偏差。單獨使用imipramine被發現與預防復發的合併治療方式一樣有效。單獨使用IPT-M以及IPT-M加上安慰劑兩組，在復發預防上比單獨使用安慰劑有效，但效果比單獨使用imipramine差。很不幸的，我們並不知道當心理治療個案在維持期被允許「如有需要」（as needed）即可會見治療師這種作法的存續率將會是如何。我也不知道與像是CT和IPT這類方案相比之下，特別設計用來治療長期性憂鬱疾患的CBASP成效如何。

11

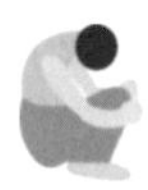 醫療順從性、共病性及病情的自發性緩解

長期性憂鬱成人都是高度使用一般醫療服務的人群之一（Howland, 1993b）。最近一項有關一般健康的觀察式研究裡（Wells, Burnam, Rogers, Hays, & Camp, 1992），作者們將低落性情感症和雙重憂鬱症的個案，與那些有急性重鬱症、未達顯著的憂鬱症（subthreshold depression）和過去有憂鬱症病史的個案進行對照。Wells等人發現，比起未達顯著組或過去有憂鬱症病史

組，兩組長期性類別的個案提到一般健康情形較差、活力低、較多身體上的疼痛，以及一般功能受損較大。有意思的是，當兩組長期性憂鬱組與急性重鬱症組相比，這些健康變項上的差異變得非常少。

因為共病性（comorbidity）造成治療效果較差（Farmer & Nelson-Gray, 1990; Keitner, Ryan, Miller, Kohn, & Epstein, 1991; Rohde, Lewinsohn, & Seeley, 1991），所以有一點很重要得加以提醒，就是在接受結構式臨床會談的評估時，將近有 50%的長期性憂鬱成人也被診斷出同時符合 DSM-Ⅲ-R 之 B 群和 C 群的人格疾患（Kaye et al., 1994; McCullough, 1996a; Pepper et al., 1995; Sanderson, Wetzler, Beck, & Betz, 1992）。這些資料強調了一個事實，就是心理治療師治療這群人的時候，人際問題會是個突出的變項。長期性憂鬱也不可能沒有治療就自然地緩解（McCullough et al., 1988, 1994a）。不僅未接受治療者的自然緩解比率偏低（< 13%），而且當病情緩解，個案很可能提到在二到四年之內又再發作一次（recurrence）。

長期性憂鬱個案是我們在心理治療裡見過最難治療的門診個案類型之一。最近才有診斷學上的專門術語來描述此群人口，且令人不安的是，持續的誤診與治療不充分的情形仍十分常見。在「什麼時候才會出現治療反應」方面，長期性憂鬱一直有著不好的名聲，並且治療後的存續率也不是特別良好。我就是在這樣一個蕭瑟、令人氣餒的背景下，引介了 CBASP 心理治療方案。 12

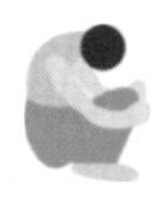

CBASP 的獨特特徵

CBASP 具有八項獨有的特徵，得以和其他心理治療方案有所區別：

1. CBASP 是目前唯一**特別**針對長期性憂鬱疾患所設計的心理治療方案。
2. 成熟發展受阻（arrested maturational development）被認為是長期性憂鬱的病源基礎。
3. CBASP 是根據「人×環境」觀點來形成對憂鬱症及其矯正方法的概念，此觀點會教導個案有關他們在其生活背景裡的「刺激價位」（stimulus value）。

4. 治療目標包含促進個案有能力在社會互動進行當中，從事 Piaget 學派所謂的形式運思性質的社會問題解決和同理性回應（formal operations social problem solving and empathic responsivity）。
5. 為了矯正個案的行為，治療師被鼓勵以受訓過的方法（disciplined way）與個案進行個人性涉入（personally involved）。
6. 對個案的移情議題有所瞭解後，接著以一次會談來產生移情假設〔重要他人史（Significant Other History）〕，並且在整個治療過程裡前瞻性地挑戰（proactively challenge）這些假設。
7. 一項名為「情境分析」（Situational Analysis, SA）的治療技術被用來加重（exacerbate）個案在治療會談裡的心理病理（psychopathology）。
8. 採用負向增強法作為矯正行為時必要的動機性策略（motivational strategies）。

1. **CBASP 方案是特別設計用來治療長期性憂鬱疾患**。1974 年，一位早年接受我指導的臨床心理學研究生 William F. Doverspike 博士，和我開始建構一項用來治療長期性憂鬱個案的方案。1983 年，另外一位學生 Matthew D. Kasnetz 博士編寫一份個案手冊（Kasnetz, McCullough, & Kaye, 1995），當作他碩士論文的一部分〔即《心理治療的認知行為分析系統個案手冊》（*Patient Manual for Cognitive Behavioral Analysis System of Psychotherapy,* CBASP）〕。此手冊會在第二節次治療尾聲發給接受 CBASP 的個案。本模式的各個步驟在 1980 年代進行了修改（McCullough, 1980a, 1980b, 1984a, 1984b, 1984c, 1991; McCullough & Carr, 1987）。在整個 1990 年代，我合併了我所指導的臨床心理學研究生們富有創意的提議與回饋（Arthur L. Kaye 博士、J. Kim Penberthy 博士、Sue Caldwell-Sledge 博士，以及 W. Chris Roberts 先生和 Anmarie Hess 女士）而發展出治療師手冊，即《心理治療的認知行為分析系統治療師手冊》（McCullough, 1995b）。在一項有關長期性憂鬱的國際性研究裡，本手冊受到七十位被認證的心理治療師所使用（McCullough, Keller, et al., 1997; McCullough, Kornstein, et al., 1997）。本書第十章將更完整地介紹 CBASP 近代的發展情形。

13

2. **成熟發展受阻被認為是長期性憂鬱的病源基礎**。長期性個案未能從邏輯性的爭辯、推理，或其他的評論—分析式認知技術（critical-analytic cognitive techniques）裡獲益。個案常以獨白的方式與治療師說話，他們的思想歷程是屬於前邏輯性質的（prelogical）。他們無法以同理的方式來互動，他們的行為無法透過配偶、友人、督察或同事的反應或回饋來修正。長期性個案呈現出某種在人際上「封閉」的認知—情緒系統。簡言之，長期性憂鬱成人的功能介於某種原始的心智水準，就像五到七歲大的兒童那樣。

他們怎麼會這個樣子呢？對大多數的早發型（憂鬱症於二十一歲以前發作）個案來說，家庭裡的惡意對待（maltreatment），造成認知—情緒之成熟發展歷程受阻，而停滯在發展的前運思期（preoperational stage）（Piaget, 1923/1926, 1954/1981; Inhelder & Piaget, 1955/1958; Cowan, 1978）。晚發型長期性憂鬱（憂鬱症發作於二十一歲或之後）則是源自於不同的方向，但和早發型個案一樣停滯在前運思期。晚發型個案在第一次重鬱發作之前，通常是在二十幾歲這個年齡區段的中段之前，有正常的認知—情緒發展（McCullough, Klein, Shea, Miller, & Kaye, 1992）。這些晚發型且首次發作的個案當中，大約有20%無法從重鬱症裡復元而變成長期性憂鬱（Keller, Lavori, Lewis, et al., 1983）。原本正常發展的心智功能，通常在沒有緩解的情感性疾患之後出現結構上的退化。此類個案無法克服的憂鬱狀態，造成他們採取瀰漫著無助及無望感的世界觀。此種現象學上的轉型所帶來的結果就是正常功能的退化，以及心智思考退回到前運思期水準。在早發型與晚發型兩種病情裡，正是認知—情緒層面的結構性問題，而不是如負面態度或信念之類的功能性問題，維持及點燃了長期性個案的病理。第三章將針對長期性憂鬱的病理進行更多的探討。

14

3. **根據「人×環境」（P×E）觀點來形成對憂鬱症及其矯正方式的概念**。我假設憂鬱是在個體與其環境間的交互作用裡作用著的數項因子，彼此間的動力性交互作用（dynamic interplay of several factors operating in a person's interactions with his/her envionment）而導致。人與環境這兩項彼此關連的範疇都包含在所有的憂鬱經驗裡。在生物內部（intraorganismic）的範疇裡，生理及心理歷程持續保持恆常且相應的交互作用（constant and reciprocal interaction）。「環境」代表著生物外部的範疇，規律地呈現了個體能或未能有效因應的各個挑戰。基於同樣的道理，Akiskal 和其同事（Akiskal & McKinney, 1973; Whybrow, Akiskal, & McKinney, 1985）假設憂鬱症有兩種來源：⑴無法因應來自環境的挑戰／壓力；以及⑵因為無法因應，而對個體的生理與心理歷程帶來不利的影響。Skinner（1953）是探討可用以矯正行為的變項而不是關注憂鬱的病源，他曾經寫到環境的結果會修正生物的行為。Akiskal 和 Skinner 各自代表一種探索「人×環境」關係的獨特作法，並且直接影響了我對憂鬱症及其治療的看法。Akiskal 的生物心理社會模型使我將憂鬱症看成是一種「人×環境」的疾患。Skinner 強調環境在行為矯正上所扮演的角色，這成為我在 CBASP 裡改變個案行為時所根據的原理。

總之，長期性憂鬱源自不良適應的社交問題解決方式（D'Zurilla & Maydeu-Olivares, 1995），以及伴隨而來在知覺上的「盲點」，使得個體無法辨識到在「**他們的所作所為**」和「**他們的所作所為對他人的影響**」之間的關連性。如果人與其環境在知覺上的關連性從來沒有被建立或是被打破，那麼環境就不具有影響該人之作為的力量。憂鬱症及其治療的「人×環境」取向表現在 CBASP 所根據的兩項假設：

假設一

當長期性憂鬱疾患被看成是一個人長期無法適當因應生活壓力源的結果時，可獲得最好的瞭解。

15 為了避免陷入憂鬱疾患裡，個體需要有適當的**社會因應能力**（social coping ability）（Whybrow et al., 1985），此能力反過來受到許多變項的影響：⑴有關自己和他人的認知—情緒構念（cognitive-emotional construction），此構念大部分來自於個體的發展史；⑵個體之社會技巧資料庫的質地；⑶個體過去有關人際壓力的管理情形；⑷個體過去面對壓力時的一般健康情形；以及⑸個體所能取得的社會支持的程度。

個案要為他們的憂鬱負責

自從我相信長期性憂鬱和因應失敗之間有不可避免的關連，我便開始贊成「**長期性憂鬱個案最終都要為他們自己的憂鬱負責**」的觀點。許多這類個案試圖指向外在的原因，以便將他們的憂鬱歸咎到其他地方。目前最常聽到的藉口是「因為我腦部生化不平衡，所以會感到憂鬱」。有位個案的話最能捕捉到此種最後逃避個人責任的情形：「這不是我的錯！我跟我的感覺沒有關係！就算有，我自己也不想要有這樣的感覺！」CBASP是根植於此種有關個人責任的極端看法上，尤其是此觀點主張個案要為他們的生活狀態承擔最終的責任。

可是，因為長期性憂鬱個案在成長過程中常有被惡意對待的情形，所以有關個人責任的假設可能難以獲得支持。畢竟，成年人要如何承擔起自己成長於環繞著虐待、敵意和／或忽視的家庭而無法成功因應的責任？人們可能驟下結論認為，這些成人從來就沒有機會學會如何有效因應或如何過著建設性的生活。所以，他們又如何能夠在他們從未有機會學得其他生活方式之下，為他們的憂鬱負起責任？當心理治療師於心理治療裡幫助個案獲得對他們生活的控制時，這個問題的答案浮現了。即使兒童無法選擇或設計他們的家庭環境，明智的心理治療師協助他們瞭解到，改善他們生活品質並終結掉憂鬱疾患的唯一希望就是，為他們當前生活的模樣負起全部責任——不管他們的成長過程品質如何。

此一假設如何轉換成 CBASP 的策略呢？特別之處在於，個案們被教導他們的行為都會帶來人際上的後果，也經由示範來協助他們瞭解可以如何辨識出這些後果。接著，就由他們的意思來決定想不想繼續使用同樣的模式。CBASP 治療師在會談裡創造出個案必須做出一個有意識的選擇（a conscious choice）的場景：「我是要繼續現在已有的生活模樣，還是要選擇另外一種方式？」 16

一位知名的納粹集中營倖存者Victor Frankl（1959），描述到一個人承擔起自己生命的個人責任的那個存在時刻，他沉痛地指出類似的情景：「所以活著好像是你已經活了第二次，而且好像你第一次已經犯了和你現在打算做的那樣的錯誤。」（p. 173）這個引述掌握了 CBASP 的治療目標。它首先教導個案辨識出他們是如何促成自己個人的生活困境；也就是，此模式清楚指出個體既有的生活方式。只有當個案覺察到他們到目前為止所創造出的生活形式時，他們才會進入「為了過不同人生而要做出選擇」的位置上。

因為相信「對於自己的生活要如何過，人們都擁有一個切實可行的選擇」這個觀點，我才能假設「每位長期性個案都要為自己的憂鬱症負起責任」。若是缺少這種選擇，個案就不必負責了，因為他們只是在受存在的折磨。

CBASP 的第二項假設是跟隨第一項假設而來：

教導個案從「人×環境」觀點來看待他們生活中的問題，會帶來行為上的改變、個人的充能（empowerment），並且緩解情緒失調的情形。

因為沒有不帶有壓力和壓力因應失敗的憂鬱，所以憂鬱經驗，如上所提過的，最好在概念上想成是屬於「人×環境」的現象（Coyne, 1976; McCullough, 1984a, 1996b）。CBASP 的目標是將個案的注意力集中在他／她引出的環境後果上。專注在人際情境並且使個案明瞭自己對其他人的影響，有助於個案辨識出他／她與環境之間的「偶發性」關係（“contingent” relationship；譯註：作者強調偶發性，主要是根據行為取向的理論，而強調這是一種從隨機發生的事件裡認識到的因果關連）。一個人對於自己行為會對所處世界帶來特定後果的普遍覺察，在CBASP 裡被稱為「**覺知到的作用關係**」（perceived functionality）。在治療會談裡突顯出個案行為後果的方法，正代表了 CBASP 方案的獨特面向。這個被我稱為「後果法」（consequation）的策略，將在第五、六、七與八章有更為詳盡的介紹。

4. **能將形式運思運用在社會問題解決上，以及與他人富同理心的互動上，表示該人已經精熟了 CBASP 方案**。這兩個目標都代表了 CBASP 獨特的面向。教導前運思型個案一些屬於形式運思性質的問題解決技術（Cowan, 1978;

17

Gordon, 1988），使他們有可能在知覺上覺察到行為的後果。以形式運思的方式來思考，也使這類個案有可能學會如何富同理心地與他人互動。使用這些技巧的能力通常伴隨著廣泛的治療效果：減緩憂鬱症狀以及消除憂鬱疾患。第五、六、七與八章將討論用來達成這些必要目標的技術。

5. **為了矯正個案的行為，治療師被鼓勵以受訓過的方法與個案進行個人性涉入**。我知道沒有其他的治療方案會建議治療師要與他們的個案有個人性的涉入。「受訓過之個人性涉入」涉及到心理治療師願意對個案揭露自己的感受、態度與反應，這有助於同理心行為的教導。受訓過之個人性涉入也是在矯正由個案帶入治療裡的那些具傷害性的惡意對待史的時候所不可或缺的。在獲得個案的「重要他人」身分之後，治療師便有獨特的機會來教導個案究竟與一位親切寬容且有愛心的人（指治療師）相處可能會是什麼模樣。第八章將更詳細介紹 CBASP 是如何運用受訓過之個人性涉入。我會在第十三章說明如何運用個人性涉入技術作為一種去除個案危機和問題的介入策略。

6. **形成移情假設，以便鎖定需要受到特別關注的人際「熱點」**（hot spot）。在第二節次治療，可透過「重要他人史」步驟來獲得個案與重要他人相處的經驗（第五章）。移情假設產自於過去史資料，並用以鎖定可能變成心理治療師與個案間互動問題的人際問題範疇或「熱點」。然後治療師在接下來的治療裡，運用移情假設來前瞻性地挑戰人際方面的困擾點。當治療師發現自己也捲入了這些「熱點」，他們可以運用自己與個案間的個人性涉入來開始進行「人際區辨練習」（Interpersonal Discrimination Exercise, IDE），此類的練習是教導個案學會區辨出「重要他人的負向反應」和「治療師的正向行為」。第五章與第八章將討論移情假設的構念和使用，以及如何透過人際區辨練習來矯正行為。

7. **CBASP 使用情境分析來加重個案在會談期間的心理病理**。光只是討論改變，並無法矯正行為。依據這個道理，CBASP 透過情境分析來加重個案在治療會談期間的病理行為。情境分析首先幫助個案聚焦於某個特殊問題情境，然後引出於目標事件發生期間出現的最初認知及情緒（original cognitions and emotions）。一旦精確地找出該情境並且描述了行為層面的元素，就可以辨認出個案的行為在該情境中所帶來的結果或後果。透過這樣的方式，個案

18

獲得協助以檢視自己行為的後果，並建構出那些「有助於獲得自己原本渴望的結果」的思考及行為方式。情緒解除後，經常伴隨而來的是找到解決策略；這又反過來增強及加速了整個改變歷程。第六章與第七章將詳細介紹情境分析程序。

8. **CBASP將負向增強法當作是矯正個案行為時一種必要的動機性策略。**心理治療師在其處遇上所擁有最強力的驅動力，就是去示範證明一項簡單但寓意深遠的老生常談——**行為的改變會使個案感覺更好**（behavior change makes patients feel better）。Skinner（1953）將「負向增強物」（negative reinforcer）定義為，任何一種令個案感到嫌惡的刺激條件（如，在當前的臨床實務工作中就是指苦惱或感到不舒服）會被某些行為取代或終結掉。CBASP治療師的主要任務之一就是，尋找那些可以讓個案感受到苦惱減少的行為。當個案學會更具適應性的行為方式，通常就會出現情緒的解除。治療師的工作是確認個案清楚知道了哪些行為會造成不舒服升高。在此過程中，使用負向增強來促使個案產生想要矯正自己行為的動機。第五章將詳細介紹在CBASP中對個案使用負向增強的主要方式。

憂鬱經驗的本質

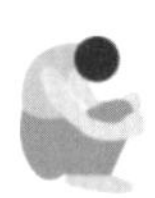

Akiskal 有關憂鬱的生理心理社會觀點

各項想要治療憂鬱症的心理治療模型，可分類為**精神內在觀點**（intrapsychic）（如，Beck et al., 1979; Freud, 1916-1917/1960, 1933, 1917/1950, 1963）、**人際觀點**（如，Klerman et al., 1984; Safran, 1990a, 1990b）、**行為學觀點**（如，Ferster, 1973），或是**生理觀點**（Akiskal & McKinney, 1975）。Akiskal 和 McKinney（1975）主張有個共同的威脅貫穿了這四類觀點，這個共同的威脅在他們所有定義的「憂鬱症」裡顯而易見。有關憂鬱的共同定義包含了源自於自覺到自己無能（inadequacy）而感到一種普遍的無助感，個體因而感到無

19

力控制自己的生活（Akiskal & McKinney, 1975; Whybrow et al., 1985）。負向的自我評估或認知都與社會退縮（social withdrawal）的反應有關連。Akiskal 和同事們指出，彼此作用著的精神內在元素、人際元素和行為元素會聚斂到生理範疇裡，這個生理範疇則位於中腦或間腦（diencephalon）（Akiskal & McKinney, 1975; Whybrow et al., 1985）。Whybrow 等人（1985）做出以下結論：「那麼，憂鬱症在概念上可以被想成是生化、經驗與行為層面三套變項交互作用的回饋——而間腦則是此交互作用發生的場域。」（p. 195）

Akiskal 還提到和我們對憂鬱經驗之生理心理社會性質的瞭解有關的另一個要點，也暗示著以上的看法。於間腦進行的多變項間互動是屬於「雙向通行的」；也就是說，間腦是總在憂鬱中出現的心理－生理互餽作用歷程（psychological-biological reciprocal interactive process）的所在地（Akiskal & McKinney, 1975）。

> 橋樑是要負責雙向交通的。然而在精神醫學文獻裡，焦點大多集中在維繫生命所必需的胺類（biogenic amines）的變化所引發的行為變異上，可是還有另一條研究路線，這條路線代表的意思是反過來看的情形也可能為真。也就是，人們可以選擇性地操弄社會變項而引起腦部胺類的重大改變。（Akiskal & McKinney, 1975, p. 298）

有關橋樑的隱喻裡，Akiskal 意指三件事情。首先，不管是生理因素還是心理因素，都不被認為是主要的部分，必須將兩者看成是彼此作用著的行動範疇（fields of action）；第二，憂鬱的強度、社會退縮和無助感，不僅在維繫生命所必需之胺類系統有變化的時候增加了，在心理社會功能失調期間也是增加的；第三，由於在心理社會層面上無法解決造成威脅及壓力的情況，而使得那些維持生命所必需的以及其他的中樞神經系統產生變異，這些系統上的變異正好證明在心理－生理層面之間那種彼此作用的關連性（Barchas & Freedman, 1963; Bliss & Zwanziger, 1966; Lazarus, 1984; Lazarus & Alfert, 1964; Lazarus, Opton, Markellos, Nomikos, & Rankin, 1965; Schachter & Singer, 1962; Welch & Welch, 1968）。

20 簡單來說，憂鬱是一種屬於生理—心理—環境層面的疾患，其中的意涵是腦中含有和狀態有關（state-dependent）的心理及生理活動（Kiesler, 1999）。遺憾的是，本世紀所進行的大多數憂鬱症研究並沒有根據此種生理—心理—環境觀點的心理病理學模型；相反的，多數研究是源自於**不是**將憂鬱看成一種生理疾病，**就是**一種適應不良的心理問題的二分觀點。今日，生理心理社會模型通常比較在理論性的文章（Akiskal & McKinney, 1973; Blanchard, 1977; Engel, 1977; Gentry, 1984; Kiesler, 1999）和研究裡被提及。對多變項模型的支持可在當代的研究報告裡看見，這些報告指出，代表病情改變的各項身體測量指標對認知治療（Beck et al., 1979）的反應，就和這些指標對藥物治療（Blackburn, Bishop, Glen, Whalley, & Christie, 1981; Hollon, 1990; Rush, Beck, Kovacs, & Hollon, 1977; Simons, Garfield, & Murphy, 1984; Wright & Thase, 1992）的反應一樣強健。Wright 和 Thase（1992）主張：「這些研究的整體結果意謂著，當有效時，認知治療與藥物治療兩者似乎都在許多的反應向度上帶來改變。」（p. 452）

為什麼Akiskal的整合取向在這裡這麼重要呢？其中一個理由是：生理心理社會取向的心理治療師不應再感覺到，當他們試著瞭解長期性憂鬱個案的心理病理時，或當他們試圖選出最有效的治療時，就得在生理學**或**心理學之間做選擇。因為比起急性病情，長期性的病情通常對治療的反應較差（Keller & Hanks, 1994），或許可以放心地假設，大多數對長期性個案有效的治療法，尤其是對比較嚴重的個案來說，或許會是那些結合了生理學與心理學兩部分的綜合性套裝治療法（Garamoni, Reynolds, Thase, Frank, & Fasiczka, 1992; Keller et al., 1999; Miller, 1997; Sotsky et al., 1991; Wright & Thase, 1992）。第十章將進一步介紹長期性憂鬱疾患的合併式治療方法。

我現在先回過頭來呈現兩個憂鬱症案例，以說明對壓力的病態憂鬱反應和常態的憂鬱反應之間的差別。

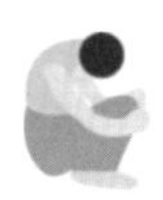

案例：Phil 與 Stephanie

"Phil" 是一名二十七歲的機械工程師，他跟治療師說，他從十三歲以來就一直感覺很憂愁。他在小學、國中、高中與專科都有良好的學業表現，就是從來沒有真正感覺快樂過。就 Phil 的記憶所及，在他第一次變得憂鬱的時候，他的朋友沒幾位，也沒參與大多數他的同儕們會出席的社交活動。專二時，他與女友的戀情告吹，導致他的憂鬱情緒加重，持續了約五個月。他並沒有因此尋求諮詢。當被問到加深的憂鬱在減輕後是什麼樣的情緒狀態時，Phil 回答：「大概就像先前的感覺一樣，我就是對活著沒有什麼熱情。」

自從六年前的一次發作之後，就沒有發生更深的憂鬱情緒了。在 Phil 尋求治療的時候，Phil 正在東岸的一家大型工程公司上班：他已婚且有兩名年幼的小孩。他進入治療是因為他的妻子希望他試試看，並且「消除你陰沉的外觀」。他的診斷是雙重憂鬱症，六年前有一次重鬱症發作。他目前處於低落性情感症的狀態。

"Stephanie" 是一位三十六歲的化學博士，離婚且育有一名青春期的兒子，最近任職的化學公司將她擢升為督導一職。她要負責監督九名化學家的工作，他們負責使用實驗室動物來測試公司產品的不良作用。她提到被擢升後不久，她便感覺自己像是「離開水的魚」，並因為「低沉」的情緒而需要離開工作幾天。她因為懷疑自己是否有能力擔任督導一職而困擾不已。慢慢的，她瞭解到她能夠有效管理自己新的職責；她說現在她能夠樂在工作了。當她被問到那低沉的情緒是怎麼回事，Stephanie 說「就這樣沒了」。她也提到她之前從來沒有這樣的經驗，但現在她知道憂鬱的人會經驗到些什麼。就在獲得擢升之後不久，她就尋求一位心理師兩節次的協助。

上面兩個案例提及的憂鬱經驗，都是正常人對常見之生活壓力源會有的反應。更詳細地說，Phil 和 Stephanie 初始的憂鬱反應都是適應性的，生理與心理層面的反應都是壓力過載所引發的。對我們所有人來說，憂鬱或感覺「低沉」是一種壓力超過了我們因應能力的情緒訊號。我們所有人都經驗過因為生病、心愛的人死亡、某一關係的結束、某種的家庭危機，或其他的情境事件而導致的憂鬱，這些憂鬱對我們有不利的影響，並且超過了我們的因應能力之外。憂鬱經驗的其他要素包括感覺自己受苦（feeling victimized），和一種想要從當前關係及社交生活退縮回去的傾向；疲乏或一種模糊的勞累感；以及覺得自己不適任或無法勝任的想法。這些屬於憂鬱自然會有的症狀的強度，可能從非常輕微到危及生命都有。

22

Phil 和 Stephanie 兩人都出現那些暗示壓力已經超載的憂鬱經驗。此外，他們管理壓力的能力都受到充分的挑戰，使他們縮回去並質疑起自己是否適任。Stephanie 能夠辨認出是什麼樣的環境狀況使她的憂鬱惡化。Phil 所做的只是告訴他的治療師，大概是從幾歲開始感到憂愁。這名青春期男性在十三歲所遇到的人際一社交紊亂（interpersonal-social confusion），使得他對自己憂鬱發作情形的說明遠不及 Stephanie 清楚。

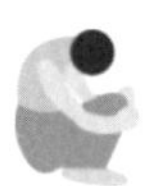 憂鬱和身體的自然智慧

「退縮一重建一因應到復元」循環圈（withdrawal-rebuilding-coping-to-recovery cycle）描述了憂鬱的階段性經驗（Akiskal & McKinney, 1973; Whybrow et al., 1985）。圖 2.1 描述了案例 Stephanie 與案例 Phil 的憂鬱經驗裡，常態與病理的階段性循環。

不管是什麼樣的壓力源導致憂鬱，結果都是一樣的。「身體的自然智慧」（natural wisdom of the body）（Cannon, 1929, 1932）告訴我們，休息與修補才能讓我們有時間好好從疾病中復元。壓力的因應將影響到中樞神經系統的功能運作（如，Thase & Kupfer, 1996），並且導致生命賴以維持的神經系統和自律神經系統發生許多變異；體內的各器官系統可能受到戲劇性的影響（Alexander, 1950; Scheier & Carver, 1987; Selye, 1976; Shapiro, Lidagoster, & Glassman 1997）；腦部結構的功能運作也可能有所改變（Bremmer & Narayan, 1998; Bremmer et al., 1985）；以及暴露出個體因應能力上的勝任與不足（Folkman & Lazarus, 1980, 1988; Whybrow et al., 1985）。從壓力源退縮回去的期間

帶來了休息與回春（rejuvenation），因此使許多個體得以從短暫的憂鬱經驗裡復元。在短暫的喘息帶來系統的修補之後，個體再度做好準備「重回戰場」，並試著將問題解決。

憂鬱經驗的常態循環

23

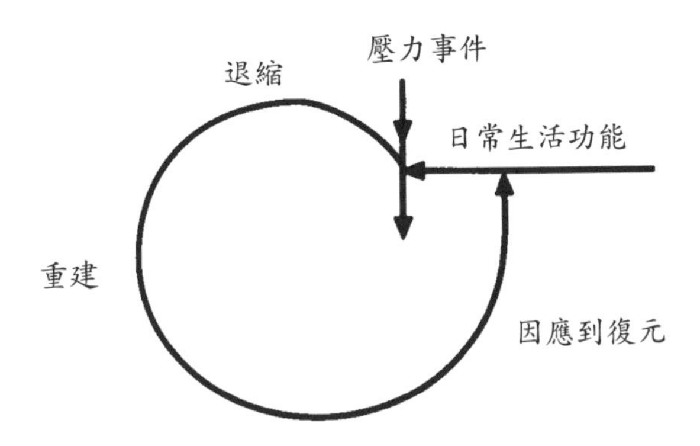

憂鬱疾患的循環

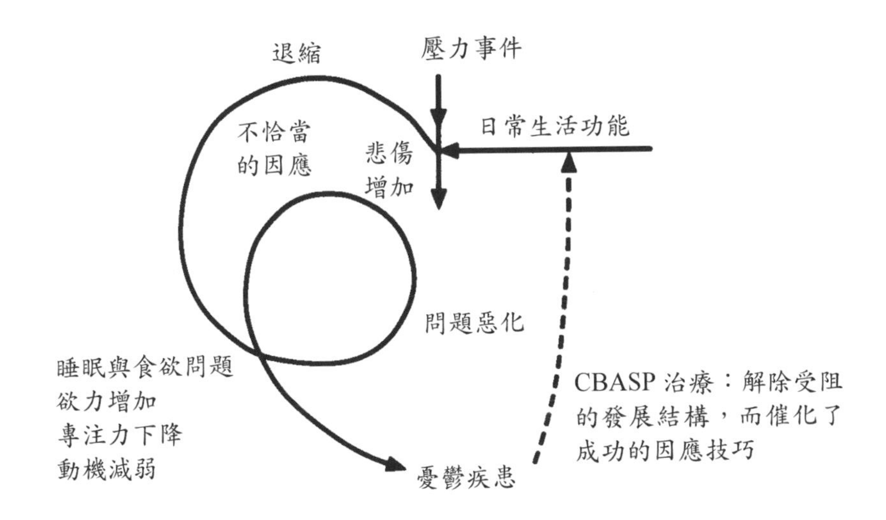

圖 2.1　憂鬱經驗的常態性與心理病理性循環

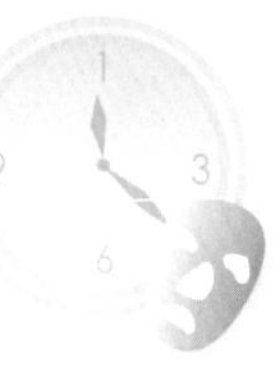

從Phil的因應資源庫不足，可以發現發現上述兩例在因應模式上的差異。24 Phil 一直都無法「重回戰場」（在此案例裡指的是青春期的社交遊戲）。有限的因應技巧妨礙他從憂鬱經驗裡回春和復元，導致他陷落在憂鬱的退縮階段裡，最後造成長期性的憂鬱疾患。相反的，當 Stephanie 估量辦公室的狀況，並開始直接聚焦在如何解決遇到的問題時，她瞭解到自己可以有效管理工作上遇到的挑戰。Stephanie 採取以問題為焦點的有效因應策略（problem-focused coping strategies）來解決新工作的壓力（Folkman & Lazarus, 1988），因此避免陷落在憂鬱的退縮階段裡。**透過成功的因應解決了壓力情境（或者至少得到手邊問題可以獲得有效管理的結論），是避免持續陷落在憂鬱經驗之退縮階段——長期性憂鬱——的必要條件。**

我將在第三章更充分討論長期性憂鬱個案的心理病理，並將焦點集中在早發型與晚發型長期性憂鬱疾患的病源學。

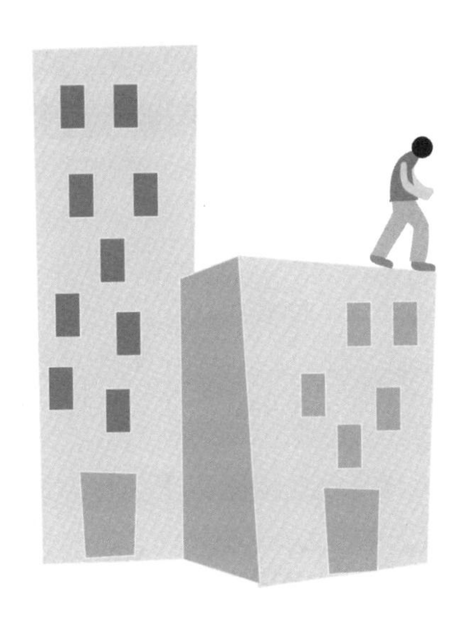

瞭解長期性憂鬱個案的心理病理

我像是一塊浮木，在往下沖的洪水裡被推來推去。有時候，我困在其他的殘骸裡動彈不得。然後又再度被洪水捉住，再次被往下沖的激流推著走。我唯一的希望就是，我可以一直讓自己的頭浮在水面上而不被溺斃。一直以來情況總是那麼的混亂。

——“Allen”

我天生就會駕駛由馬拖曳的貨車。從小時候開始，我就夢想有一天能駕駛噴射機。沒有人曾經買飛機票給我，或是告訴我如何才能上得了飛機。一直都只能這樣而已。而我所知道的，就只是如何駕駛貨車而已。

——“Susan”

……不同形式之心理病理的症狀表現都決定於，至少很大程度上是決定於，表徵世界之認知—情感結構（cognitive-affective structures of the representational world）的各種損傷。

——S. J. Blatt（1991, p. 450）

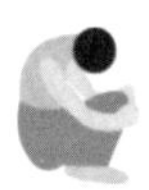

正確診斷及瞭解長期性個案心理病理學的重要性

長期性個案的正確診斷，現已被認為是成功治療的要素。這點甚至因以下情形而變得更為關鍵：(1)在單極型憂鬱症這個範疇的診斷工作愈來愈複雜（如，Keller, Klein, et al., 1995; McCullough et al., 1996）；以及(2)長期性個案在發展上受到的嚴重限制，而發展上的限制可能造成治療師高估個案當時的改變能力。

26

診斷工作的複雜性

因為 DSM-IV使我們有機會比較長期性憂鬱個案和陣發型憂鬱症個案對治療的反應程度，所以鑑別診斷的工作現在增加許多。我們發現，單極型疾患的長期病程可能在作用上是屬於會明顯影響到治療反應的「中介變項」（moderator variable）（Baron & Kenny, 1986; Holmbeck, 1997）。例如，在對照長期性憂鬱個案和陣發型憂鬱症個案對藥物的反應時，長期性憂鬱個案需要較長的時間才會出現藥物治療反應，沒有出現治療反應的比率較高，病情重複發作及病情復發的比率也比較高（Keller, 1988, 1990）。簡言之，比起其他種類的單極型憂鬱症，長期性憂鬱個案代表的是藥物治療上一項更為艱難的挑戰（Thase, 1992）。

同樣的結論也來自長期性憂鬱症受試者的心理治療研究，其中普遍的共識是，比起陣發性重鬱症（episodic major depressives），長期性憂鬱個案更難治療，而且更常需要長期的治療（Thase, 1992; Thase et al., 1994, 1992）。無法正確診斷出長期性憂鬱個案，很可能會造成治療不夠（undertreatment）和不良的治療反應（Harrison & Stewart, 1993; Keller, 1990）。Thase（1992）曾提到：「很可能是美國的大多數憂鬱症個案不是一直沒有接受治療，就是沒有被正確診斷出來以及／或是受到不當的治療。」（p. 32）第四章將有更多關於這些治療議題的討論。

發展上的限制

我深信長期性憂鬱個案具有某種原始的表徵世界觀（a primitive representational worldview），而且大多數的當代治療方案並沒有適當處理到此種世界觀（如，Beck et al., 1979; Klerman et al., 1984; Safran, 1990a, 1990b）。若是沒有敏銳覺察到長期性憂鬱個案在發展上的限制，心理治療師很可能高估這些個案改變的可能性，至少在治療初期是如此。本章澄清了長期性憂鬱個案的病源學源頭（etiological origins），以及當前屬於病理性的功能運作方式（pathological functioning）。 27

接下來的兩節內容，我將討論正常和偏差之心理歷程兩者間的關連性，然後描述成熟之人際—社會發展（mature interpersonal-social development）的某個面向。這些段落的內容將作為一般性的背景知識，以幫助讀者更瞭解長期性憂鬱症特有的心理病理機轉。

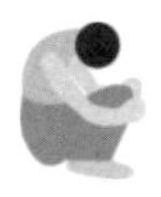

正常和異常行為之間的相互知曉關係

我對於常態（normalcy）和疾患（disorder）兩者間的關連性的看法，明顯受到好幾位研究者的成果的影響，最明顯的是 Wakefield（1992a, 1992b）、Cicchetti（1993; Cicchetti, Ackerman, & Izard, 1995）以及 Weiss（1961, 1969）等人的著作。以下的評論裡，將明顯見到我在概念上對這些人的信心。

Jerome Wakefield（1992b）對疾患的一般性看法是採取以下的假設：某些機轉在其心理或身體方面並沒有執行好「原先設計的本質功能」（p. 374）。在討論疾患的本質時，尤其是將這類討論運用到心智疾患（mental disorder）時，Wakefield 追求的是超越原本有關「疾患這項概念是生理議題還是社會政治議題」的傳統爭論（Kendall, 1986）。他在下結論的時候提到，「疾患」這項構念必須包括生物學以及社會文化層面的範疇。為了達到這樣的統整，Wakefield 將心智疾患標定為「傷害性的功能失常」（harmful dysfunction）：

「……一種心智疾患就是某種心智機轉本身出現的一種傷害性功能失常，或者可以說是相當於一種有害的心智功能失常。」（1992b, p. 384）「功能失常」意指某種關於偏差（deviation）（如，症狀、被觀察到的脫軌行為、喪失情緒控制／情緒調節不良等等）的科學事實；這代表有某些心智結構或秉性（disposition）並沒有執行其天生設計好的功能。Wakefield 也提到「功能失常」一詞來自於演化生物學，起源於天擇（natural selection）的演化概念。「傷害性」一詞是以社會文化標準作為評價的基礎，描述的是因為心智功能失常所導致的負面結果。功能失常就是「造成或引起該人的利益受損或被剝奪，若是根據一個人所處文化的標準來看的話」（1992b, p. 384）。在介紹傷害性的功能失常時，他說：「另一方面，單只有事實的部分並不足夠；就疾患來說，在條件上就是要有受到損害這個部分，這當中就牽涉到評價。因此，關於疾患的概念牽涉到『評價』與『事實』兩部分。」（Wakefield, 1992b, p. 381）總之，「疾患」這個概念意謂著，正常的心理發展原本是要引領一個人達到該人所處文化之社會價值及意義所定義的「功能安適」（functional well-being）狀態（Wakefield, 1992b）。他的觀點暗示著，任何一種心理病理會對患者造成個人性的傷害（personal harm），並且這樣的受損狀況並不是人類機體（human organism）原本想要達到的常態。根據我的觀點，長期性憂鬱個案代表的正是一種傷害性的功能失常，而不是代表成年人的一種常態。

28

Wakefield對「功能安適」的定義，其實包含了兩種與「瞭解長期性憂鬱症成年人的心理病理學」這項任務有關的意義：(1)「疾患」與「功能安適」兩者在概念上一定是彼此牽連的，並且對於任一方（不管是常態的或是有所偏差的）的瞭解應會促進對另一方的瞭解；以及(2) Wakefield主張的「疾患是導因於某些心智機轉原有功能的中斷」觀點，強烈暗示著常態與異常（abnormal）的行為**兩者**都是源自相似的源頭或是來自相同的發展歷程。

其他的研究者也提出相似的觀點（Cicchetti, 1993; Cicchetti et al., 1995; Weiss, 1961, 1969）。例如，胚胎學家 Paul Weiss 曾說：「病理學與發展生物學必須整合起來，目前對於『異常』的瞭解才會使我們對『常態』有更多的洞識，而……關於異常的研究將有助於我們在這方面的洞識更加深厚。」（p. 50）

基於相似的理由，發展心理病理學家 Dante Cicchetti（1993; Cicchetti et al., 1995）驅策研究者好好研究非典型或心理病態例子（或案例），以便得知、拓展及挑戰我們目前關於「正常發展」的發展學理論。Cicchetti 將異常行為的例子看成是一種實驗，他說：「有關於天性（nature）的實驗，將使我們更瞭解正常的個體發生學（normal ontogenesis）。」（1993, p. 477）

總之，有一項強力的先例（precedent）讓我們得以假設「心理病理就是偏離或中斷了原先欲達成的功能安適狀態，就像正常和異常行為都是源自相似的發展歷程一樣」。想要瞭解長期性憂鬱個案，就必須理解他們的異常模式代表他們是如何偏離了正常原先欲達到的功能常態（functional norm），也代表他們的心理病理如何重演那些起於某個早期發展階段的行為。

為了瞭解長期性憂鬱個案的心理病理學，我也運用 Jean Piaget 的「正常的認知—情緒發展模型」（Piaget, 1923/1926, 1945/1981; Inhelder & Piaget, 1955/1958），並且辨認出是在追求原先欲達成之功能安適狀態過程中的哪些部分上，受到了傷害性之功能失常的干擾。

29

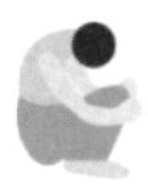

人際—社會發展的目的性目標

介紹 Piaget 的「正常的認知—情緒發展模型」之前，我必須先介紹自己對於「**人際—社會發展**之目的性目標」（teleological goal of interpersonal-social development）的定義。我自己對於人際—社會層面之最高成熟水準的看法，是根據 Piaget 有關「發生於成人之間成熟且已社會化之語言交流的本質」的說明。根據 Piaget 的說法，成熟的成年人能使用語言讓自己能夠瞭解其他人，以及被其他人瞭解，並同時「將自己置於對方的觀點上」（1923/1926, p. 9）。Piaget 有關「成熟地使用語言」的說法，正符合當前對於「同理心」（empathy）的定義。《韋伯新世紀大字典》（*Webster's New Universal Unabridged Dictionary*）（McKechnie, 1979）將「同理心」定義為：「為了更瞭解對方，將一個人自己的人格投射到另一個人的人格中。」（p. 594）學會如何同理心地參與其他人，正是 CBASP 的其中一項主要目標。

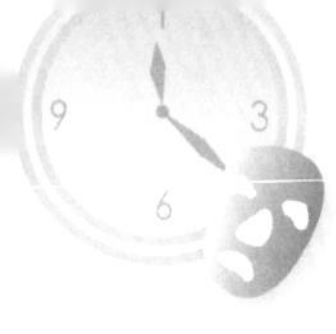

能以富同理心的方式與人互動，是從一個有示範且看重同理心的關係裡學來的。一個人愈是能夠以富同理心的方式與人形成關係，就愈能獲得他人回以同理心的對待。如前所述，從一個人在與人相處時使用的口語及非口語部分，最能觀察到人際互動裡的同理心。同理心的行為象徵著：(1)該人有興趣讓自己被他人瞭解；以及(2)也有等量的動機想要瞭解對方的語言。兩位以富同理心的方式相處的人，經由口語和非口語的溝通而進行「同步施予及接受」的互惠歷程。其中被採用的人際角色都是能夠瞭解的對等者（understanding equals）、可以分享的夥伴（sharing comrades），以及旅程同伴（fellow travelers）等角色。

根據一個結構式、發展性的觀點（Cowan, 1978; Piaget, 1923/1926），富同理心的相處意謂著有能力使用抽象思想（abstractive thought），或是以Piaget的用詞來說，就是具有形式運思能力（formal operations thought）（Cowan, 1978; Piaget, 1923/1926, 1954/1981; Inhelder & Piaget, 1955/1958）。在社交人際情境下無法使用形式運思的人，如長期性憂鬱個案，便無法產生真實的同理心行為。

30

最後，要能做出同理心行為的能力，我們需要具備能以**覺知到的作用關係**來進行思考的技能（McCullough, 1984a, 1991, 1995a; McCullough & Carr, 1987）——也就是關於「一個人的行為對所處世界帶來的特定後果」的廣泛覺察。以覺知到的作用關係來進行思考的技能意謂著，該人能敏銳覺察到自己的行為對他人產生的影響，同時又能覺察到他人對自己的影響。

如同其他的成長歷程，從來沒有一個人能夠完全實踐以同理心方式與人互動的能力。一般成熟的成年人總是處在發展的軌道上，逐漸變得有很好的同理心互動能力。因為在進行富同理心的互動時，認知—情緒層面與行為層面的諸多因素進行了相當複雜的融合，所以同理心呈現了人類互動裡的經典之作；因此，在我的觀點裡，同理心就是人際—社會發展的終極目標。

正常發展與長期性憂鬱症

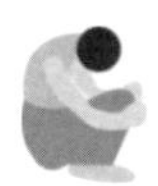

Jean Piaget 有關正常發展的結構模型

Jean Piaget（1954/1981, 1923/1926; Inhelder & Piaget, 1955/1958）提供我們一個關於正常的認知—情緒發展的結構性及功能性模型，此模型說明了早發型及晚發型長期性憂鬱個案在人際—社會層面的心理病理學。Noam（1988）簡潔說明了我在描述長期性個案病源學的工作上之所以轉向 Piaget 求助的基本理由：「Piaget的智能發展理論是目前為止唯一能夠描述根本邏輯（underlying logic）的理論，也就是俗稱結構式運思（structural operations）的一系列發展階段。」（p. 97）

我自己對於 Piaget 觀點的扼要瞭解是根據他的著作《智能與感性》（*Intelligence and Affectivity*, 1954/1981）。Piaget 在該書中決定性地陳述了他對於「認知性組織和情緒性組織〔基模（schemas）〕兩者的成熟發展歷程」的看法。

在 Piaget（1954/1981）有關認知和情緒發展的假設上，他受到一項主要原則的引領：**認知和情感總是一直在彼此作用；這兩種成分本質上是不可分開及不可切割的**。也就是沒有情緒就沒有認知，同樣的，情緒也不會脫離思考而獨自發生。從兒童對某個對象〔譯註：或譯為客體（an obejct）〕所展露出的興趣當中，可以看到在兒童的注意中所含有的情緒性內容，然而遠離某個對象，則可能代表兒童在情緒上是不感興趣或是害怕而逃避的。對 Piaget 來說，**情緒是藉由影響兒童所尋求或逃避的東西，而影響到認知的發展**。

31

兒童在整個人際方面的認知和情緒部分都是以早期和母親之間的「依附」（attachment）為核心（Cowan, 1978）。母子間此種牽繫的品質（Cicchetti & Barnett, 1991; Guidano & Liotti, 1983; Hammen, 1992; Hammen et al., 1995）影響了所有層面的功能：嬰兒對外在世界裡的各種對象（人和無生命的事物）的興趣（將轉換成行為的能量）、對雙親的敬重感〔珍重他人（other-esteem）〕、覺得自己優越或差勁的自我觀感〔珍重自我（self-esteem）〕、在人際上一般對其他人的觀感（珍重他人），以及一種「瀰漫在所有有關環境之認知構念裡」的模糊情緒調性（也就是，這個世界在兒童的體會裡是一個安全之處、一個危險之處、一個空蕩之處等等）。

根據 Piaget 的說法（1954/1981），情緒是扮演一種「帶來能量的力量」（energizing force），能夠驅動認知方面的行為和發展，而且認知結構也會開導出各種用來抒發情緒的管道。他將情緒形容為汽油，可以驅動一輛汽車，而引擎（認知結構）提供了能量（力道、速度）的出口以及車子移動的方向。瞭解了認知和情緒是不可分解的單元——它們是同一枚硬幣的兩面（Piaget, 1964/1967），這份瞭解正是瞭解長期性憂鬱症之病源時的核心部分。

Piaget（1954/1981）觀察到情感會隨著時間而逐漸有系統地組織起來，剛好與成熟的認知分化（the maturing cognitive differentiation）和「去中心化」歷程（“decentration” process）平行卻又截然不同。最近有好幾位調查者也提出相似的觀點，認為情緒並不是認知或語言的附帶現象，而是構成了某種截然不同的發展性神經系統（develpmental-neurological system）（Cicchetti et al., 1995; Gardner, 1983; Izard, 1993）。就這樣，就在認知結構進行分化的同時，正常的情緒發展也開始有了愈來愈多的調節（Cicchetti et al., 1995）。當發展脫離常軌，情緒失調（emotional dysregulation）以及情緒性和認知性歷程間的失和（asynchrony），就成了個體行為的特徵（Cicchetti et al., 1995; Piaget, 1954/1981）。此種脫軌的一種可能結果可見於早發型憂鬱症（二十一歲以前就開始的憂鬱症），這通常表示該人開始經驗到某種可能長期持續且不會減輕的情感—認知疾患（affective-cognitive disorder）的初期狀況（McCullough et al., 1988, 1994a）。

32

在正常的發展裡，透過從出生到老，一輩子的期間裡，某種必要且持續的「去中心化」歷程，自體（the self）與其本身之間漸漸分化（Cowan, 1978; Piaget, 1954/1981）。「去中心化」指稱的是「一個人得以從中逐漸習得『使自己從立即、當下的經驗裡跳脫出來』的能力」的歷程。透過學會將知識組織成不只是屬於當下正進行之活動的規則和類別，兒童得以超越一種「現實快照觀點」（snapshot view of reality）（Cowan, 1978）——也就是，超越了嬰兒的幼稚觀點，這類觀點主要是透過靜態及具體的形象來建構其世界。去中心化歷程的最後一步發生於成長中之兒童能領會及運用抽象概念之時。這一步代表在知覺上推翻了原本想對每個瞬間所做的支配（the immediate dominance of the moment），被命名為「形式運思」（formal operations thinking）（Piaget, 1954/1981; Inhelder & Piaget, 1955/1958）。

去中心化歷程在生命頭兩年期間逐漸開展，最後戲劇性地將兒童輕輕推入人際—社交範疇裡，在此一範疇裡，兒童從自己**與其他人的關係**裡看見他／她自己。自我的去中心化歷程將壓倒性地取決於由重要他人所創造的健康環境，而這些重要他人都是會「逐漸帶領兒童抽離於自身之外而進入有益的人際關係裡」的人（Cowan, 1978; Nannis, 1988; Noam, 1988; Piaget, 1954/1981）。對這些好運的兒童來說，世界看起來就像是個安全且熱情歡迎他們的遊樂場。對那些早期環境沒有促進此種去中心化歷程的不幸兒童來說，世界就成了一個可怕又危險的地方。除了對照顧者會有的正向或負向感受，去中心化歷程還關係到兒童因為自己能夠主宰當下環境，還是缺乏這類能力，而產生相對應的自我優越感或自我差勁感（Piaget, 1954/1981）。

這個常態的歷程會持續整個前運思期，約從二十四個月大一直到六到七歲為止（Piaget, 1923/1926, 1954/1981），並且如前所述，最後會被形式運思取代。超越了在知覺上對當下立即環境的依附〔快照觀點（snapshot perspective）〕，這代表一種在結構上的轉變，在認知和情緒之間有了更大的分化。

33

此種發展上的轉變具有生活適應方面的重大意義。正常發展的兒童：(1)現在可以建構出一種「將某種特殊情緒反應（悲傷或生氣）看成就只是眾多可能回應裡的一種反應」的世界，因而避免做出如「自己現在有這樣的感受，將來始終都是這樣的感受」（the way he/she feels now is the way he/she will always feel）這類的原始結論；(2)可以將某個其他人歸類為許多類型當中的其中一種，因而避免做出「每個人都一樣」的結論；以及(3)可以和父母或家人一起觀察某個當前的人際事件，如同在一個持續拼湊的人際世界拼圖裡的體驗一樣，因而避免做出「未來所有的人際事件都將是此一事件的翻版」的結論。這些例子裡的三種負面情形，都是代表前運思期裡那種對真實世界的快

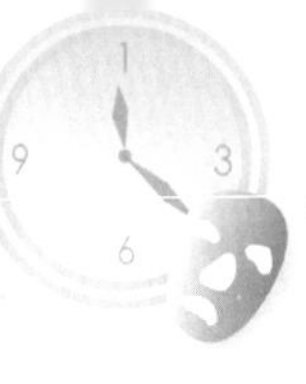

照觀感，也是大多數長期性憂鬱個案之世界現象觀的特徵。這類個案未能建構出一個被覺知到的未來（a perceived future），或者無法根據過去經驗來思考任何可能的例外。因此，當下瞬間的情緒（如悲傷），還有有關早期發展的模樣和有傷害性之特殊人際互動的記憶，都將劃定了未來會是或不可能是什麼模樣。**對長期性個案來說，有關時間的知覺會停止下來，這樣的過去經驗將限定了當前及未來人際互動的可能性。**

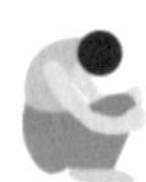

正常發展裡的兩種脫軌

在 Cowan 為 Piaget（1954/1981）的著作《智能與感性》所撰寫的前言裡，他摘要了 Piaget 理論的重要意涵：「……當智能的感性面被認為是與認知面一起的，便有可能發展出新 Piaget 取向來理解心理病理——也就是常態的認知和情感發展不知怎麼開始出狀況的那些例子。」（p. xiii）

Piaget 關於認知—情感發展的理論暗示了傷害性之功能失常的兩種病源：一個涉及到嬰兒，一個涉及到成年人。在第一項，常態的發展變得遲緩；在第二項，增高的情緒性（heightened emotionality）導致了「邏輯錯誤的」思考（“paralogical” thinking）（這些都是在結構上被決定好的謬誤想法）和廣泛的功能退化。如我先前提過的，第一種是套用在早發型的個案，第二種則是描述晚發型個案的病源型態。

34

對於第一種例子，Piaget 是假設刺激的貧瘠和剝奪（不理想的環境條件）可能阻擾和延緩了正常的發展。在介紹 Rene Spitz（1946）的衰弱兒童身上所見到的發展遲緩時〔「衰弱」（marasmus）一詞指的是嬰兒因為身體及情緒方面的剝奪而逐漸沒有反應的一種病情〕，Piaget（1954/1981）曾提到一個案例，非常類似我在許多早發型個案身上看到的發展狀況。Piaget 由此案例做出結論認為，Spitz 所提到在結構和發展上受阻的情形，會發生於任何以「刺激被剝奪」為特徵的環境。他有關「環境會干擾正常的成熟發展歷程」的假設，正好符合我們對於功能失常家庭以及家庭功能失常對孩子的影響的觀察所得。屬於惡意對待的環境會干擾正常的發展，並造成早發型長期性憂鬱症成年個案出現比較原始的認知—情緒表徵（primitive cognitive-emotional representations）。Piaget 寫道：

> 缺少必要的環境刺激，會有廣泛的發展遲緩。不理想的環境條件阻礙了功能的運作，並導致認知和情感上的功能退化，但這兩種功能退化的任何一種都不會造成另外一種功能退化。（1954/1981, p. 42）

以成年人為例，當增高的情緒性（單次的重鬱發作）暗地裡傷害了一個人對真實世界的表徵觀感（representational view of reality），那麼正常的功能就會惡化。Piaget 有關「激情的推理」〔impassioned reasoning；即增高的情感性（heightened affectivity）〕對理性思考的影響的說明，可以套用到晚發型長期性憂鬱個案：「……情感性（affectivity）只會使理性思考偏離到所有類型的謬論裡。」（1954/1981, p. 60）Cicchetti 等人（1995）更明白地評論了強烈情緒對一般功能的影響：

> 情緒在兩種情況下會變成是適應不良的……第二種情況可能與情緒的崩潰有關，也就是有某種情緒壓倒了有關控制的結構及策略。用 Wakefield 的話來說（1992a, b），此種情況代表的是「有傷害性的功能失常」，也就是某種發展中的控制機轉無法在其中展現其天生既有的功能。（p. 6）

因此，晚發型的一次急性重鬱發作，可能導致成年人的功能惡化。當疾患持續一段時間，正常成年人的思考模式就漸漸被破壞，並且被早期的、類似前運思期的功能運作方式所取代。

35

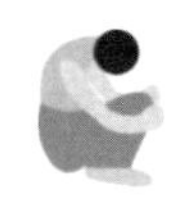

長期性憂鬱症成人與正常的前運思期兒童之間的相似性

> 前運思期的想法仍受限於知覺上的經驗。
>
> ——Piaget（1954/1981, p. 55）

透過觀察不同年齡層兒童使用語言和問題解決能力的情形，Piaget 的發展理論化為具體的概念。透過相似的方法，長期性憂鬱症成人的說話方式和問題解決方式，也都影響了我對於這類個案之心理病理的結構基礎的看法。對觀察者來說，一個人的語言使用、情緒反應和行為，可當作一種反映出其背後的表徵世界觀的指標（Beeghly & Cicchetti,1994; Cicchetti, 1991; Cowan, 1978; Guidano & Liotti, 1983; Lane & Schwartz, 1987; Hammen, 1992; Noam & Cicchetti, 1996）。

我也在「Piaget（1923/1926）有關兩到七歲兒童之運思功能的介紹」以及「長期性憂鬱個案的語言模式及行為」之間發現驚人的相似性。其他的研究者也討論了前運思期的思考方式以及心理病理之間的相似性（如，Breslow & Cowan, 1984; Cowan, 1978; Gordon, 1988; Nannis, 1988; Noam, 1988），但我注意到沒有人提到長期性憂鬱症成年人的結構特徵，尤其是他們的思考方式和情緒表達方式。

正常兒童的前運思期思考方式和長期性憂鬱症成年人之間的相似特徵包括：⑴兩組人都使用全面且前邏輯式（prelogical）的思考；⑵他們的思考歷程都不會被其他人的推理及邏輯所影響；⑶兩組在看待自己和看待他人時，都出現廣泛的自我中心特徵；⑷口語溝通時大多為獨白；⑸真正的人際同理心能力都超過這兩組人的能力；以及⑹兩組人在壓力下的情緒控制力都很差。

1. **兩組人都以全面且前邏輯式的方式來思考**。也就是，他們直接從前提就跳到結論，略過中間的步驟。他們很少看重前提的驗證，也很少跟其他人

核對他們的假設。如同一位個案曾經告訴過我的：「世界就是我所看到的那個樣子，就因為我知道我所看見的才是真實的。」個案們也會以全面性用語來描述自己和問題（如，「沒有人會喜歡我」、「我做的事情沒有一件會成功」、「我整個人生全都是失敗」）。 36

2. **一般來說，長期性憂鬱個案也不會因為周遭人符合邏輯的推理以及具有現實基礎的觀點，而受到影響**。下面的例子引述治療裡的一段對話，正好說明這名男性個案是如何不受治療師符合因果邏輯推論的影響。這名男性個案的前邏輯式、前因果式（precausal）的思考方式，使他不可能看見自己的行為是如何導致鄰居的反應。

個　案：最近我很討厭我隔壁的鄰居。

治療師：你們兩個人之間怎麼了？

個　案：就是，他打電話給我，要我將音響關掉。我上週才買了一些新的音響喇叭。

治療師：在你買這些音響喇叭之前，他會這麼惹人厭嗎？

個　案：不，一點也不會。我想他只是個混球而已。

治療師：在他的抱怨和你將音響開得太大聲之間，你看見什麼樣的關連性？

個　案：為什麼你要站在他那一邊？你就像其他人一樣——沒有人會瞭解我。

這名個案的前邏輯式、前因果式的思考型態，正如同此對話摘錄裡所呈現的那樣，使他不可能看見他的行為是如何導致鄰居的反應。鄰居是「一個混球」，只因為他打電話要求個案關掉音響。個案沒有覺察到自己所**造成**的**先行事件**（音響開得太大聲），然後才**引發**鄰居的反應（「關掉音響！」）。從這名個案對治療師說的最後一句話，可以看到這名個案不是詐病也不是固執。相反的，我們在治療裡看到的是一名類似於嬰孩的心智能力，不受以真實為基礎（reality-based）的推理及邏輯的影響。

3. **長期性憂鬱個案在看待自己和其他人的時候，都會有普遍的自我中心特徵**。從某種屬於前運思期的有力觀察來看，這類私人的世界觀只是因為該人相信自己的世界觀是真實的，所以就是站得住腳且在邏輯上不容置疑。在

自我中心式的行為舉止當中，長期性個案，正如正常的前運思期兒童，不允許其他人進入他們的現象場範圍（phenomenological sphere）。他們的談話就彷彿他們相信他們是這個宇宙的中心。但與正常兒童不同的是，個案那前運思期式的思考是源自於傷害性的發展因素。不管如何，這兩者是殊途同歸。其他人找不到進入該人世界的入口，該人也持續專注在自己身上。以下節錄的對話，說明一位女性個案的自我中心式談話，當時她的治療師正努力將這名女士的注意力導引到她對自己的正向觀感上。她卻無能將自己的注意力轉移開，而去思考自己既有觀點以外的其他看法。

37

個　案：沒有人會喜歡我——我是個多麼悲慘的人。
治療師：妳認為我會覺得妳是什麼樣的人呢？
個　案：你是個好人；你對每個人都很好。
治療師：妳沒有回答我的問題。
個　案：如果你老實說，你絕對不會喜歡我的。
治療師：妳是怎麼知道的？
個　案：因為事情就是這樣。沒有人會喜歡我。你說的全都無法讓我改觀。

4. **當我們比較前運思期的兒童與長期性憂鬱個案，我們看見兩組人在語言使用上的另一種相似性。在和治療師交談時，長期性個案像是獨白般地說著話**。他們彷彿只是將內在的想法變得更大聲而已（thinking aloud）；治療師的反應對於個案說話的風格及內容沒有太大的影響。再一次參考 Piaget 的說法，他們的口語表達就好像是前運思期兒童特有的「非合作型」（noncooperative）說話方式。為了說明這點，看看兩位五、六歲大的小孩Pie與Jacq，在 Piaget 實驗室裡的對話稿（Piaget, 1923/1926, p. 59）：

Pie　：昨天真是美妙極了〔一項飛行展覽〕！
Jacq：有一台藍色的〔一架飛機〕，有好多好多台，而且它們全都排成一直線。
Pie　：我昨天有坐一台汽車。你知道我坐在汽車裡面看到了什麼嗎？好多好多的汽車跑過去了。老師，請問我可以拿一些印度橡膠嗎？
Jacq：我想要將那些（飛機）畫下來。一定會非常漂亮的！

兩位小男孩各自獨白地交談著，沒有一方所說的話會特別影響到另一方的口語內容。此處所遺漏的也就是 Piaget 所說的口語上的「合作性」（cooperativeness），這是一項屬於比較後期之發展階段的特徵。當其中一方的孩子所說的話語明顯影響到另一方孩子的口語內容及行為反應，就可以明顯見到合作性的交談。 38

5. **此種造成前運思期兒童與長期性憂鬱個案之間相似性的獨白式說話風格的另一面就是，缺乏對他人真正的同理心**。同理心地參與對方（empathic engagement）的能力，並不存在於前運思期兒童和長期性憂鬱個案身上。同理心不該與對情緒敏感（emotional sensitivity）混為一談。前運思期兒童和長期性憂鬱個案都高度敏感於其他人行為所帶來的情緒衝擊。正是一位敏銳的人「能夠瞭解對方的情緒，並且以某種一致的、相互影響的方式將此種瞭解傳遞給對方」的能力，能去區分出屬於對情緒敏感的人以及一位真正具有同理心的人。

以下是兩則有關非合作性交談的對話例子，說明了長期性憂鬱個案為何無法在治療早期階段與治療師之間產生富同理心的互動。第一個對話範例裡的個案具有二十年的憂鬱症病史。

治療師：這個禮拜你和妻子處得真的很不好。
個　案：這和其他時間裡的狀況沒有什麼兩樣！
治療師：令我印象深刻的是，週二晚間她對你的評論一定傷了你的心。
個　案：我希望我娶的是其他人。
治療師：要你正視我對你的反應似乎很為難——我的感受似乎對你沒有什麼影響。
個　案：我的妻子再也不跟我說話了。

治療師可能也就看著牆壁自言自語起來。在第二個對話範例裡，缺乏同理心所造成的衝擊實在是很殘酷。這位個案有十七年的憂鬱症病史。

治療師：我很抱歉今天遲到了。我的孩子生病了，我必須帶他去看醫生。
個　案：真的沒關係……（聲音愈飄愈遠）
治療師：我真的很害怕，我兒子從昨晚開始就一直發高燒。
個　案：你知道的，我這個禮拜過得真的好慘好慘。

39　這些互動使我們得以將這兩位個案與Piaget提到的孩子（Pie與Jacq）互換，並輕易重演在 Piaget 實驗室裡的場景。這兩位大人在說話上就像這兩個孩子一樣；也就是，他們在對話上彼此平行沒有交集，使用非合作性的交談，也無法產生富含同理心的參與。可是，我們想像中的推演很快就中止了，因為這些個案畢竟**不是**小孩。滿慘的是，他們是行為舉止像是前運思期兒童的成年人。

6. **前運思期兒童與長期性憂鬱個案之間最後一項相似點就是，情緒調節失常（dysregulation）——壓力狀況下便缺乏對情緒的控制**。我們不會將正常的前運思期兒童在情緒上的脆弱性（emotive vulnerability）看成是調節失常。可是，我們會將正常的年輕兒童形容為擁有比未來發展成熟時較少的情緒控制和較少的情感組織向度（基模）。當成年人的思考、感覺和行為像是年輕兒童一般，情緒的控制受到了阻礙；當受到日常生活壓力的挑戰，他們就自動陷入無助和無望的狀態裡。長期性個案原始的情緒組織（primitive emotional organization）將他們交託給一種充滿情感控制不良且情緒調節失常的生活（Cicchetti et al., 1995）。

無法解決日常問題並有效管理人際互動，會造成反覆的社交挫敗，以及一種預期自己在每一種情境都會失敗的傾向。不管走哪一條路，盡頭都是某種失控、憂愁心境的狀態在等著。在一位長期性憂鬱症男性個案（他最後在職場上獲得了升遷）的某節次治療裡，記錄到這類個案常見的一種情緒反應。他的情緒反應就是這類個案在這些類型的情境裡一貫會有的情緒反應。我們預期他會有愉快的反應，但在以下的對話裡卻不是這樣。

個　案：最後我獲得了我想要的升遷。

治療師：太棒了！你有沒有感覺此次的升遷是因為你不辭辛勞對工廠付出的結果。

個　案：喔——，那不過是我的員工編號剛好跳出來罷了，這只是我運氣好。

治療師：這就是你工作職場獲得升遷的方式嗎？我的意思是，人們會獲得升遷就只是因為他們是隊伍裡的下一位——而不管他們的工作品質如何？

個　案：不是。但當我的上司告訴我有關升遷的事情之後，我就一直陷入憂鬱當中。我不認為我真得應該獲得升遷。

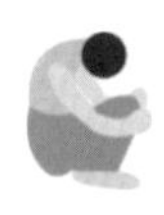

正常的前運思期兒童和長期性憂鬱症成人之間的差異

40

為什麼前運思期型的思考以及所造成的現實「快照」觀點，使正常兒童容易罹患憂鬱？這個問題問得非常恰當，尤其是根據我以上介紹過在認知—情緒之間的平行發展。正常的前運思期兒童和長期性憂鬱症成年個案之間的其中一項差別在於，正常兒童仍在發展中。第二項差別則牽涉到正常兒童的家庭生活，也就是不屬於那種充滿惡意對待的家庭生活。相反的，正常兒童的發展是在一種安全且滋潤的人際環境之中進行著。當一個虐待型或忽略型家庭生活的種種危險淹沒了兒童，就會阻礙正常的發展，因為兒童的能量和行為會轉向基本的存活，而不是成長（Drotar & Sturm, 1991; Money, 1992; Money, Annecillo, & Hutchinson, 1985），結果就是成長受阻或無法茁壯（Drotar & Sturm, 1991）。這類兒童因為持續進行的壓力而受傷，他們面對壓力時過於脆弱，而容易有早發型的憂鬱經驗。在成年個案的生活裡，這些早期的負面經驗仍比那些較正面的經驗擁有更大的優勢。長期性個案在建構當前的人際經驗時，彷彿他們就只會重演負面的過去生活而已。未來的人際經驗被預測成只不過是更多相同負面的人際經驗而已。

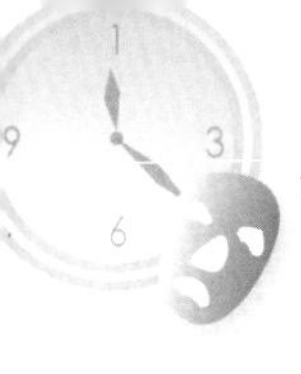

在治療長期性憂鬱個案時，我們不只處理對世界的謬誤信念或是面質慣有的負面思考。治療這些個案時的挑戰是更為嚴峻的，**因為我們在治療初始所遭遇的現象學問題（phenomenological problem）在本質上是一種結構上的問題（structural one）。心理治療必定是與一位「成年小孩」開始的，然後再幫助這樣的成年人逐漸發展成熟。**

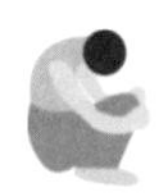 認知—情緒之間正常的分岔發展

有一種我曾治療過的長期性個案需要特別介紹一下。這類型個案有正常的功能，可以在無生命物體的範疇使用抽象思考；可是，一到了人際—社交範疇，他／她的思考和情緒表現上卻是一種原始的方式。Piaget（1954/1981）和其他學者（Cicchetti et al., 1995; Gardner, 1983; Izard, 1993; Mayer & Salovey, 1993）也提過這種被我稱為正常兒童之認知—情緒發展的「分岔」（bifurcated）類型，此種分岔對於功能運作的社交（人際）層面和非社交（無生命）層面有著不同的影響。脫離了此種特殊的發展任務，會造成那些常見於長期性憂鬱個案成年人身上的傷害性功能失常。Piaget（1954/1981）曾說：

41

> 事實上，不是有認知的和情感的兩種基模。相反的，而是有一些與人有關的基模，有一些與物體有關的基模。兩種（基模）同時既是認知的也是情感的。（p. 51）

我也觀察到一些長期性憂鬱個案在非社交類之對象範疇裡（nonsocial object areas）的功能運作十分健全。鑑於前運思期式思考支配了他們的人際社交面向，他們的抽象及符號式歷程使他們可以輕易投入專業工作，像是教育、法律、商業、數學與科學。此一觀察暗示了結構上的損傷（我假設是存在於人際—社交範疇裡）並不總是伴隨有非社交面向或概念使用上的發展成熟度受損情形（maturational impairment）。對於發展的社交和非社交範疇，有許多其他的心理學家也得到相似的結論（Cicchetti et al., 1995; Gardner, 1983; Izard,

1993; Mayer & Salovey, 1993）。簡言之，似乎有大量證據指出，社交面向及非社交面向的心智組織可能是代表一種分岔的發展歷程，沿著不同的神經學軌跡開展著。此種現象偶爾可在長期性個案的治療裡看到。

讓我舉個例子來說明。一位從青春期早期就開始憂鬱〔屬於早發型雙重憂鬱症（early-onset double depression）〕的三十四歲男士，前來尋求心理治療。他在非社交範疇的學業及統計學上的神奇表現（以及形式運思能力），推使他向上進入一家大型的國際企業裡工作。可是，他在人際方面的幼稚能力，以及沒有能力應付工作上常有的互動，使他瀕臨失業。他和工作督導及同事之間的人際問題，是他尋求治療的主要理由。他在數學方面的形式運思能力並未受損。這個部分的損傷並非罕見的情形。正是此一理由，我才會鎖定**功能運作的人際—社交範疇**（interpersonal-social sphere of functioning）作為治療時要處理的問題範疇：對於早發型與晚發型兩種憂鬱症個案來說，這是一種屬於前運思期型損傷（preoperational impairment）的範疇。

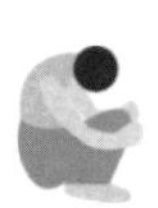

早發型長期性憂鬱個案在成熟發展歷程中的惡意對待與脫軌

早發型個案回想起的記憶裡，包含那些瀰漫在家庭生活裡的傷害性議題與課題。當我們觀察這些成年人當前在社交上對家人、愛人、同事、朋友，最後甚至是治療師，所抱持的期望與行為，我們發現了相同的核心主題：即如果**其他人有機會的話，將會傷害他們**。此一主題（正好是早期及當前關係的特徵）強烈暗示過去有惡意對待的發展史（Cicchetti, 1993; Cicchetti & Barnett, 1991; Cramer, Manzano, Palacio, & Torrado, 1984; Dodge, 1990, 1993; Fox, Barrnett, Davies, & Bird, 1990; Hammen, 1992; Lizardi et al., 1995; Rubin, Coplan, Fox, & Calkins, 1995）。顯然，早期在人際方面的惡意對待，造就了在結構和功能上受到傷害的成年人，其行為就像是個受傷的孩子一樣。

Cicchetti 和 Barnett（1991）辨識出四種經常在早發型個案發展史裡被提

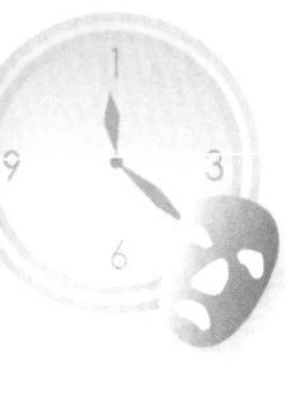

到的童年早期惡意對待經驗：**情緒上的惡意對待**（emotional maltreatment；主動的情緒虐待或被動的忽視）、**身體上的虐待**（physical abuse）、**身體上的忽視**（physical neglect）以及**性虐待**（sexual abuse）。與長期性個案之童年早期情形有關的其他因素，包括：無家可歸和居住在市立收容所（Fox et al., 1990）；母親有憂鬱症病史並導致不一致的養育（Akiskal, 1983; Dodge, 1990; Hammen, 1992; Hammen, Burge, & Adrian, 1991; Lizardi et al., 1995）；雙親早年分居、離異或遺棄（Hammen, 1992; Klein, Taylor, Dickstein, & Harding, 1988b; Klein, Taylor, Harding, & Dickstein, 1988）；個案自認童年期家庭環境騷動不安、與父母親兩方的關係都不好，以及／或是母方與父方的照顧品質低劣（Lizardi et al., 1995）；以及長期性憂鬱症小孩的雙親有偏高的心理病理流行率（Klein et al.,1988b; Klein, Taylor, Harding, et al., 1988）。還有個大家熟知的事實，就是「同型婚配」（assortative mating）（Akiskal, 1983; Hammen, 1992; Merikangas, Prusoff, & Weissman, 1988; Rutter & Quinton, 1984）——即病態者會尋求病態伴侶的傾向，是長期性憂鬱個案的婚姻生活特徵。這樣的配對通常會產生有長期性憂鬱症的子嗣（Klein et al., 1988b; Klein, Taylor, Harding, et al., 1988）。

43

早發型長期性個案的四個家庭議題

大多數早發型憂鬱症個案都未受到適當的教養或社會化；因此，他們在認知—情緒或行為方面都沒有得到健康的成長。個案經常提到自己的童年時光都耗在如何從家庭的肢體及情緒地獄裡存活下來。有四種常見的惡意對待議題，正是長期性憂鬱症者家庭環境的特徵：

1. 早期的家庭環境並未辨認出或令人滿意地處理孩童在肢體方面和／或情緒方面的需求。
2. 孩童受到危險的家庭環境的傷害，也就是重要他人傷害孩子或是彼此傷害。
3. 那些會導致緊張、焦慮與害怕／恐懼的肢體或情緒上痛苦，正是孩童日常生活裡普遍盛行的動力。

*4.*孩童通常被迫扮演某種必須滿足照顧者之情緒需求的角色。

下面的範例擷取自第二節次的治療，用以說明某位長期性憂鬱個案童年經驗的嚴重性。這位個案是一位早發型的二十七歲女性，被診斷為早發型雙重憂鬱症，她「一輩子」（all my life）都感到憂鬱。

治療師：告訴我妳小時候和家人相處的情形。

個　案：我是四個孩子當中最年長的。我有兩個妹妹，最小的是弟弟。我的父母都是嗜酒如命的酒鬼，他們常常爭執、衝突——身體上還有口頭上的。我最早的記憶是我坐在父親的膝蓋上，他那時正磨蹭著我的陰部。我那時應該有四歲或五歲了。我六歲時，父親開始與我性交，一直到他離家為止，大約是我高中二年級的時候。我的母親只要一喝醉就會打我們四個小孩，這是家常便飯。母親習慣帶其他男人回家睡覺。這些男人都會趁母親不注意時，與我們這些女孩鬼混。我就在覺得自己像是一塊肉的感覺下長大。我到現在仍舊覺得自己只是男人身邊的一塊肉。我覺得自己很沒價值。我對自己總是這樣的感覺。在我的生命中，沒有人會在意我。我的兩個妹妹都是憂鬱症又是酒鬼。不知怎麼搞的，我弟弟凡事都是他親自動手做。

44

接下來是一位早發型雙重憂鬱症的二十五歲男性個案與治療師之間的談話，同樣是描述常見的惡意對待議題。

治療師：告訴我你憂鬱症的過程，還有過去你和重要他人相處的情形。

個　案：從有記憶開始就一直感覺心情很低落了。大概是在小學一二年級的時候——那時就只是認為我的生活不對勁。我的母親是酒鬼，而且大部分時間都不在家。當她在家，她老是痛打所有的孩子——大多是為了一些芝麻蒜皮的小事。她是個非常刻薄的女人。她喝醉的時候和許多男人發生婚外情，我的父親發現後痛毆了母親一頓。我爸大多數的時間都在工作。他回家就會煮飯燒菜給我們吃，並要我們

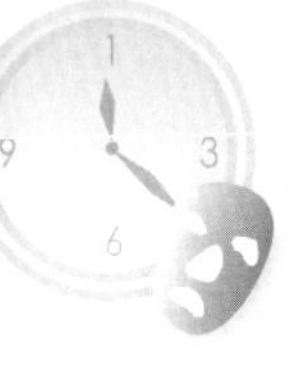

吃掉他所煮的每一樣東西。如果我們不吃，他就會處罰我們。他經常大聲吼叫。他從來沒有和我玩過球，也沒有帶我到哪個地方去玩過。我真的不認為他在乎我，好像我只是他的一個「麻煩」而已。現在我還是這麼認為，我不認為他是稱職的父親。我們家也不怎麼樣。我和弟妹之間也沒什麼接觸。在我們小時候就不太親近了。我從來就沒交到什麼朋友，就算我有交到朋友，也不會帶朋友到家裡。我是個孤獨的人。高中的時候，大家老是欺負我。有時候我真的感到很憂鬱。我曾經因為想要殺死自己而住院過兩次。我從來沒能夠好好地做一份工作。我打賭你聽過很多這類的故事。

童年時充滿瓦解和壓力的環境阻礙了正常的成長，也造成個體在人際上一直表現得像個孩子一樣。此外，這樣的人持續將童年早期的破壞性人際—社交世界（destructive interpersonal-social world）重疊在當前的關係上。當個案於目前關係再度創造了昔日情景，就可以想到 Piaget 的名言：「**前運思期的思考方式和功能運作都是受到當下立即的知覺經驗所支配。**」[45]這發生於「眼前這個人被個案認為是那種會採用和往日惡意對待經驗一樣的互動方式來對待個案的人」的時候。以下節錄的對話，說明了一位三十歲的長期性憂鬱個案是如何預期治療師會像她父親一樣對待她。

個　案：我昨晚讀了《病患手冊》，我不認為自己能夠完成所有的作業。我知道自己會在這個部分失敗，令你失望。我想這次最好是我的最後一次諮商。

治療師：妳怎麼會如此氣餒呢？這次不過只是我們開始合作的第三節次治療，我才在上次治療快結束的時候將這本手冊交給妳而已。

個　案：任何一件我想做的事都沒有成功過，這個治療也不例外。

治療師：妳是從哪裡學到，在開始之前就認為妳會被打敗？

個　案：我仍舊可以聽見我的父親告訴我的話，我永遠不會成就任何事。他一遍又一遍地這樣告訴我。每次當我做不好的時候，他就只是幸災樂禍地說：「看吧！我早就告訴過妳了！」所以我最後就停止嘗試做任何事情。我就是會聽到你會這樣認為——與其後來讓你失望，不如我現在趕緊停止治療。

治療師在第三節次治療一開始就遇到了這位嚴重個案的危機。這位個案不只堅信她注定要失敗，還堅信治療師也預期她會失敗。她在概念上將治療師想成是一位會拒絕孩子的父親，並對她有負面的預期。父親早年的惡意對待，使她對於失敗一直有著激烈的觀感，而且此種觀感多年來一直在她與許多人之間的關係裡不斷重演，現在則是威脅要結束治療。她的觀點如此固著，對她產生了一種阻礙，使她無法認識到治療師不會像她的父親一樣對待她。

心理治療師經常被他們的早發型個案告知，他們大約是在十五歲的時候，第一次注意到自己的憂鬱症（McCullough & Kaye, 1993）。青春期的發作不可避免地伴隨有個案無法達到的嚴苛社交要求，結果通常就是一次的憂鬱發作經驗。若沒有接受適當的治療，前運思期的發展受阻和因此造成因應能力上的限制，會使個案陷入憂鬱經驗的退縮階段。

少量的研究

46

很遺憾，目前沒有特定的研究可用來支持「早期的惡意對待造成早發型憂鬱症個案在結構上的損傷」這個觀點。然而，現存有大量的描述性證據認為結構上的缺失確實出現在受虐的兒童及青少年身上，他們當中有許多人被形容為「處於憂鬱中」（being depressed）（Blatt, 1991; Breslow & Cowan, 1984; Cicchetti & Barnett, 1991; Cowan, 1978; Fox et al., 1990; Gordon, 1988; Noam, 1988; Rubin et al., 1995）。發展學文獻裡有個令人心痛的遺漏，也就是缺少直接指出「早年的惡意對待和長期性憂鬱症成年個案特有的現象學問題」之間關連性的實證資料。

在少數調查童年早期之功能運作情形（三歲時）和異常之成年功能運作情形之關係的其中一項研究裡（Caspi, Moffitt, Newman, & Silva, 1996），作者們下結論認為：「成年期（二十一歲）某些形式的異常心理病理都和三歲大兒童身上觀察到的行為差異之間，有著一些意義豐富的關連。」（p. 1033）

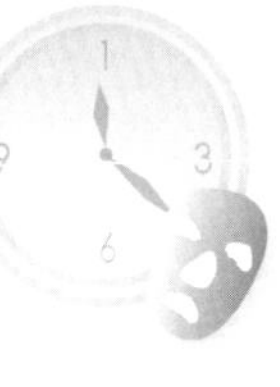

二十一歲時，那些在三歲被評為「內斂的」（inhibited）（害羞、恐懼的、容易沮喪的）的受試者中，大約 30%的人符合 DSM-Ⅲ-R 的「單極型憂鬱症」（unipolar depression）診斷（重鬱症、低落性情感症，或雙重憂鬱症），而且有 5%的人提到曾有一次或多次的嘗試自殺（suicide attempts）。那些被評為「控制力不足」（undercontrolled）（衝動的、不安的、易分心的）的兒童中，46%的人到了二十一歲時符合至少一項以上 DSM-Ⅲ-R 裡的診斷，而且 9%的人提到曾經一次或多次嘗試自殺。作者們並未探索三歲兒童的家庭環境，他們也沒有描述成年個案的現象世界。他們只是發現兒童期有問題的社交模式，和成年期的病理表現之間有顯著的關連！此研究只是描述性的研究，並未調查因果的機轉。在缺乏實證資料的情形下，這裡提供兩項有關病源的假設，總結了我依據早發型成年個案於治療期間的行為表現的觀察結果所得出的推論。

因為環境方面的惡意對待（environmental maltreatment）具有嚴重的壓力，並且對個人造成損害，結果造成早發型個案帶著兒童時的人際—社會「心智模組」（interpersonal-social "mindset"）進入成年期。

早發型個案的行為舉止反映出結構上的損傷，他們有極大的裝備上問題（maximally ill-equipped），而難以有效因應日常生活的壓力源。

47　有結構損傷的成年人有極高的風險會長期陷落在憂鬱經驗的退縮階段。這些人被設計成會在成熟的社交範疇裡（mature social spheres）遭遇失敗，像是在家庭、婚姻、職場、社交場合，或心理治療裡。這樣的人僅只是沒有獲得適當的功能裝備，而無法像個成年人一樣地與其他成年人相處。

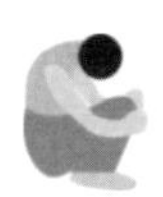

晚發型個案在認知—情緒功能運作上的退化

許多晚發型個案都會提到一套——在本質上而不是在內容上——在主題上和下面這位罹患憂鬱症七年的四十三歲男性在治療初期的描述相似的事件。

治療師：請告訴我，你這次憂鬱多久了，還有你什麼時候開始有憂鬱這樣的困擾的？然後描述一下你和生活裡占有重要地位的人們相處的經驗。

個　案：我從三十六歲時就開始憂鬱到現在。七年前我被公司解聘，在那之後沒多久，我就因為憂鬱而住院治療。你知道嗎，所有事情都得縮減。我從那時起就沒有工作了——無法提起勇氣走出去找一份工作。我的妻子承擔了我們的經濟重擔。一切都很不順。我猜，你會想知道我的家庭狀況。嗯，我是在一個正規的家庭裡長大的。我的父親努力工作，母親則教養我們四個小孩。我記不得有發生過什麼真的很糟糕的事情。他們疼愛我們，並且試著教導我們什麼是正確的事情。現在在家人裡面，我和哥哥最親近。幾乎每週都會和他聊上一會兒。他真的很支持我。當老闆告訴我，我被炒魷魚的時候，我真的認為我受到不公平的對待。我被正式掃地出門了。我在這家公司當了十年的辦事員——打從我三十出頭就開始了。我真的沒有什麼好本領讓我可以找到一份好的工作——我只好放棄了。

治療師：在這之前你曾經憂鬱嗎？

個　案：不算有。噢，我的人生起起落落，但沒有什麼事情像憂鬱這樣。人們總是說我是一個「不錯的人，很好相處」。

Piaget（1954/1981）認為，高度情緒性的急性期（acute periods of excessive emotionality）可能導致認知—情緒層面正常的結構和功能運作變得惡化。他的描述完全符合許多這些成年個案的晚發型憂鬱經驗。如果仔細檢視晚發型個案所說的早年記憶，他們所提到的發展史通常比早發型憂鬱症個案的輕微， 48

而且比較不那麼無情。晚發型個案通常記得自己與一位或一位以上的慈愛成年人一起成長，而且擁有其他對成長有幫助的人際關係。這些個案在他們的臨床史上幾乎都沒有先發生低落性情感症。他們經常告訴心理治療師，他們第一次的重鬱症大約發生在二十五歲左右（McCullough & Kaye, 1993），並且他們通常都能夠指出促使憂鬱發作的壓力事件（McCullough et al., 1992; McCullough, Roberts, et al., 1994）。當前的研究也已經指出，大多數的晚發型憂鬱症個案是屬於「因為首次重鬱發作而接受治療卻未充分復元的成年人個案當中的 20%」這一群。此種陣發性疾患之後接著就呈現一種長期化的病程（Keller & Hanks, 1994; Keller, Lavori, Rice, et al., 1986）。

晚發型長期性憂鬱個案現在都要面對一種空前且無法緩和的情緒症狀。我的假設是，煩躁不安（dysphoria）對這些個案的無情攻擊（一次無法緩解的重鬱發作），會導致認知－情緒層面之功能運作的惡化，因而退回到前運思期的功能運作狀態。就如Cicchetti等人（1995）所說的：「大量證據指出，情緒系統對認知層面的詮釋和歷程具有導因性的影響（causal influence），此種影響是獨立在認知評價（cognitive appraisals）對情緒的影響之外。」（p. 5）Izard（1993）詳細說明了「情緒影響認知層面之功能運作」這個觀點，他提到各種情緒是由除了各種認知機轉之外，在神經學方面、感官動作方面（sensorimotor）和情感方面的多重歷程所激發出來的。Wakefield（1992a, 1992b）曾將晚發型個案在結構上的惡化，稱為是一個「傷害性的功能失常」（harmful dysfunction）的例子。他也主張，在這類個案身上，長期性疾患之所以惡化，是因為各種負責調節影響情緒性（emotionality）和行為的內在調節機轉不再執行它們原本的功能。

就如先前曾簡單提過的，Cicchetti 等人（1995）曾提到關於由情緒引發之退化歷程（emotion-induced degenerative process）的兩個例子。其中一個和晚發型長期性憂鬱症的病因有高度相關。這樣的狀況正好就是，正常的調節機轉單純只因為某種「如被洪水淹沒般」的情緒反應而被沖蝕。

49 以下三個擷取自晚發型個案的治療對話，說明了情緒調節失常如何遍佈在這類個案的生活之中。

個案一：不管我做了什麼，結果都是陷在憂鬱裡。如果我試著外出參加宴會，我會感到憂鬱。如果我猶豫而沒有跟任何人說話，我也會感到憂鬱。不論我做什麼，真的都沒有用——我的下場總是陷在憂鬱中。

個案二：某個晚上我打算和妻子到大賣場去，她真得讓我很討厭。她讓我有這樣的感覺。我不知道我做了什麼讓她這麼沮喪。我所知道的就只是她說得愈多，我愈覺得罪惡。聽起來很愚蠢，是吧——我的意思是指，我有罪惡感，還有，我甚至不知道自己到底是哪裡做錯了。

個案三：那一晚一開始很順利。宴會在我的榮耀中開始了。人們真心讚美我，我真的以自己為榮。可是，美好時光並沒有持續太久。憂鬱發作了，將我從接下來的宴會中攆除。我竟然在自己的宴會上變得畏縮。

是什麼樣的歷程在晚發型個案身上運作著，而侵蝕及傷害了正常的功能運作？若持續沿著 Piaget（1954/1981）和 Cicchetti 等人（1995）建議的路線來看，無法降服的憂鬱狀態使晚發型憂鬱成年人不僅認為他們生存的世界無法運行（無望感），還認為這個問題無法解決（無助感）。此種無法控制的煩躁不安病情帶來的立即苦惱，變成得全盤接收（all-consuming），並侵蝕了個案正常的世界結構觀。

當晚發型憂鬱症個案認為，他們將來也無法成功運用其他可行的方法來解決未來的憂鬱困境，就會真的陷入憂鬱症的退縮階段。晚發型長期性憂鬱個案會喪失他們過去曾經有的未來觀（但早發型長期性憂鬱個案就從來沒有這種未來觀），在這樣的失落中，他們最終會認為「現在的狀況就是未來狀況的寫照」。當惡化的歷程開始，這類個案會逐漸陷入某種壓倒性的苦惱裡。個案在認知—情緒方面的知覺，現在被當前的煩躁不安所導致的混亂給箝制住了，因此，原本功能正常運作的人就變成一個看似大人的小孩。當前的無助感和無望感變成他們對現實的快照觀感。所以，也就不驚訝會聽到這些個案們提到：「我現在的模樣就是我未來一直都會有的模樣」、「想要有所改變，我是一點希望也沒有」、「我現在看到事情的樣子，經常就是事情未來的模樣」之類的說詞。此種向下盤旋的憂鬱症循環已在第二章介紹過（參考

50

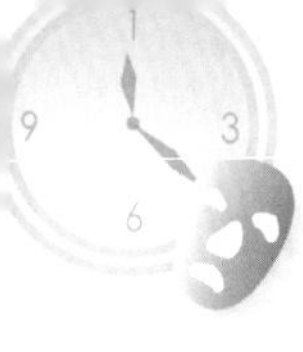

圖 2.1）。這些個案發現自己愈來愈不可能去認真考慮可緩和當前心境問題的其他選擇或觀點（如，「被解雇真得讓我覺得糟透了，但我還擁有足以獲得其他工作的技能」、「我的孩子仍舊指望我為了他們而能夠成功」等等）。相反的，曾經合宜的表徵世界觀（representational worldview）在強烈情感的攻擊下而向內破裂開來，使得個案朝向內在而遠離其他人。致命的晚發型性歷程（late-onset process）使成年個案感到無助、無望且沒有未來感（no sense of the future）。

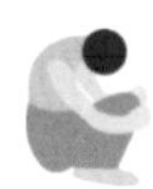

早發型與晚發型個案相似的治療目標

好消息是，因為早發型及晚發型兩種長期性個案的能力水準介於前運思期程度，所以他們可以用相同的手法來進行治療。CBASP 治療師試圖以某種直接的方式（direct manner）與個案互動，以推翻此種陷在前運思期裡的情形，此種直接的互動方式需要個案們有系統性且持續性地投入形式運思的思考及行為模式。

下一章，我將討論 DSM-IV 裡「長期性憂鬱症」一詞的發展歷史，並且回顧一些以長期性憂鬱個案為研究對象的文獻。

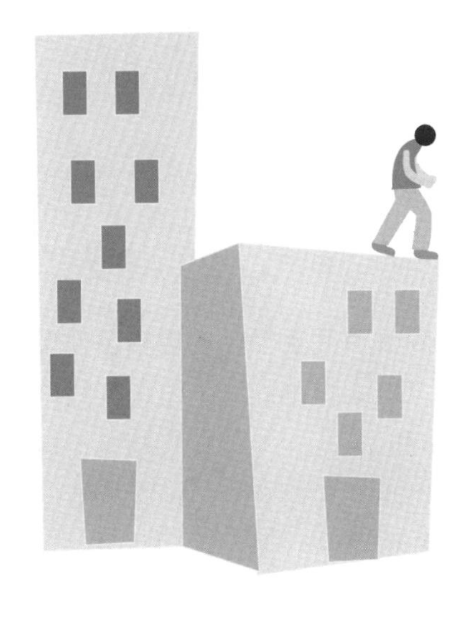

長期性憂鬱症的病程模式、共病性及心理特徵

低落性情感症是程度較輕微的長期性憂鬱疾患，具有傷害性的長期病程，通常還會另外併發一陣陣的重度憂鬱……此一疾病難以治療，通常對治療有強烈抗拒（treatment resistant）。

——M. B. Keller（1990, p. 15）

51

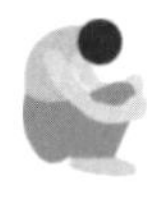

長期性憂鬱症的五種病程模式

長期性憂鬱症被定義為一種持續兩年或兩年以上，並且個案提到沒有症狀的期間少於兩個月的單極型心境疾患（unipolar mood disorder）。此疾患有好幾種表現模式，大約影響了五千萬到七千五百萬的美國人（Bland, 1997; Kessler et al., 1994）。

各種長期性憂鬱症可以根據五種病程模式來加以分類：

1. **低落性情感疾患**（dysthymic disorder）。這是一種持續兩年或兩年以上的輕度或中度疾患，一般是始於青春期。
2. **雙重憂鬱症**（double depression）。其組成是單次重鬱發作，或是重複發作型重鬱症且兩次發作之間的時期並未完全復元，另加上有低落性情感疾患。
3. **持續兩年或兩年以上，並且兩次發作之間沒有完全復元的重複發作型重鬱症**（recurrent major depression）。在 DSM-Ⅳ剖面圖上呈現一種將重鬱症說明得更清晰的縱向病程（longitudinal course）；又被稱為「重鬱症，重複發作型，兩次發作之間未完全復元，沒有出現低落性情感疾患」。
4. **長期性重鬱症**（chronic major depression）。在此病程模式，持續兩年或兩年以上的時間裡，都符合所有關於重鬱發作的診斷準則。
5. **雙重憂鬱症／長期性重鬱症**（double depression/chronic major depression）。第五種病程模式（McCullough et al., in press）是一項近期的國際型研究（Keller et al., 1998），從一大群於篩選階段同時符合雙重憂鬱症和長期性憂鬱症的個案們身上所辨識出來的。

以下我將簡單介紹這五種病程模式；我也另外提供圖形來說明每一種模式的臨床病程。

低落性情感疾患

低落性情感症是 DSM 診斷系統裡一項相當近期才加入的類別。1980 年之前，即 DSM-Ⅲ出版之前，長期性憂鬱症經常被歸類為某種人格或性格疾患。DSM-Ⅰ（APA, 1952）與 DSM-Ⅱ（APA, 1968）將某種長期持續的「情感性」憂鬱病情，歸類為「情感循環型人格疾患，憂鬱型」（cyclothymic personality disorder, depressive type）。有趣的是，到了 1980 年 DSM-Ⅲ出版時，才開始認為長期性心境疾患是「可治療的」（treatable）。這是因為在 DSM-

Ⅰ與 DSM-Ⅱ的世代裡（1952-1979），一般認為人格疾患對藥物治療沒有反應（Akiskal, 1995）。

在 DSM-Ⅲ，認為低落性情感症的特徵是某種輕度到中度的長期性憂鬱症，出現的時間多於沒有出現的時間，且持續兩年或兩年以上；並被歸類在第一軸的「情感性疾患」（affective disorder）（Akiskal, 1983; Kocsis & Frances, 1987; McCullough et al., 1996）。有關此疾患的症狀檢核表在DSM-Ⅲ-R經歷了重大的修正，但有關輕度到中度的特徵，以及持續兩年的診斷準則則維持不變（Kocsis, 1993）。

最近完成的 DSM-Ⅳ心境疾患田野試驗（Mood Disorders Field Trial）（Keller, Klein, et al., 1995），探討的是低落性情感症和重鬱症，在報告中提到在一百九十位低落性情感症個案身上，最常觀察到的症狀涉及認知層面、功能層面和社交層面的特徵。各項植物性症狀（vegetative symptoms）（包括睡眠和飲食方面的問題）是最少被提到的。儘管有此實證資料，APA 的 DSM-Ⅳ任務團隊委員會（DSM-Ⅳ Task Force Committee）仍投票表決，要維持 DSM-Ⅲ-R 裡的兩項植物性症狀，即一項飲食障礙（食欲差或過度進食）和一項睡眠障礙（失眠或嗜睡），作為低落性情感症之症狀檢核表的一部分。

53

大多數低落性情感症個案提到此疾患在青春期就隱隱發作了（平均年齡為十五歲）（McCullough & Kaye, 1993; McCullough et al., 1992）；如果個案提到疾病的初次發作是在二十一歲之前，正確的診斷是早發型低落性情感症。晚發型低落性情感症是一種極為少見的低落性情感症（Klein et at., 1999），發作於二十歲之後。目前已經觀察到兩種病程模式：可能是單純的低落性情感症而沒有併發其他的症候群（如，重鬱症），或者，可能是一或多次重鬱發作的前身。五百二十六位 DSM-Ⅳ田野試驗受試者當中，只有 11%的人被診斷為「純粹的」低落性情感症，那些被診斷為重複發作型重鬱症的個案裡，卻有 35%的人提到在病程上先前有過低落性情感症。現在，資料已經提供了統計上的確認，證明純粹的低落性情感症是相當不常見的：90%的低落性情感症個案不久之後就會有重鬱發作（Keller, 1988; Thase, 1992）。經過一段時間後，雙重憂鬱症個案常有的模式就是體驗到此種症候群的發作緩解（不管有沒有接受治療），而且都會返回到先前的低落性情感症基準水平（antecedent

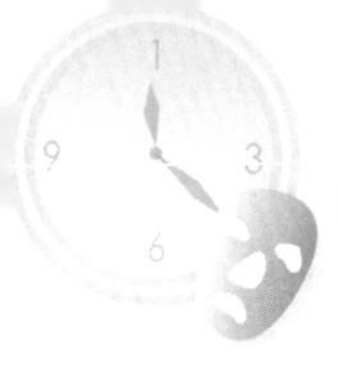

dysthymic baseline）（Keller & Shapiro, 1982; Keller, Lavori, Endicott, et al., 1983）。

目前已經有許多報告特別比較了早發型和晚發型低落性情感症（Klein, Taylor, Dickstein, & Harding, 1988a; Klein et al., 1999; McCullough et al., 1990）。與晚發型個案相比，早發型個案比較常尋求治療，而且明顯有較高的比率出現終生型重鬱疾患（lifetime major depressive disorders），也有較多的焦慮症狀（Klein et al., 1988a）。此外，早發型個案的一等血親也有較高的重鬱症盛行率；更重要的是，這些個案有較高的機會合併出現第一軸和第二軸的疾患（Klein et al., 1988a, 1999）。這兩組都在 Rotter 內外控量表（Rotter's Internal-External Locus of Control Scale, I-E）（Lefcourt, 1976; Rotter, 1966; Reid & Ware, 1974）明確表現出外控型風格（external locus of control），兩組在面對壓力事件時，也都表現出相似的因應風格〔自責、希望式思考（wishful thinking），以及尋求社交支持〕（McCullough et al., 1990）。圖 4.1 呈現了純粹的低落性情感症的病程模式。

54

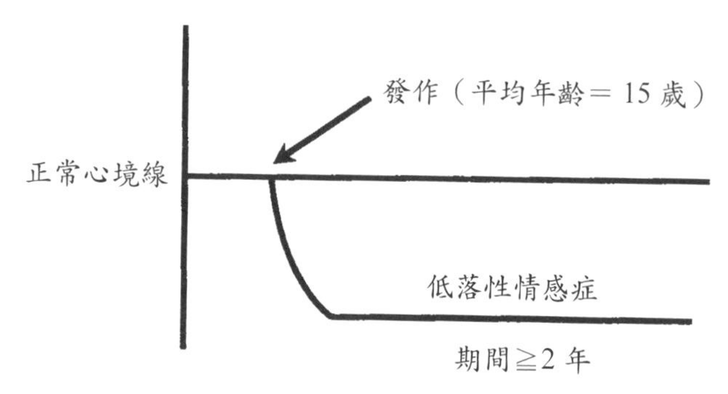

圖 4.1　低落性情感疾患的臨床病程示意圖

雙重憂鬱症

當一或多次重鬱發作是發生在低落性情感症的發作之後，此時給予雙重憂鬱症的診斷。在首次的重鬱發作之前，低落性情感症的病情必須出現兩年以上。圖 4.2 舉例說明了雙重憂鬱症的兩種病程，顯示同時發生單次和重複發作的重鬱發作。

55

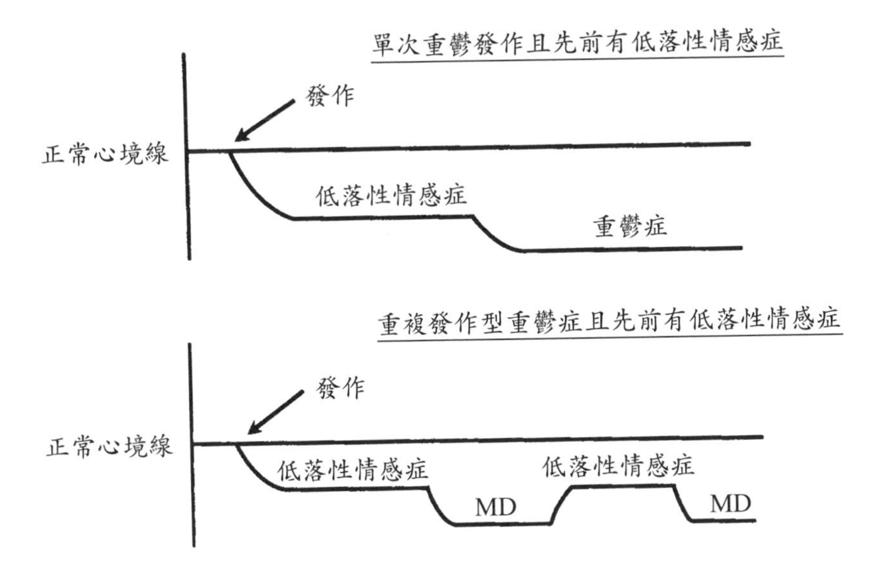

圖 4.2　關於「單次重鬱發作且先前有低落性情感症」和「重複發作型重鬱症且先前有低落性情感症」的臨床病程示意圖

長期性重鬱症的各種模式

54

DSM-Ⅲ在 1987 年進行修正，長期性憂鬱症首次變成一項正式的診斷類別（McCullough et al., 1996）。DSM-Ⅲ-R 有關長期性憂鬱症的分類暗示兩種病程模式。第一種長期性重鬱症（即本章一開始所列出的第三種病程模式）所形容的個案是，他們重鬱症的「指標性發作」（index episode）是重複發作，但兩次發作期間沒有完全復元或部分復元。在判斷指標性發作的期間時，需要計算沒有被中斷的重鬱發作從開始發作到篩檢會談之間經過了多久時間。在 DSM-Ⅲ-R，指標性發作被認為是「連續性的」（continuous），儘管最初的發作（original episode）的特徵是一或多次的部分緩解（McCullough et al., 1996）。如果個案提到在頭兩年的期間裡，症狀緩解持續超過兩個月或兩個月以上，就不能給予長期性重鬱症的診斷。

DSM-Ⅳ更改了此一病程的標定過程。目前的診斷變成是「重鬱症，重複發作型，兩次發作之間未完全復元，沒有出現低落性情感疾患」（APA, 1994,

55

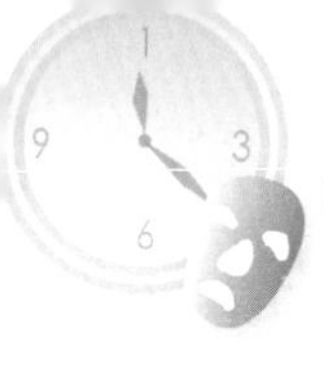

p. 388）。有關此疾患兩年期間的診斷準則在 DSM-IV 裡則不再提及。將第三種病程模式標定為一種長期性疾患時，我是假設指標性發作至少持續兩年。若是在個案的指標性發作裡出現充分的症候群的時間，達到兩年的最低水準，那麼就只要給予長期性重鬱症的診斷（先前所列出的第四種模式）。圖 4.3 呈現這兩種病程模式。

56

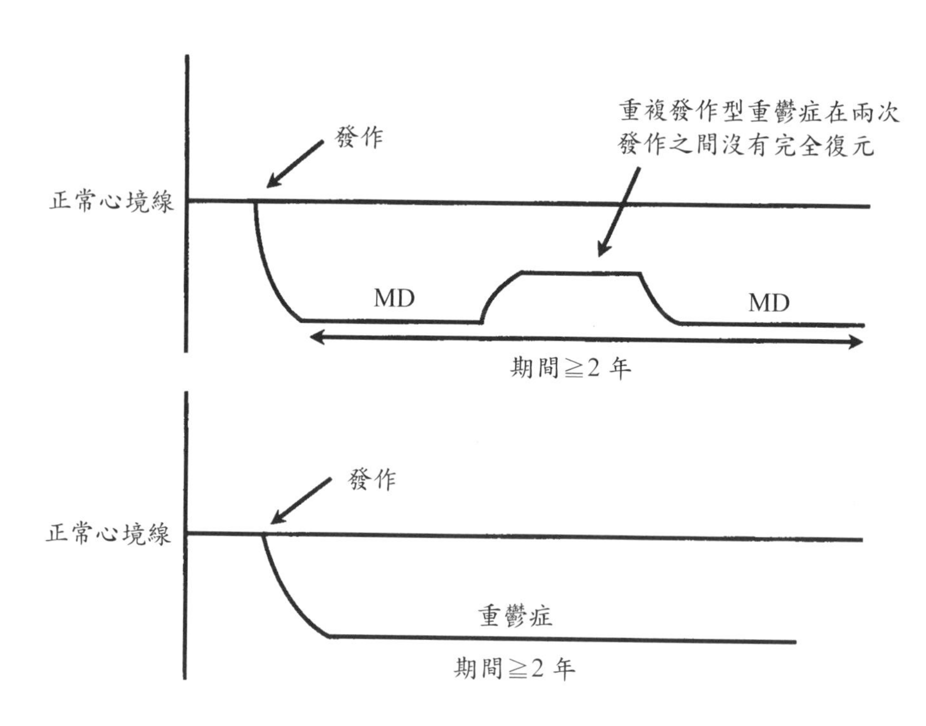

圖 4.3　關於「在兩次發作之間沒有完全復元的重複發作型重鬱症」和「長期性重鬱症」的臨床病程示意圖

55

雙重憂鬱症／長期性重鬱症

近期來自一項全國性的治療研究（Keller et al., 1998）的資料（McCullough et al., 2000），六百三十五位服用 sertraline〔一種血清素回收抑制劑（SSRI）〕或 imipramine〔一種三環抗憂鬱劑（TCA）〕的長期性憂鬱個案，呈現出長

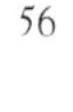

期性憂鬱症的第五種病程模式。其中 20%的個案先前有過符合診斷準則的低落性情感疾患，並且又額外符合診斷準則的長期性重鬱症之指標性發作。圖 4.4 呈現第五種病程模式。 56

57

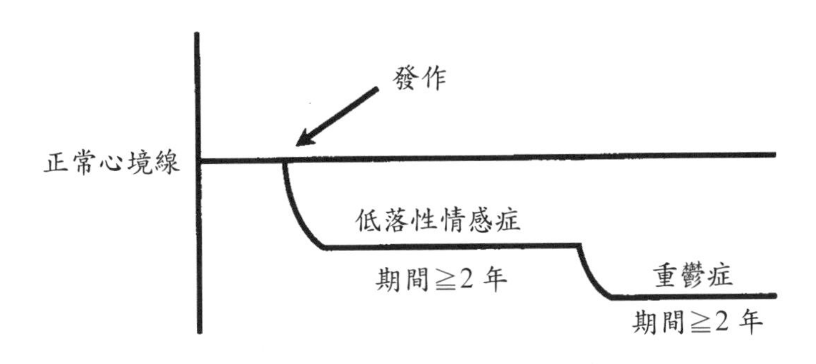

圖 4.4　先前有低落性情感症的長期性重鬱症的臨床病程示意圖

各種長期性憂鬱症之間的鑑別診斷

56

我們有關縱向性病程模式的知識，勝過我們關於鑑別診斷對治療結果的貢獻程度的瞭解（McCullough et al., 1996）。DSM-IV目前有關長期性憂鬱症之鑑別診斷的規定，衍生出一項重要的議題：這些類別是代表不同的疾患，或者只不過是同一種疾患的各種變形？

目前唯一一項以診斷為基礎來比較 DSM-Ⅲ-R 各種長期性憂鬱症類型之間差別的研究，最近已經提出報告了（McCullough et al., 2000）。透過廣泛的測量指標（如，社經變項、臨床病程、症狀表現、心理社會因素、一般健康條件、第一軸及第二軸的共病性、憂鬱型人格特質、家族罹患第一軸疾患的記錄史，以及對治療變項的急性期反應），得以評估雙重憂鬱症（$n = 216$）、長期性重鬱症（$n = 294$），以及雙重憂鬱症／長期性重鬱症（$n = 125$）在診斷上的差異。**三種診斷組別之間的相似性遠比彼此間的差異來得重要**。另一項發現是，根據以下的變項來看，雙重憂鬱症／長期性重鬱症似乎是一種比較嚴重的病情：偏低的整體功能評估（Global Assessment of Functioning, GAF）分數（DSM-Ⅲ-R 的第五軸）、工作層面有較大程度的受損、較高的 57

憂鬱型人格發生率，以及過去有較高的可能性會尋求心理治療。此外，雙重憂鬱症／長期性重鬱症這一組要比雙重憂鬱症這一組有明顯更早的低落性情感症發作年齡。可是，整體來看，此資料暗示**這三種病情是相同疾患的各種變形**。在獲得有關長期性憂鬱疾患間差異的明確結論之前，仍需要進行更多的比較工作。

確定鑑別診斷工作具有的價值，是非常重要的，因為低落性情感症被證實在急性重鬱症個案的治療工作上具有調節變項（moderator variable）的效果（Keller, 1990; Keller, Lavori, Rice, et al., 1986; Keller & Shapiro, 1982; Keller et al., 1982b; Keller, Lavori, Endicott, et al., 1983）。透過「調節變項」一詞（Baron & Kenny, 1986; Holmbeck, 1997; Whisman, 1993），我的意思是，先前發生的低落性情感症被發現會和此種症候群式的疾患（the syndromal disorder）的治療工作產生交互作用，並影響治療的結果（Keller & Hanks, 1994）。未來的研究必須判斷，前述的第二種到第五種的長期性病程模式是否會影響：⑴對治療的反應品質；⑵對治療產生反應需要多少時間；⑶疾病復發與重複發作的時間；以及⑷復發和重複發作的整體比率。

顯然，未來我們仍需要做許多努力，才能夠證明目前 DSM-IV所要求的鑑別診斷程序，其價值不只是「分辨出長期性疾患與急性疾患」和「在某次重鬱症急性發作之前是否出現過低落性情感症」等的重要功用而已（McCullough et la., 2000）。現在我要回過頭來討論「辨識第一軸與第二軸疾患之共病性」在治療長期性憂鬱症時的重要性。

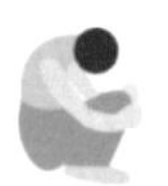

診斷上的共病性

◇ 低落性情感症和重鬱症的共病性

自 1980 年代初期以來，研究便一致發現，當個案同時罹患低落性情感症和重鬱症，便無法用積極性、長期性的藥物治療和心理治療來療癒這兩種疾患，而造成治療不充分（undertreatment）；這不僅造成低落性情感症持續發生，還增加再次出現重鬱發作的可能性（Harrison & Stewart, 1993; Keller & Hanks, 1994; Keller, Lavori, Lewis, et al., 1983; Simons & Thase, 1990; Thase, 1992; Weissman & Akiskal, 1984）。Keller、Lavori、Endicott 等人（1983）總結這些發現後提到：「雙重憂鬱症個案應該在重鬱症復元之後接受密集的治療，因為這種疾病似乎預先安排好要讓一直存在的長期性憂鬱症（低落性情感症）很快復發。」（pp. 693-694）

這些作者也提到，先前具有低落性情感症的重鬱症個案有 61%會在一年內落入某種症候群發作（a syndromal episode）。此外，Keller 和 Shapiro（1982）曾警告，重鬱症病情的緩解要比長期性但較輕微的低落性情感症來得容易。在 Keller、Lavori、Endicott 等人（1983）的研究裡，探討的對象是接受藥物治療的雙重憂鬱症個案，有 97%的個案從重鬱發作裡復元，卻只有 39%的個案同時從重鬱症及低落性情感症兩部分復元。

59

如以上所述，低落性情感症與重鬱症一起發生時，具有調節變項的作用（Keller, 1990; Keller et al., 1982b; Keller, Lavori, Rice, et al., 1986）。依據「雙重憂鬱症個案比沒有低落性情感症病史的個案，更快從重鬱發作裡復元，但他們的疾病復發時間卻短於後者」的事實，可以看到低落性情感症的調節作用（Keller & Shapiro, 1982; Keller, Lavori, Endicott, et al., 1983）。先前發生的低落性情感症顯然會使有接受治療和未接受治療的重鬱個案都處於重鬱症會重複發作的高度風險中（Akiskal, 1983; Keller & Shapiro, 1982; Klein et al., 1998; Thase, 1992）。

在面對所有因重鬱症接受治療的個案時，心理治療師勢必都要評估「病程是否**長期化**」和「**先前**是否有**低落性情感症**」。當個案的病史裡，曾被診斷有此種先發生的輕到中度憂鬱症，心理治療師就應該警覺到該案例的嚴重性，並且要能敏感到預後方面的危險（即通常會被誤診和治療不充分）（Harrison & Stewart, 1993; Keller, Harrison, et al., 1995）。在治療結束之前，心理治療師應再次評估個案，以便判斷低落性情感症是否已經緩解。如果此種比較輕微的憂鬱症仍舊存在，治療就必須再持續進行。

與第二軸人格疾患之間的共病性

另一項重要的診斷議題是，判斷個案是否符合某種第二軸人格疾患（Markowitz, 1995; Markowitz, Moran, Kocsis, & Frances, 1992; McCullough, 1996a, 1996b）。在一項最近的文獻回顧工作裡（McCullough, 1996a），我提到門診長期性憂鬱個案裡大約有 50%同時罹患人格疾患。這些人格疾患大多屬於 B 群（戲劇化、情緒化、不穩定）或 C 群（焦慮的、害怕的）人格疾患。Riso 等人（1996）曾提到許多低落性情感症個案出現 B 群人格疾患，並提到邊緣型和反社會型人格疾患個案經常有偏高的比率同時罹患低落性情感症。

當一位長期性憂鬱個案被診斷出某種同時罹患第二軸的疾患時，治療工作會變得更為辛苦，要達到成功的治療結果是相當困難的（Akiskal, 1983; Alnaes & Torgensen, 1991; Farmer & Nelson-Gray, 1990; Keller, 1990）。因為預知某種人格疾患可能會是當前問題的一部分，心理治療師可以在進行治療時，好好注意可能浮現的人際一行為議題。第八章將充分討論如何處理治療的人際一行為面向。

60

下一節介紹自願在沒有接受治療的情況下被研究的長期性憂鬱個案的心理特徵。該研究的主要目的，在於透過檢視那些同意放棄治療一長段時間的憂鬱症個案的人格特質、認知特徵、人際特徵和社交因應風格，以加深我們對於這些疾患之頑強本質（refractory nature）的瞭解。

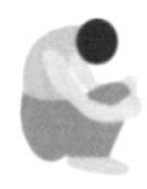

未接受治療之長期性憂鬱症成人的心理特徵

在一系列的縱貫性研究裡，同事和我（McCullough et al., 1988, 1990, 1994a, 1994b）描述了五十八位未接受治療之長期性憂鬱症成年個案的心理特徵。我們也找出此類疾患在沒有接受治療的狀態下的自然緩解率。另一項我們關心的議題是，判斷這些個案的症狀和心理模式是否就如同「長期性疾患」這個標籤所預知的那樣，會穩定持續一段時間。這些不是被診斷為純粹的低落性情感症就是雙重憂鬱症的未接受治療的個案們，被持續追蹤九到十二個月，並且在一段時間後重新進行診斷和心理衡鑑。

總結這些資料時，我們發現大多數個案的症狀剖面圖和穩定的憂鬱強度（stable levels of depression intensity）都沒有改變。我們也觀察到有些個案（約13%）在研究的頭一年期間出現自發性的緩解。九位緩解者當中有七位在研究結束後的兩年半到四年之間接受了診斷性晤談；這七個人當中，有兩位被診斷為有疾病復發的情形。我們下結論認為，未接受治療之個案在自發性復元率方面似乎有不好的預後，並且當病情緩解，約 29%的案例會疾病復發。

我們的研究裡那些未接受治療的受試者們，一般會在「Eysenck 人格問卷」（Eysenck Personality Inventory）（Eysenck & Eysenck, 1968）的「神經質」（neuroticism）量尺得分偏高（表示情緒控制差），在「外向性」（extraversion）量尺得分偏低（表示內省和不良的社交習性）。高神經質又低外向性的得分型態，符合先前在第三章討論過的結論：長期性個案在開始接受治療時是處於情緒失調的狀態（高度神經質），而且不良的社交習性占有主要位置，並與內省特質有關。

61

我們的受試者也抱怨有無助感，他們並提到相信自己很少能夠或根本無法控制發生在自己身上的狀況。一項常見的抱怨就是：「我無法控制我的憂鬱症，我無法控制我的生活。」我們透過「Rotter 內外控量表」（Rotter's I-E Scale）來檢視受試者在知覺上偏好的傾向（Reid & Ware, 1974; Rotter, 1966, 1978），並具體指出無助感的來源，以及對憂鬱症之個人責任的躲避現象。受試者在此量尺上得到屬於外控型的分數，這些分數穩定持續超過一年以上。外控型的人認為，生活中主要的因果力量不在自己的影響範圍內；因此在這些受試者的世界觀裡，命運、運氣、機會或社會政治力等，才是主要的因果變項。

在一系列複製型的單一個案研究裡（Sidman, 1960），其中採用 CBASP 取向來治療十位長期性憂鬱症成年個案（McCullough, 1991），這群個案在內外控量表之外向性（externality）的平均得分為 14.5（*SD* = 2.9）。這群人在治療結束時的平均得分為 5.9（*SD* = 3.1），正好落在內在性（internality）範圍裡。這些朝著內向性的轉變意謂著，當個案被教導如何更有效管理他們的

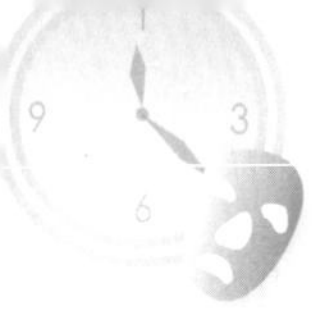

外在環境時，他們對於控制的知覺就可以被修正。有關控制的知覺從外向性朝著內向性的移動，正是 CBASP 的必要目標之一。個案們被有系統地教導如何放棄「他們很少能夠或根本無法控制自己身上發生的狀況」這個虛構的故事。在內外控量表上朝著內向性的移動，就是一項代表「有關控制之知覺正在轉變」的指標。

有關無望感的陳述正是治療期間經常聽到的另一種抱怨。在我們的研究裡，個案的無望感也都反映在他們在「歸因風格問卷」（Attributional Style Questionnaire）（Peterson et al., 1982）之穩定性（stability）和全面性（globality）等量尺的偏高得分上。長期性憂鬱個案不僅看不到憂鬱症的盡頭（穩定性），也認為憂鬱症影響了大多數的日常生活（全面性）。同樣的，在穩定性和全面性方面的得分會維持不變一年以上。

我也曾提醒，長期性憂鬱症成年個案會將所有不合宜之社交因應技能帶入心理治療。對我們那些未接受治療之個案施測「因應方式問卷」（Ways of Copying Questionnaire）時（Folkman & Lazarus, 1980），我們發現大多數受試者在因應量表各個次量尺的得分情形，都對應出我們於心理治療裡針對這些個案所得到的觀察發現。這些長期性憂鬱症成年個案相當倚重「希望式思考」和「自我責怪」，以作為因應壓力時的主要策略。

62

受試者也表現出非常差勁的問題導向因應技巧（problem-focused coping skills）——這是剛開始接受心理治療的個案們共有的另一項特徵。治療師一般會發現，長期性憂鬱個案無法聚焦在任何一項問題情境上；相反的，他們以全面性但不是以問題為焦點的用詞來描述他們的問題。為了說明這一點，我們邀請那些未接受治療的受試者們指出「兩項主要的生活壓力源」，並且評估其嚴重度。一年後，我們再度詢問他們這兩項壓力源的嚴重度，以及解決問題的進度。大多數受試者表示壓力源的嚴重度沒有改變，更別提任何解決之道的缺乏了。這些發現很符合那些一直以無能為力且失望性的話語來形容自己的長期性憂鬱個案所抱怨的無助及無望感。再一次，這些受試者證明了他們在不良因應模式上的得分會穩定維持一段時間。

人際功能也似乎不會隨著時間而有所改變。在篩選階段和一年後調查純粹之低落性情感症或雙重憂鬱症的受試者們的人際風格（McCullough et al.,

1988, 1994a, 1994b），我們發現人際功能並沒有改變。在診斷性晤談後，臨床評量者使用一項測量人際風格範圍的工具——「影響訊息問卷」（Impact Message Inventory, IMI）（Kiesler & Schmidt, 1993），以評量受試者在晤談期間是順從的、人際疏離的（interpersonally detached）、神經質的（nervous），和／或焦慮的。這些評量結果發現，受試者位於 IMI 人際環形圖（Kiesler, 1996; Kiesler & Schmidt, 1993）的「順從」或「敵意—順從」象限，這部分將在第八章進行充分的討論。

這些人際風格讓個案在與他人互動時，活得像個「受害者」。就特質來看，順從型人際風格自然會將他人「拉向」或「推向」一個支配性的角色，因此（符合真實情形地）將自己放在一個居於弱者的姿態（one-down position）。在治療裡，這表示心理治療師遇到的是一直等著被告知要做什麼與如何去做的人。心理治療師可能會有什麼樣的反應呢？沒多久，大多數治療師會失去耐心，並發現自己試圖接手個案的責任，而告訴個案要做些什麼。在督導那些治療長期性憂鬱個案的治療師的督導課程裡，我也學會要注意心理治療師的支配行為，因為這類行為只會增強這些個案的順從姿態而已。

63

Coyne（1976）也提到憂鬱症個案破壞性的順從型人際行為風格。他主張，此種順從行為會被那些希望看見個案更自主的善意者巧妙地加以強化。所有的友人都太常以「直接介入並告知憂鬱症個案應該和不應該做什麼」的方式，來回應他們的順從行為。我發現我自己一直不斷提醒CBASP治療師，只要每一次他們在人際互動上扮演了支配型角色，長期性憂鬱個案的順從模式就會持續下去。

與「未接受治療之長期性憂鬱症受試者的診斷和人際功能，會持續一段時間不改變」的資料一致，Klein等人（1998）近期在一項為期三十個月的自然型研究（naturalistic study）裡，追蹤八十六位早發型低落性情感症門診個案。當個案由門診轉入病房住院後不久，便進行基準線評估（baseline evaluation）。第三十個月時，則評估個案在診斷和症狀方面的穩定度。診斷狀態十分穩定（在為期三十個月的追蹤期間裡僅有 39%的個案復元），並且許多早發型個案仍舊表現出輕到中度的憂鬱症症狀。低落性情感症的長期性病程再次獲得確認。

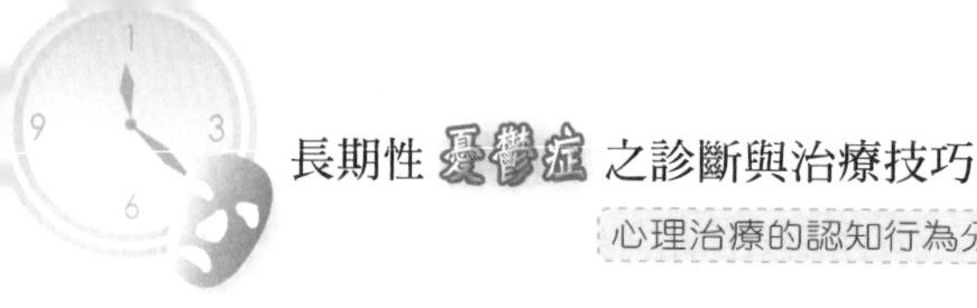

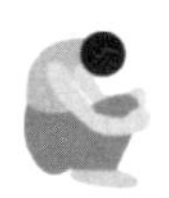

需要一項整合性治療方案

顯然，我們對於各種長期性憂鬱疾患的描述，要比對這些疾患的治療來得成功許多（McCullough et al., 1996）。而且，今日大多數有關治療後病情（post-treatment）的可用資料，主要來自藥物學研究。只有少之又少的可用資料是來自心理治療研究，因為僅有少數的臨床試驗是針對長期性憂鬱個案（Markowitz, 1994; McCullough, 1991）。

截至今日為止，還沒有發展出一項整合性心理治療方案來處理長期性憂鬱個案各種層面的問題（認知—情緒方面、行為方面、人際方面）。因而就不意外那些針對特殊領域的傳統治療（如，針對人際問題的 IPT；針對認知及行為問題的CT）沒有特殊的效用（Hoberman, Lewinsohn, & Tilson, 1988; Sotsky et al., 1991; Thase et al., 1994）。Robert Howland（1996）在回顧低落性情感症的多項治療方式後，他強調需要一項更為統整的模式來處理個案在功能上的種種缺失：

64

> ……如前所述，低落性情感症可以從好幾個重要層面來與重鬱症加以區分，不過，對於習慣處理重鬱症急性且有時限的本質（acute time-limited nature）的治療師來說，這可能是個問題。就這點來說，有用的做法是考慮一項整合性心理治療模式，也就是嘗試從用來處理長期性憂鬱個案特有問題的各家理論傾向裡，擷取出一些特殊的優點。（p. 235）

如果心理治療師想要成功治療長期性憂鬱個案，首先需要覺察那些可能遇到的問題所具有的多重面向：

- 過去有發展上的創傷和重複發生的人際失敗。
- 由前因果式世界觀（pre-causal view of the world）所反映出原始的認知功能運作。

- 暗自預期生活中主要的因果影響力（major causal influences）總是超出個案個人的控制範圍。
- 個案目前存有的因應技巧有缺失，並妨礙了這些個案而無法特別專注在任何一項特殊的問題上。
- 有令人苦惱的情緒失調，並干擾在社交、家庭及職業方面的功能發揮情形。
- 有深厚的無助及無望感，而抑制了「治療將會改變任何事情」的樂觀心態。
- 那些「在最好狀況下頂多只是沒有效用，而在最差狀況下則是公開地防衛著」的人際—社交行為。
- 互動時的順從風格，使心理治療師很難以不去扮演支配型角色。
- 因為真實世界的經驗而使個案在人際上非常不信任他人。

已知在美國多達 95%有情緒和心智方面困擾的人，接受了主治醫師和一般心理治療師的治療（Wilkinson, 1989），許多個案先前的治療史特徵是以下的因子或經驗：

- 個案接受心理治療時，先前有被誤診的經驗。
- 那些先前服用抗憂鬱藥物的個案，非常可能是處方劑量低於治療劑量，以及投注在藥物治療上的時間不足。
- 那些提到曾經接受某些形式心理治療的個案，將可能承認他們沒有從自己的努力裡獲益太多。
- 幾乎沒有個案提到他們有接受某種同時包含適量之心理治療和藥物治療的合併治療方式。

65

根據這些共通因子，對於這類個案之心理治療和藥物治療的結果追蹤紀錄，只顯示出平平到中度左右的效果（fair to moderate），就不會太感驚訝。

CBASP 模式提供一項整合性且綜合性的計畫，以矯治那些令長期性憂鬱個案痛苦不已的多重問題。本書第二部介紹的正式治療活動方案，經過詳細的建構，用來處理我曾遇過的這些個案表現出來的每一項防衛性行為舉止。

第2部

CBASP 的方法與程序

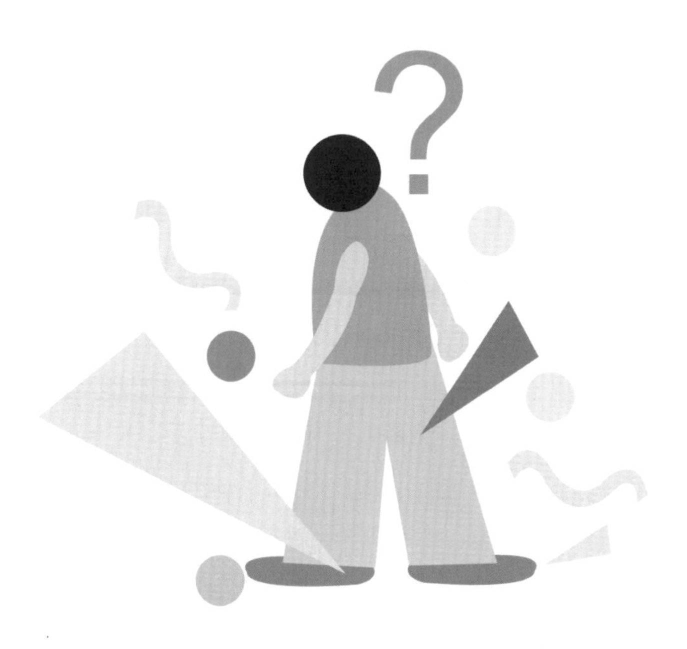

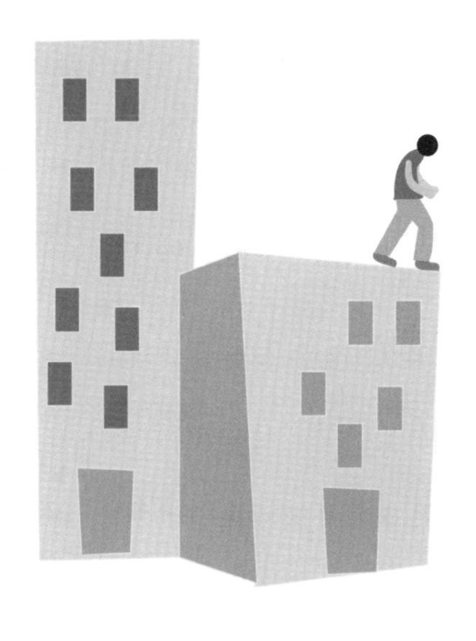

提升改變動機的策略

> 所謂「教導」（teaching），就是將後果（contingencies）安排好，而讓人們有所學習。
>
> ——B. F. Skinner（1968, p. 5）

69

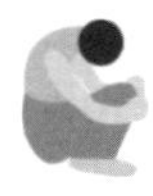

動機的重要性

使長期性憂鬱成人產生改變自己行為的動機，是心理治療師所面臨最艱困的任務之一。這些個案瀰漫著無助與無望，加上疏離的人際風格，而呈現某種難以克服的關卡。有位個案說過的話，反映出此種動機上的困境：「不管我做什麼都沒用；我依舊感到憂鬱。」這句話描寫出這類個案在動機上的主要困境。實際上的情形是，長期性憂鬱個案總是嘗試每一項他們找得出來停止憂鬱的方法，但沒有一個有用。很自然的，他們沒多久就放棄了。如果要矯治這種缺乏改變動機的情形，必須在個案的觀點裡加些東西。這些外來的添加物必須**使個案意識到他們的行為是會產生後果的**。一旦個案開始將他們的行為與後果串連起來，就會發生兩件事：行為有所改變，以及改變的動機提高。

B. F. Skinner 主張「結果會影響行為」，他是對的。但是 Skinner 沒有論及在什麼情況下，人們會沒有覺知到他們所作所為和後續影響之間的關連。在後果還沒有影響到行為的形成之前，個體必須找出行為和後續發生的結果之間的關連。在治療初始，有關偶發性因果關係的思考（contingency thinking）——「如果這樣……然後就會那樣……」（If this ... then that）——超過了長期性個案的能力。只要長期性個案持續擁抱**前運思期的虛幻情節**（即他們怎麼做都沒有用），他們就只是個無助的受害者，無望地陷入他們憂鬱疾患的負面螺旋裡。治療的任務就是要向個案證明：「每一件他們所做的事情都會對環境產生影響」，以破除此種前運思期的虛幻情節。

70

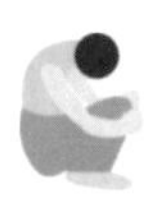 覺知對環境造成的影響

以下是一位開始接受治療的個案“Cora”和她的治療師的對話，從中將可明瞭「教導個案辨識其行為後果」這項工作的重要性。顯然，個案並沒有覺察到她的行為對環境所帶來的影響。

Cora　：公司的照相師在我們會議裡走來走去，為我們部門裡所有的同仁拍照。他從沒問過我要不要拍照。

治療師：當時妳做了什麼？

Cora　：他為 Fred 和 Judy 拍照。Judy 總是可以拿到自己刊登在公司雜誌上的照片。我總是被忽略——沒有人會想到還有我。

治療師：對於想要被拍照，妳曾對誰說過些什麼？妳和攝影師說過嗎？

Cora　：大家真的都不太顧慮別人。他們從來都沒有想到我可能想要或需要什麼！

治療師：Cora，關於自己的需要，妳曾對誰說過些什麼？

Cora　：大家應該要更體貼他人一點。為什麼應該是你去要求別人體貼些？總之，對於這件事我很幼稚。其實這一點都不重要。

在後果被用來改變行為之前，個體必須根據「**覺知到的作用關係**」（perceived functional manner）來檢視自己，以及自己與環境的關係（Bandura, 1977b; Baron, Kaufman, & Stauber, 1969; Kaufman, Baron, & Kopp, 1966; McCullough, 1984a）。CBASP所稱的「覺知到的作用關係」，必須與Bandura（1977a, 1982, 1986）所說的「對結果的預期」（outcome expectancy）加以區別，「對結果的預期」一詞強調的是，「個人效能」（personal efficacy）在決定繼續做還是放掉工作時，扮演什麼樣的角色。「覺知到的作用關係」也需要與「樂觀性情」（dispositional optimism）有所區隔，Scheier 和 Carver（1987, 1992）使用「樂觀性情」來加以描述的行為，都是那些源自於一個人主觀上對於「環境中某些結果未來是否發生」的可能性預期的行為。「覺知到的作用關係」，如同這個語詞在 CBASP 的使用方式，單純用來指明一個人對於行為及其後果之間的可能關係的知覺。長期性憂鬱成人是在此種知覺沒有妥善發展之下長大的。「覺知到的作用關係」在CBASP裡也被稱為「如果這樣……然後就會那樣……」的思考方式。

71

像Cora這樣的個案，並不瞭解他們與世界在作用上的關連性（functional connection）。接下來的例子，將呈現與 Cora 的前運思期世界觀截然不同的情形，其中介紹了一位已經來到治療末段，而不只能覺知到她自己對環境的影響，並能有效運用這些影響的個案“Shirley”。

Shirley：公司執行長問起我們辦公室的好幾個人，想知道他們是否有興趣接受進一步的電腦訓練課程，以便學會使用公司的軟體。我真的沒有我的某些同事所具有的電腦技巧，但我想和執行長確定一下，看看是否他覺得我符合受訓的資格。所以當天下午我到他的辦公室，詢問他我是否符合該訓練課程的資格。他說我不符合該訓練課程的資格，但如果我未來有興趣進入這類的工作，我可以做些特殊的事情來為自己做好準備。他說我可以先在家裡學習一些基礎課程，好讓自己符合受訓的資格。我告訴他，我會採納並立刻著手他的建議。

治療師：那麼，這個結果顯然不是妳所想的那樣，是嗎？

Shirley：是的，這不是我想要的結果。但至少我發現我必須做些什麼，才能讓自己進入有利的位置，日後當他再度提供這類課程時，我將做好準備。

72 Cora沒有直接對她的環境採取行動，可是Shirley有。為什麼呢？答案就在她們對於各自處境的描述。Cora沒有看見她的沉默與她沒有被拍照之間的關連性，反而提到大家原本就應該更體貼一些；另一方面，Shirley則瞭解到此刻採取行動和日後具有該職務的資格之間的關連性。從她口中提到，接受一些事前訓練課程將提高她日後被選上的可能性。Shirley以「如果這樣……然後就會那樣……」的方式來思考，Cora則屬於前運思期的思考方式。

Cora經常與治療師討論她的人際問題，通常她會說，如同上述的例子，其他人應該用不同的方式對待她，要更體貼一些。她的抱怨有兩個問題：(1) Cora對自己與其他人的關係的知覺仍舊處於「前因果關係層次」（precausal level）（如，「其他人應該要照我想要他們做的方式那樣來對待我，單純因為我想要他們那樣」）；以及(2)她缺乏自我肯定技巧來獲得她想要的。Cora的治療師錯誤地輕忽了她的前運思期傾向，並且以該情境的邏輯式、因果關係式分析來指出她在行為上的不足。

治療師：Cora，攝影師可能不知道妳想要被拍照，或者他可能只是意外地漏掉妳了。

治療師忘了他正在治療一位屬於前運思期思考的人，並且正好落入治療師遇到的陷阱裡。可以預期Cora接下來的反應，她重申自己那屬於前運思期的世界觀。

Cora：嗯，大家本該知道怎麼樣對別人好。你不必去提醒別人要體貼一點。

總之，我不應該憂心這類微不足道的小事。這一點也不重要。

與其只是以邏輯性的方式告訴個案他們必須做些什麼，是否有方法來改變他們的前運思期行為？下一節將舉例說明一種可以嘗試的方式。

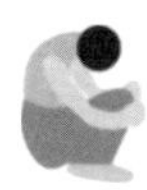

個案困境與負向增強典範

用來改變長期性憂鬱個案行為的基礎，一直穩固存在於他們有關困境的陳述裡。他們廣泛的心理苦惱（Derogatis, 1983; McCullough et al., 1988, 1994a）、因為感受到自己曾經覺得「像其他人一樣」正常而體驗到的絕望、對其他人的不信任，以及過去負面的人際互動經驗，都構成了一個極有力道的困境儲藏庫，得以用來進行負向增強（Skinner, 1953）而引發他們改變行為。

73

如何在治療時段裡完成這樣的工作呢？只要治療師保持警覺，幫助個案辨識出什麼行為可以減少他們不舒服的程度，任何有助於從長期性苦惱裡釋放出來的行為，就會獲得強化。例如，"Carol" 是一位沉默且膽小的個案，第一次在與同事相處時嘗試維護自己的權益，結果發現並沒有發生如她原先預期般那樣苛刻或拒絕的言詞。相反的，對方傾聽並認真考慮了她所說的話。因為她的改變沒有造成原先預期的人際災難，而帶來深深的釋放和愉快感。Carol 一開始並沒有覺察到在她的自我肯定、同事的回應和不舒服減少之間有什麼樣的關連性。在下一次治療裡分析這個情境的時候，她很快就回想起那種釋放的感受，但是沒有看見她的自我肯定行為和釋放感之間的關連性：

> 「同事沒有因為我說的話而責罵我，我覺得好輕鬆。天啊，多麼美好的感覺啊！」

心理治療師在這些狀況裡的工作，就是確保個案明白看見「如果這樣……然後就會那樣……」的關連性。在 Carol 這個案例，治療師幫助她重新看見是什麼使她獲得那種釋放的感受；在此過程中，可能重新經驗到負向增強的效果。Carol學到了，她之所以能從不舒服中解脫出來，其實是在**她的**控制之下，就看她是否願意主張自己的權益。Skinner（1953）的假設是，有機體會自動找出「行為」和「接續而來的嫌惡狀態終止」間的關連性。有關其負向增強典範的一項當代範例，依序是有個人：⑴先感覺到頭痛引發的不舒服；⑵服用兩顆阿斯匹靈；然後是⑶感覺到不再頭痛的解脫感受。下一次又頭痛時，此人就會去找阿斯匹靈的藥罐。在行為（服用阿斯匹靈）與嫌惡狀態終止（不再頭痛）之間的連結關係，會隨著次數而獲得強化。如上所述，對長期性憂鬱且屬於前運思期的成人來說，這些基本的關連性並不那麼明顯。在類似 Carol 的案例裡，必須讓個案清楚看見自我肯定行為以及後續的解脫感受之間的關連；否則，個案很可能忽略了行為和後果之間那種「如果這樣……然後就會那樣……」的關係。

74

我將治療時段裡的這些情形稱為「解脫時刻」（relief moments）：那些會造成個案某些內在或外在行為的不舒服狀態明顯減輕了。這類可能發生的負向增強事件，代表該人已經表現出某類有益健康的行為。如果個案不能輕易辨識出是什麼樣的偶發性因果關係（contingency）讓他們感到解脫，那麼治療師必須協助個案停下來，好好檢視是什麼造成苦惱消退了。幫助個案鎖定那些在解脫時刻之前發生的前置行為（antecedent behavior），就是治療工作的起點。以下是另外一位個案"Leah"的例子，說明如何在個案身上運用解脫時刻，以便在治療時段裡進行負向增強。

Leah　：我從沒想過我可以告訴先生，我不喜歡他對待我的方式——他一直對我很粗魯。他總是瞧不起我。

治療師：嗯，妳剛才說，妳有告訴他他是如何虧待妳的。那他的反應呢？

Leah　：他說他從來不知道他是這樣對待我的。我覺得受到一些鼓舞，於是就將心裡的話全盤托出——我是如何因為他粗魯的對待方式而躲避他。情況就這麼不可思議地轉變了！他和我第一次坐下來好好談談。這是多年來第一次我覺得我和他之間的婚姻還有希望（**明顯觀察到個案的解脫，並且在能量和興奮程度方面也有相對應的提升**）。

治療師：妳現在看起來好像獲得解脫，很興奮，彷彿從椅子上跳了起來。過去妳每一次和我談到你們的婚姻，妳都是哭著告訴我妳有多麼悲慘。現在妳看起來是那麼有希望和能量。怎麼會有這樣的改變？（**治療師知道為什麼，但刻意扮演一個不知道的角色——很關鍵的是個案要能瞭解到「如果這樣……然後就會那樣……」。**）

Leah　：因為我告訴他我所感受到的——這帶來了不同，我現在的感覺是真的不一樣了。我不再絕望而是感覺到有希望。自從我來找你治療開始，這是我第一次有這樣的感覺。

治療師：妳說妳現在感覺到解脫，並且感到有希望？

Leah　：是的。

治療師：讓我們倒帶回顧一下，看看是哪些步驟造成了這些感受。請試著簡潔扼要地帶我走一遍這些步驟。

Leah　：我先是告訴他我的感受，而他聆聽我說話，然後我們第一次好好交談！我的絕望消失了，而立刻開始感覺到有希望。

75

治療師：請告訴我，是什麼帶給妳希望的感覺？

Leah　：告訴他我的感受，以及我想要的是什麼。

治療師：也就是妳和先生攤牌，開誠佈公，這讓妳開始感覺到希望？

Leah　：我過去從沒想過這麼做。讓他知道我的感受以及我想要的，讓我感覺有了希望。

治療師：那麼妳是說，真正重要的是妳做了什麼——也就是妳的做法讓妳對你們之間的婚姻有了不同的感受，也讓妳的先生以不同的方式來回應妳？

Leah　：我的意思就是如此。

治療師：我一定得再問妳一個問題——這非常重要，妳應該知道答案才對。妳在這個情境裡做了某些新的且不同的作為。是妳行為的改變，讓妳對婚姻的絕望減少了，並且讓妳感覺到希望嗎？

Leah　：是的！

鎖定那些使困境減少的前置行為，將會強化新的、更具適應性的行為。

下次當她又感覺婚姻很悲慘時，在她的生活經驗「工具袋」裡將多出這個新的工具，可用來減少她的不舒服。

Leah的例子包含了正向及負向增強事件兩種。她的先生因為聆聽妻子的回饋而做到了正向增強。但因為Leah的不舒服明顯減少，因此也做到了負向增強。因為這些苦惱和憂鬱的心境對這些個案帶來了壓倒性的衝擊，所以此時我要聚焦在負向增強這個部分。在長期性憂鬱成年人身上，只要正向增強出現，就會使負向增強事件相形失色。為什麼呢？因為個案苦惱與憂鬱的程度沒有減少，個案仍舊陷入憂鬱經驗的退縮階段裡，同時伴隨著無望與絕望感。CBASP方案就是要激勵個案在該環境下採取較具適應性的行為。如果這些行為沒有終止個案的苦惱，那麼，環境方面的回應是否屬於某種正向增強物，就不是最重要的部分。**這是個案一直以來的問題！**也就是，個案所做的事情沒有一件能夠克服憂鬱。**在憂鬱循環還沒有被打破之前，任何在當下情境出現的正向增強都不會對個體帶來構形上的影響**（formative influence）。

76

上述的場景正好說明一種如何運用「解脫時刻」，以便在治療時段裡進行負向增強及提高改變動機的方式。只要治療師持續觀察及尋找發生的解脫時刻，就可以多次採用此策略。此外，經由檢視令人嫌惡的人際事件，或經由聚焦在個案與心理治療師彼此關係的負面部分，來故意強化個案的不舒服，也可以達到解脫時刻。當個案獲得協助採取較具適應性的行為，並解決了當下的問題，解脫時刻就會在治療時段裡發生。本章之後將仔細介紹如何在這些狀況裡進行負向增強。

當最恰當地運用解脫時刻時，結果就會相當戲劇性。當個案被教會如何辨識出是**什麼導致情感由負面轉成正面**，正常心境與長期性煩躁不安（chronic dysphoria）之間、希望與深厚絕望之間，以及人際充能（interpersonal empowerment）與令人隔絕的無助感之間等等的對比，就是重大的學習經驗。我曾經和一些個案一同工作過，當他們經驗到希望，彷彿是他們生命中第一次有這樣的感覺一樣，他們會突然露出燦爛的笑容，彷彿一束陽光穿透了午後濃密的烏雲一般。其他個案的改變歷程可能比較漸進，沒有那麼戲劇化——雖然沒有那麼不滿意。暫且拋開步調不談，當人們學到他們有力量經由採取較具適應性的行為來減少自己的苦楚時，改變的動機就比較不會那麼低了。

要能辨認出人際行為和後果之間的因果關係，需要具備形式運思的能力。在個案充分瞭解到是什麼造成苦惱消退之前，他們首先必須會使用「如果這樣……然後就會那樣……」的方式，來進行邏輯性及因果性的思考。現在，我就要回過頭來討論 CBASP 方案是如何訓練形式運思的能力。

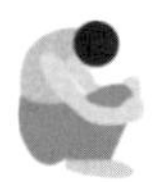

教導個案學會形式運思法，以修正前運思型困境

為了解決個案的憂鬱問題，CBASP 方案會要求前運思期型個案投入形式運思型的問題解決練習活動。這些練習活動背後的基本原則就是「不相稱的要求」（mismatching demands）（Cowan, 1978; Gordon, 1988; Nannis, 1988）。此原則的意思是：如果這些辯證式練習活動（didactic exercises）符合個案當前功能水準（如，前運思期水準），改變就不會發生。可是，如果這些辯證式練習活動能有「最佳程度的不相稱」（optimally mismatched）——也就是，這些活動介於個案當前功能水準之上，個案認知運作便受到充分的挑戰，而認知功能接著就會變得更成熟（Cowan, 1978）。教導前運思型個案從形式運思水準來解決人際問題，將會造成思考結構的重組，並且驅使個體的認知功能更為成熟。

77

有兩種形式思考練習活動會使用到：兩種練習都要求個案從事「**覺知到共作用關係的思考方式**」（perceived functional thinking），並試著以**同理心觀點**（empathic perspective）來描述他們的人際遭遇描述。當個案熟練了這兩種作業，他們就能在思考、情緒、談吐和行動上使用形式運思歷程。這些練習也幫助個案辨認出來他們必須做些什麼，始得以避免自己老是在特定情境裡感覺到不舒服。

第一項練習是在治療時段裡，透過被稱為「**情境分析**」（Situational Analysis, SA）的反應—結果技術（response-consequence technique），先使個案的心理病理惡化，然後再加以解決。第二項反應—結果作業被稱為「**人際區辨練習**」（Interpersonal Discrimination Exercise, IDE），要將治療師的行為與重要他人相互比較。個案一般忍受了不少苛刻的對待，所以不難比較及對照臨床工作的促進行為（facilitative behavior）和個案過去的經歷。在我討論及舉例說明這兩種練習之前，必須對施行這些活動的心理治療師提出一個警告：**不要接手承擔（take over）「要使個案的行為改變」的責任；請讓治療時段裡的各項策略（in-session strategies）幫你做事！**

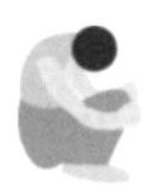 避免陷入「接手承擔個案責任」的陷阱

心理治療師與長期性憂鬱個案一起進行治療工作時，最誘人的其中一項就是為了協助個案而想「接手承擔」或幫他們做。也就是，心理治療師通常將改變個案行為的責任承擔起來。後果**總是**可想而知：個案因此不用面對他們自己行為的後果。結果呢，他們沒有從中學到些什麼，當然也就沒有動機去改變些什麼。

78

這些接手承擔策略的範例可見於：(1)當心理治療師告訴個案為解決他們的問題，他們應該做與不應該做什麼的時候；(2)當心理治療師以解析的方式來解讀他們的行為時，或是當他們使用邏輯觀念來爭論個案功能失常的認知或信念時；(3)當心理治療師說教、哄騙、鼓勵、羞辱，或率直地要求個案採取不同的行為方式時；以及最後一個是(4)當心理治療師自以為像個好心的算命仙似地告訴個案「事情將會好轉」、「我知道未來將帶給你好運」之類的話語。這些策略每一項都是企圖促進個案改變，雖然這些策略對某些類型的個案有效，卻對長期性憂鬱個案完全無效。就我的看法，傳統的認知治療之所以對長期性憂鬱個案不太有效（Thase, 1992; Thase et al., 1992, 1994）的其中一項理由就是，在認知治療裡，治療師一般是對個案扮演一個積極主動的接手承擔者角色，但卻因此反過來使得個案免於承擔改變的責任，而使個案免於面對自己行為的後果。

坦白說，治療師面對長期性憂鬱個案時何以要訴諸接手承擔策略，其實是相當可以理解的。這類策略在以下三種環境裡最可能被試用。首先，在治療剛開始的時候，許多個案呈現一副極為嚴重的憂鬱、苦惱、絕望且無助的樣子，使得大多數充滿關懷之心的心理治療師忍不住想要及早介入以緩和個

案的不舒服，於是很自然就會向個案保證事情將會好轉、他們不久就會覺得好多了；再者，在情境分析期間，治療師可能給予過多的協助來減緩個案的負擔（第六章與第七章將會更詳盡介紹此種接手承擔策略）；第三，在末期的幾次治療裡，缺乏改變可能促使治療師產生挫折感，有時會因此導致治療師採用接手承擔策略。

當我從一卷記錄某節次治療會談的錄影帶裡，看到一位新進受訓的心理治療師出現此種接手承擔錯誤，對我來說，這就好像是治療師正在對自己說：「沒關係，該死，如果你不開始改變，那麼我就親自動手來改變你。這就是現在你必須做的事！」我對這類治療師的忠告始終都是：「不要去承擔那些只有個案自己能做的工作責任！」

一旦個案能夠早早分辨出不良適應行為的後果，和較具適應性之策略的結果，心理治療師就做到了他們的工作，也避開了接手改變之責的企圖。個案現在來到一個關鍵的選擇點。如果個案決定繼續使用不良適應的行為方式，那麼他／她是在知道行為後果的狀況下這麼做的。心理治療師在這類狀況裡的任務就只是提醒個案，如果他們厭倦了這些難以下嚥的結果，那麼他們知道該做些什麼。我現在要回過頭來簡單介紹一下情境分析，這是形式思考訓練裡的一項核心練習，用以修正個案的行為。

79

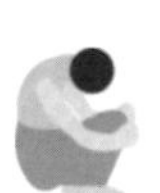

情境分析：心理病理的惡化與緩解

情境分析有兩大階段：「引發階段」（elicitation phase）和「矯正階段」（remediation phase）。引發階段期間，情境分析被心理治療師和個案當作是一種人際性質的、認知—行為取向的診斷工具。當個案完成了引發階段的各項步驟，即描述了他們自己對某次社交邂逅之某些層面的特定貢獻，便可揭露出人際層面、認知層面及行為層面不同類型的病理。矯正階段期間，病態行為（pathological behaviors）都是改變的標的物，然後直到個案的新行為將此情境帶到渴望的境界，才會再修改改變的標的物。接著就是簡介情境分析的方法學原理和實施步驟。第六章與第七章將詳盡說明以下所介紹的步驟。

為了說明如何實施這兩個階段（引發與矯正階段），我們先來看看以下一個由晚發型個案“Paul”帶入治療會談的情境事件。

「嗯～，事情發生在五天前的星期一，當時我的上司（Fred）要求我將他轄區內優良的不動產合約製作成冊，這樣他才可以將這些資料納入他週四於都市委員會裡的報告中。他說對他來說，這些資料的呈現相當重要。我沒有機會告訴他，我忙得沒有時間可以好好研究這些合約——我一直沒有將這些資料統整好。當我上午九點上班時——讓我看看，今天是星期五——我的上司把我叫進他的辦公室對我咆哮。他說我不負責任，還說他在昨晚的都市委員會裡丟盡了臉。他說他交出了一份沒有不動產資料的報告。我告訴他，我非常抱歉——他因太生氣而沒有聽到我的道歉。我不認為他會感激我為他所做的一切。這個狀況就在我抱著自己是個壞小孩的感覺離開他的辦公室後結束了。」

80 我們可以很明顯看見Paul的行為的結果。他沒有完成不動產調查，他的上司因為他的表現不力而斥責他。可是，Paul對於他上司的反應（結果）所下的結論，卻完全偏離主題：

「我不認為他會感激我為他所做的一切。」

因為Paul沒有察覺到有什麼樣特定且相關的結果和他的行為有關，未來他也不太可能會修正他的行為，以免發生相同的錯誤。

如果讀者仔細檢視Paul對於此事件的描述，因為他處理上司的要求（他要求Paul編輯優良的不動產合約）的方式而突然冒出兩個問題。首先，Paul沒有注意到Fred非常看重此一任務，Paul沒有將這個要求當作一項「必須完成」的工作；再者，他沒有將上司的憤怒與他沒有完成工作連結在一起。隨著這個事件的進展，以及之後Paul對此事件的省思，可以從Paul對此事件的體驗裡，明顯看出他在認知上和行為上的缺失。在引發階段期間，對治療師同樣顯而易見的是，Paul 整個苦惱就只是 Fred 沒有感激他為他所做的一切。

針對以下六項治療師提示問句的回答，將構成情境分析之引發階段的核心部分。這些提示問句如下：

1. 請描述該情境發生的情形。
2. 請描述對於該情境所發生的情形，你的**詮釋**〔interpretation(s)；譯註：可能不只一種詮釋〕為何。
3. 請描述在該情境裡，你那時**做**（did）了什麼。
4. 請描述該事件對你帶來了什麼結果，也就是，**實際的結果**（actual outcome, AO）為何？
5. 請描述你會想要該事件對你帶來什麼結果，也就是，你**渴望的結果**（desired outcome, DO）為何？
6. 後來你有得到你想要的嗎？（為什麼得到？／為什麼得不到？）

當治療師開始進行情境分析，就特別詳述 Paul 的認知詮釋和行為策略。然後治療師問 Paul：「該事件對你帶來了什麼結果？」我們將此步驟精準地稱為「實際的結果」（AO）。我們因此將注意力聚焦在個案對行為後果的知覺上。雖然有所疏失的 Paul 能夠瞭解**為什麼**上司斥責他，但是他對於 AO 問句的回答卻是不正確的：「Fred 對我咆哮，然後我離開那間辦公室。」（然後他又說：「Fred 並不感激我為他所做的一切。」）

接著，Paul 被問到：「你想要這個情境的結果是什麼樣子的？」這個步驟被精準地稱為「渴望的結果」（DO），是每個情境分析練習裡的一部分。Paul 的回答令人玩味：「我想要上司感謝我為他所做的一切。」這聽起來令人不可置信！個案渴望的竟是那些被他們自己行為摒除的結果，但這樣的情形卻也不是不常見的。我們可以立即瞭解到，Paul 想從上司那裡得到的東西其實是達不到的，因為我們已經知道他並未做到上司所指派的工作。問題是 Paul 並不是這樣看待。他所看見和感受到的就只是他有個不懂感恩的雇主。當像 Paul 這樣的個案被問到：「後來你有得到你想要的嗎？」經常因為沒有得到渴望的結果而明顯見到個案苦惱不已。理想上，情境分析的第二階段——

81

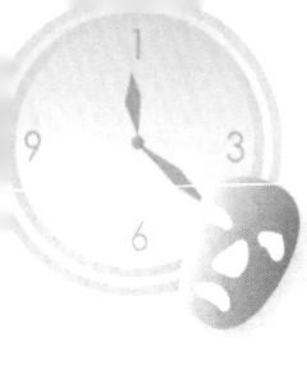

矯正階段——將會減緩此種不舒服，同時還有機會對較具有適應性的行為進行負向增強（negative reinforcement）。

Paul的治療師如何在不採用接手承擔策略（就**告訴他**為什麼Fred感到沮喪）的狀況下，讓Paul清楚行為的後果？治療師想要Paul瞭解他自己引起了什麼樣的軒然大波；也就是，治療師想要增加Paul所感受到的不舒服。這點可以透過他以下的問句來達成：「**為什麼**你後來沒有得到你想要的？」Paul必須對治療師詮釋為什麼他沒有得到 DO。Paul 對此問題的回答是：「就是因為 Fred 不感激我為他所做的一切。」

因此，情境分析會使 Paul 在情境裡的兩難（dilemma）更為惡化，並使 Paul 在認知及行為上的病理性手法變得清晰可見。在這點上，治療師覺察到 Paul 行為裡的病理元素。Paul 在情境分析的下個階段裡，變得能夠覺察到自己有問題的行為。每個情境分析的第二階段（矯正階段），都是開始於問題事件的回顧，以及評估渴望的結果能否達到。Paul 這個案例在第二階段的目標是，要他「修理」（fix）自己的行為以達到渴望的結果，藉此減緩他的苦惱。為了讓Paul看出他的認知詮釋和行為如何造成他無法達到渴望的結果，治療師會和 Paul 一起回顧情境，檢視其認知詮釋和行為的恰當性。

矯正階段由心理治療師主導，幫助Paul檢視他在情境裡的行為。Paul被鼓勵在治療師的發問下，以逐步的方式來評估他的行為：

1. 每一項詮釋如何幫助你獲得你渴望的結果？
2. 你的行為如何幫助你獲得你渴望的結果？
3. 在完成此次情境分析的過程中，你學到了什麼？
4. 你在此次情境分析裡學到的東西，可以如何運用到其他類似的情境？

隨著治療師帶領Paul走過情境分析的矯正階段，而知道自己沒有達到渴望的結果之後，Paul 最後將承認不可能達成渴望的結果。Paul 因此被導引去修正他對Fred所提要求的詮釋。在協助之下，他最終會看出Fred的要求是屬於排序上最重要的事情，他必須將自己其他的工作擱在一旁，以及為了獲得上司的感激（渴望的結果），他必須及時完成這個蒐集資料的工作。

解脫時刻通常伴隨著以下的領悟：被個案認為「不可能解決」的人際情

境其實是可以解決的。是什麼樣的行為接著獲得增強呢？就是那些得以解決掉問題事件，並幫助個案達到渴望結果的特定認知及行為。

當完成情境分析，治療師問 Paul 學到什麼。Paul 歸納出一些達到渴望結果所必需的「解決元素」（solution components）。透過這樣的方式，情境分析得以幫助個案解決有問題的人際事件，並透過向他們示範他們可以透過改變自己思考及行為的方式來解決問題，而減緩那種瀰漫的苦惱。當 Paul 能夠將他在此情境裡學到的東西類推運用到其他他所回想到的類似事件上，便完成了矯正階段的最後步驟。

處理負向情感

情境分析通常會使於標的情境發生期間出現的負面情感更為惡化。當事件被分析之後，任何於事件發生期間出現的情緒通常會再度出現：混淆、挫折、生氣、害怕、拒絕、罪惡感以及羞愧。CBASP 治療師學到在情境分析期間要強調負面情感，如此才能找出解決之道，然後個案可以將原本**無解**的情境，與後來修正過而**有解決之道**的情境進行比較及對照。當解脫時刻於情境分析期間發生，治療師協助個案找出是什麼樣特定的認知及行為歷程促使解脫時刻發生。就這樣，具適應性的模式獲得了負面增強，結果是改變的動機提高了。

對個案來說，情境分析必定是一種存在性的邂逅（existential encounter）

83

分析情境時必須避免，治療師和個案在討論有壓力的事件時僅只是「討論」人際情境。個案此時不再是個存在取向的參與者（existential participants），而變成單純的觀察者。當個體只是討論他們的問題，就會阻礙到「去經驗到後果」（experiencing consequences）這個目標。情境分析的練習若是以敏銳且受訓過的方式進行時，就能產生高度的戲劇性變化。另一個案例最能示範說明情境分析練習的存在本質。

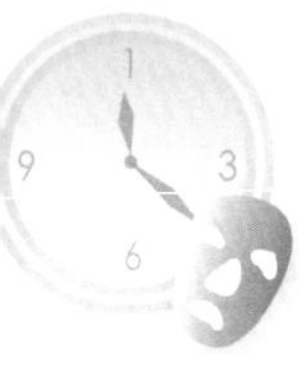

"Jane" 是一位二十四歲的電腦公司執行秘書，提到一個和上司有關的情境。我們將逐步走過情境分析，以再次說明如何實施及體驗情境分析。Jane 是早發型的雙重憂鬱症個案。

提　示：請描述該情境裡發生什麼情形。
步驟一：Jane 對情境的描述。

> 「上個星期二的午後，我的上司（"Bill"）來找我，要求我下午五點之後留下來幫他完成一些工作。他說大約需要三個小時。當晚我有個重要約會，要和男友（"John"）見面。我們原本打算去華盛頓的甘迺迪中心看一齣戲。我的上司用很溫柔的方式要求我，所以我同意晚一點下班。也因此我工作得太晚，而無法去看原先預定的那場戲。」

提　示：該事件對妳代表什麼樣的意義？
步驟二：引發 Jane 的認知詮釋。

Jane 被要求以一句話扼要描述每一個「得以說明該事件對她有何意義」的詮釋。經過幾次嘗試後，她能夠將她篇幅較長的說明縮減成三個句子，就成了此次分析的幾項詮釋：

1.「我無法對 Bill 說『不』。」
2.「John 和我因此不能夠去看戲。」
3.「Bill 有困難且需要我的幫忙。」

84

心理治療師想要接著聚焦於 Jane 在行為上如何回應 Bill。例如，他想要 Jane 告訴他，當他們說話時她的站姿與手勢。然後他要求她精確地告訴他，她當時說了什麼，並且描述她當時是怎麼說的。Jane 的口語表達風格原來是被動且發牢騷的。

提　示：那時妳在該情境裡做了什麼？
步驟三：引發 Jane 的行為策略。

「我有點像在發牢騷，望著我的腳趾然後告訴他，我真的不想留下來加班——我還有其他的事情要做。Bill 很堅持，我再次發牢騷地說：『喔，好吧！』在對話時我從未正視他的臉。我當時太害怕了，所以沒能這麼做。」

提　示：該事件為妳帶來了什麼樣的結果呢？

步驟四：引發 Jane 以行為學詞彙來說明實際的結果（AO）。

「我工作得很晚而錯過了那齣戲。」

提　示：妳會想要該事件是什麼樣的結果呢？

步驟五：引發 Jane 以行為學詞彙來說明渴望的結果（DO）。

「我想要對 Bill 說『不』，然後去看那齣戲。」

提　示：當時妳有得到妳想要的嗎？

步驟六之一：透過詢問個案是否達到她在該情境裡想要的部分，藉以強調結果（增加個案的不舒服）。

「沒有，我錯過了那齣戲！我又再次失敗了，現在 John 因為我搞砸了我們原先的計畫而非常氣我（開始哭泣）。我一直都無法得到我想要的。我老是這個樣子。我就是避免不了這麼做。」

提　示：妳認為妳在這個情境裡，為什麼無法得到妳想要的？

步驟六之二：透過評估個案對於自己為何無法達到 DO 的覺察程度，可以再

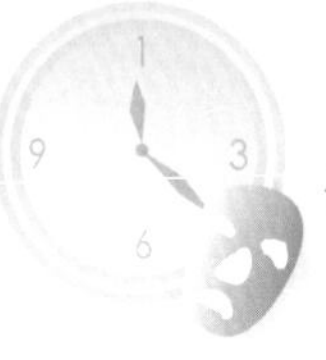

次強調結果。

「因為我從未能夠對任何一位對我有所要求的人說不。高中的時候，我和任何一位提出要求的人上床，因為我從來都沒能鼓起勇氣說『不』。我恨我自己。我懦弱且差勁。」

85 Jane 就像坐在「熱椅」上；她提到了一件暗示她個人失敗的嫌惡事件。心理治療師現在將她此刻的不舒服當作一個焦點，以建構出能夠減緩苦惱的矯正性認知及行為解決之道——對Bill說「不」，然後去看那齣戲。如果Jane在瞭解她其實有能力對 Bill 說「不」之後，她的情感有朝正向的方面改變，那麼治療師將會強調解脫時刻，並且協助她找出是什麼導致解脫時刻的出現，以減緩她的不舒服。

Jane 提到自己長久以來的人際困境，老是重複做出類似此次情境分析裡她所提及的行為。Jane 未能認真看待並採取維護自我權益的行動（譯註：有時基於簡潔順口而譯為「自我肯定行為」），來獲得自己所想要的，這老是使她在面對人際相處的要求時，將自己「居於弱者姿態」的（“one-down” position）。Jane和上司之間的相處情境，正代表了她長期且病理性的因應模式（coping pattern），此一模式在情境分析裡被強調且惡化。理想上，情境分析的練習將為Jane帶來三種效果：(1)她將覺知到她的行為實際上產生了「不是她原先渴望的」結果（“undesirable” AO）；(2)她將瞭解到自我肯定行為將使她得以達成渴望的結果；以及(3)在看到自己未來可以如何避免這些令人苦惱的結果而獲得的明顯解脫。治療師運用Jane在矯正階段期間明顯減少的不舒服程度來進行負向增強。Jane 能夠精確指出是哪些策略緩和了她在治療會談期間的嫌惡感受。

將從治療所學的成果類推運用到治療以外的情境，就是情境分析的下個步驟。如果Jane逐漸厭煩了被他人操控（而我們現在知道她已是如此），類推運用的步驟將幫助她瞭解，如何將治療所學套用到其他的人際情境。情境分析要讓Jane清楚明白這點：「**如果妳不在妳想要說『不』的時候說『不』，**

妳將持續感覺到悲苦。」

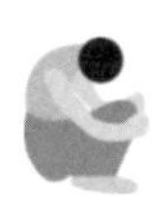

前瞻性地處理人際移情議題

用來說明行為結果、教導形式運思法並提高改變動機的第二種策略，就是透過以下介紹的人際區辨練習（IDE），以有益身心健康的方式來運用治療師一個案關係。人際區辨練習是透過幫助個案清楚看見治療師與個案彼此間某個互動片段裡的治療師個人反應，而銳利地聚焦於個案行為在人際關係上造成的結果。

86

透過將個案置於「熱椅」上，並檢視他們的移情議題，也能夠得到負向增強的效果。大多數長期性憂鬱成人個案是帶著嚴重的苦惱進入治療關係。他們可能害怕被心理治療師拒絕；他們可能害怕自己會像先前被虐待的經驗那樣被虐待；或是他們可能憂心，如果他們開始依靠或信任治療師，之後將會被遺棄（又再次反映了早期和重要他人之間的相處經驗）。這意謂著，為長期性憂鬱成人個案進行治療的心理治療師，進入了一種有問題且通常是不愉快的關係裡。在個案的世界觀裡負面的人際特徵及期望，正好就是可以用來改變個案行為的東西。當個案學到並未如其原先所預期的那樣被拒絕，也沒有發生被虐待的情形，也不一定會因為在治療會談裡或之外所犯下的過錯而被處罰，而且在自己表露情緒需求時，治療師並不會退縮，那麼，苦惱就會減緩且改變的動機就會提高——**但只有在治療師使「剛才發生的情形」變得清晰明確的條件下！**否則，屬於前運思型的個案就會喪失負向增強的機會，並且個案會遺漏或低估方才所發生的部分。以下的例子說明了這點：

治療師：你看起來像是剛剛感到解脫釋放的樣子。怎麼回事？
個　案：我剛才告訴你的那些話，我從來沒有告訴任何人。告訴你之後，我有解脫的感覺。
治療師：你能夠將這些事情告訴我，這對你來說代表什麼意義？
個　案：嗯，我付你錢讓你好好聽我說話，對吧？

這樣的反應將使任何一位善意的心理治療師喪失動力，因為這個反應清晰證明了個案遺漏掉重要的關係面向。可是，如果治療師善用這個機會，解脫時刻就能提供一個美妙的機會，得以突顯「預期中會在人際互動裡出現的拒絕和責難並沒有發生」這個事實。治療師將注意力帶到「在減緩個案的苦惱這個工作上，治療師個人對於個案的反應扮演某種重要的角色」這個實情上。這些和治療師一起學習的經驗，幫助個案以信任感取代原先負面的人際期望；一般接著而來的就是因分享自己的想法及感受，而帶來的新的人際親近經驗，這種新的人際親近經驗就如同在新發現到自己擁有採取自我肯定式行動的自由時那樣。

87

治療師可以透過人際區辨練習——也就是，透過將他／她自己在治療會談裡的行為和個案過去史裡的重要他人的行為進行比照，來促成這些改變事件的發生。通常會在人際區辨練習裡明顯見到情感方面的改變，這通常代表該人開始能夠區分出治療師的正向行為和其他人的負面行為模式。

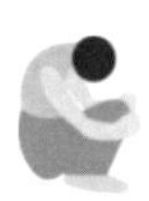

協助列出一份重要他人的名單

第二節次（second session）心理治療是高度結構化的，是設計用來引導出有關那些在個案過去生活裡，扮演決定性及深具影響力之角色的重要他人的資料。要求一位屬於前運思期的個案提供關於「重要他人如何影響他／她」的歷史性因果資料（historical-causal information），其實需要運用到屬於形式運思的抽象推理能力（abstract reasoning）。此練習是接受 CBASP 的個案在治療中第一個遇上的「不相稱的練習活動」（mismatching exercise）（Cowan, 1978; Gordon, 1988）。在第二節次治療的一開始，治療師可能說出類似以下的話：

「我要請你回溯一下你過去的生活，找出哪些人是你覺得對你過去以來的生活方式最有影響力的。我們稱呼這些人為『重要他人』。我們全都有一些朋友和初相識的人。我要求你所選出的重要他人超過朋友和初相識之人的程度。他們是對你有重大影響的人——是讓你銘記在心的人，所以才會這麼稱呼他們——而且他們的影響力明確形塑了你到目前為止所過的生活方式。這些影響力可能是正面的也可能是負面的、好的或壞的、有幫助的或有傷害性的。現在，請告訴我這些人的名字，我會寫下來。然後我們會再看一次我們所列出的名單，我將針對每一個人詢問你一些問題。」

名單上的每個人將依照被提到的順序來進行討論。例如，治療師一開始可能提出以下的詢問來討論名單上的第一個人：

「請告訴我，你的母親如何影響你目前的生活方式。我的意思是，在她的陪伴下成長是如何影響你的生活方向，或是如何影響你成為你現在的模樣？」

有位個案遲疑地做了以下的陳述：

88

「我的母親從來沒有喜歡過我所做的任何一件事〔有關前因的說詞（antecedent causal phrase）〕，而我也從來沒有對我自己或我做的任何事情有過任何的信心——我總是質疑我自己〔有關結果的說詞（consequence phrase）〕。」

大多數個案需要被持續鼓勵及提示，以便整體性地描繪出「結果」（to formulate "consequence phrases"）——也就是，有關「其他人對他們有何特殊影響」的結論。可是，這些結論正好構成那些使移情假設得以被推導出來的必要材料。治療師經常必須中斷個案的描述，然後要求個案描述結果。例如，

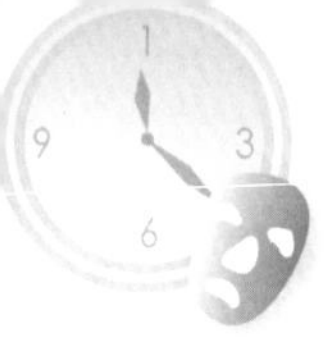

治療師可能必須詢問：「現在，你母親的行為對你的生活方式有什麼樣的影響？」「你的生活是如何被你母親所影響的？」「在你母親的影響之下，你今日變成什麼樣的人？」等等之類的問題。

要求個案明確說出「重要他人的行為」和「這些行為對其本身造成的影響」之間的因果關連，將會產生饒富趣味的回應。有些人會因為在試著串連他們的人際歷史時而變成焦點的那些行為模式，感到十分驚訝。例如，因為曾經被一位或多位重要他人虐待，有個人在震驚之中大叫著他／她從來不知道這些人對自己造成如此破壞性的影響。個案通常會因為自己逃避或退縮不去面對重要他人，以及因為他們由於這些早期的重要關係而採取的生活方向，於是變得驚愕、生氣、害怕或悲傷。

當屬於前運思期的個案在這個高度結構化的練習裡，被要求去以因果關係的方式進行思索，這需要他們以發展鏈裡較高層次的能力來投入問題的解決中（這也就是為什麼Cowan會稱此練習為「不相稱」練習活動的原因）。在所有的可能性當中，這將是個案第一次找出他們當前行為的歷史因素（historical precursors）。

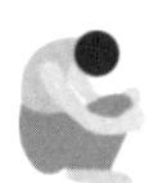 引出重要他人史時的陷阱

在引導出重要他人史（Significant-Other history）的時候，治療師必須避免出現以下兩種行為：

89

- 在討論了重要他人之後，治療師應該避免替個案說出在因果上的意義（如，說出有關結果的結論）。
- 治療師應該避免讓個案只是描述或自由聯想和重要他人有關的生活事件，而沒有要求他們找出重要他人的行為與他們自己的行為之間的因果推論。

第一項錯誤發生於心理治療師做了應該由個案自己來做的工作，心理治療師太早出招來替個案說出前因後果之間的關連。必須讓個案試著努力回答

以下探問（probe）：「這個人（雙親、兄弟姊妹、配偶、友人）如何影響你目前的生活方式？」當個案回顧重要他人名單時，治療師就應開始去瞭解行為模式之前因與後果間的關連。可是，治療師也必須抑制自己想要替個案完成這個找出因果關連的工作的衝動。此處的治療目標是指引個案開始形成自己和重要他人之間的因果推論。

在引出重要他人史的時候會有的第二項錯誤，發生於治療師讓個案順著自己的意識流，雜亂無章地述說他們過去和特殊重要他人一起生活時「發生的情景」（what happened）。這裡有兩個例子：

Jacke：我的父親從來沒有跟我玩過「來捉我啊」的遊戲，從來沒有帶我去哪個地方玩，從來沒有在我需要的時候伸出援手。他老是喝得爛醉，他大多數時間都是待在路邊，他回家後所說的話寥寥可數，當事情不如他的意時鐵定會發飆。

Paul：我姨媽以前習慣在來我家作客時做縫補的工作。她和我母親老愛爭吵，她痛恨我哥哥而對他批評不已。她習慣穿著色彩滑稽的衣著，還像個老菸槍般地抽著菸。還有另外一件事情——天啊，她老是大聲說話。當她離開我們家的時候，我注意到噪音程度頓時減少許多。

如上所述，在引出重要他人史的時候，通常會出現這類開放式的描述，而心理治療師的本分就是要協助個案持續聚焦在當下手邊的工作：探索前因與後果之間的關連。透過類似下面的說詞可以達成這點：

治療師：好的，你已經描述過姨媽來家裡作客時的情景。現在，請試著回答以下的問題：即使到了今日，和姨媽相處的這些經驗，是如何影響你的生活及你的生活方式？ 90

Paul：我不喜歡和女生在一起。她就像是我媽一樣。說話喧嘩、不體諒他人，還有小氣到家的吝嗇。和女生在一起，就是代表我可能會身陷一堆令人不爽的批評之中。

這就是治療師所尋求的東西：類似「如果這樣……然後就會那樣……」的移情假設裡的因果關連（在此案例裡是：「如果我和女生在一起，然後我就會被批評」）。如果治療師持續探問可能的特殊關連性，大多數個案會開始找到一些初步的因果關連。

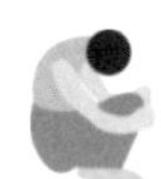 建構有關人際移情的假設

在第二節次會談後，個案在因果方面做出的結論，都會被用來產生關於「個案可能是如何將自己對重要他人的期望或習慣性反應模式，轉換到治療關係上」的特定假設。在整體描繪（formulate）這些假設時，心理治療師應該考慮被CBASP治療方案鎖定為目標的四種人際互動之移情範疇（transference domains of interaction）：

- 「當個案或治療師任一方感受到或口述提到**人際親密**（interpersonal intimacy）」的那些時刻。
- 「個案對心理治療師（不管是直接還是間接）表達出**特殊的情緒需求**（particular emotional needs）」的那些情境。
- 「個案於治療會談期間在**某些事情上失敗或明顯犯錯**」的那些情境。
- 「個案（不管是直接還是間接）對治療師明顯感覺到或表達出**負面情感**（如，害怕、挫折、生氣等等）」的那些情境。

這些互動範疇之所以被挑選出來，一部分是因為長期性憂鬱個案典型會提到的惡意對待議題（maltreatment themes）（第三章）。想親近雙親與／或兄弟姊妹、體驗到自己在情緒上對照顧者的需要性、當某位重要他人在身旁時自己卻失敗或犯錯，以及對照顧者有負面感受，都是經常被個案提到的問題或衝突領域。有關**親密**（intimacy）的議題，一般都伴隨有過去長期被拒絕或被虐待的歷史；有關**犯錯**（making mistakes）或**失敗**（failure）的議題，通常源自於長期以來被重要他人批評或排斥的相處模式；有關**情緒需求**（emotional needs）的議題，可能涉及到早年雙親中有一人或兩人都退縮的相處模

91

式，或是經常嘲笑或處罰個案；和**表達負面情感**（expressing negative affect）有關的不情願或害怕，通常反映出個案於早年學到了表達負面情感就會導致自己被重要他人拒絕。當個案在治療時段裡與治療師的互動當中，又經驗到這些最令他們受傷的情境，這樣的時刻就等於是可以變成深層改變經驗的天然「熱椅」。為了在熱椅突然灼熱起來時能夠給予適當的回應，治療師必定要在第三節次的治療會談之前將移情假設建構好。

案例：移情假設的建構

C. H.是一位四十九歲的離婚女性，她說「從有記憶開始」就一直憂鬱了。她是屬於早發型的雙重憂鬱症個案。C. H.列出的重要他人名單，包括她的母親、父親、姊姊、哥哥、外婆、外公以及W.（前夫）。在下面的對話逐字稿，被標籤為「有關因果的結論」（Causal Theory Conclusions）的敘述句代表C. H.對以下問句的回應：「圍繞在這個人身旁長大，像是什麼樣子？」或「這個人如何影響你現在所採取的生活方向？」

關於母親：「她老是喝得醉醺醺、說謊，並且總是讓我覺得是我的錯。當她說她沒有喝酒的時候，我老是感覺到她在說謊。我必須照顧她；她從來沒有給我一些情感上的回應，就只是承擔、承擔、承擔。她要我告訴她我愛她，我真的沒辦法。我從來沒有坦白告訴她我真正的感受。我總是必須對她撒謊。只要我試圖對她坦誠，她就會氣我，並說是我錯了，還說我是個大笨蛋。」

有關母親的因果結論：「當我在這些人身旁，他們從來就不知道我真正的感受。我一直必須在他人面前把事情做好。不知怎麼回事，我總是覺得有股壓力迫使我去顧及他們——我不知道要怎麼樣讓其他人知道我需要什麼、我想要什麼。她教導我犧牲自己服務其他人。」

關於父親：「在我的一生當中，他都是一個酒鬼。他很刻薄，脾氣很壞，用可怕的稱呼來叫喚我媽，有時候還會打她。當我還是個小女孩的時候，我感覺到他很愛我——我那時是他的『小公主』。我十歲的時

92

候，他滑雪時發生意外，受到非常嚴重的傷害。每個人都說那是我的錯。我一直都不瞭解為什麼他們要責怪我。所以我離他遠遠的，因為我不想再帶給他任何一點點的麻煩。我離家上大學的時候，他親吻我的嘴唇，並擁抱我好長一段時間。自那之後，我就對要待在他身旁感到非常不舒服。我仍舊不明白他那時的行為。我不記得有受到他任何的性虐待，但我不是很確定。我所知道的就是，我不想待在他身邊。」

有關父親的因果結論：「我老覺得男人想從我身上得到某些東西——某些有關性方面的東西。同時，我覺得我必須服務他們、照顧他們。我還認為如果我對事情有我自己的意見，他們就會『嗤之以鼻』（pooh-pooh），並說我是個大笨蛋。」

關於姊姊：「對我來說，她是個非常有權勢的人。她所做的每件事情都有很棒的表現。當我拿自己和她相比，我老是顯得不足。我大學時成績優良，但她卻是最優等的學生（summa cum laude）。我做了一件她還沒有做到的事！我有小孩了（帶有嘲弄意味地笑著）。」

有關姊姊的因果結論：「當我和女生競爭，結果落後的那個總是我。我老覺得這沒有什麼好比的。當我和女生競爭，我就是那個輸家。」

關於哥哥：「他總是欺負我。我還小的時候，在家裡他會保護我，站在我這一邊。他和我都很關愛彼此。現在他和我之間沒有太多的交集。」

有關哥哥的因果結論：「沒有什麼好事會一直持久不變的。我想這是我現在對待我遇到的任何一位舉止得體的人的一般態度。」

關於外婆：「她是一位親切的女士。我想，她很疼愛我。她會緊緊抱著我。還有她教我如何編織。外婆讓我覺得自己很特別，可是我沒有見過她幾次。她已經過世了。」

93

有關外婆的因果結論：「再一次，和人之間的好事情不會持久不變。這就是我的人生故事——我似乎會失去所有我在意的好事情。」

關於外公：「他是個自大、自我中心、又愛控制別人的人。我很怕他。我一直都很怕他和我的父親會打起來，不過他們從來沒這麼做。」

有關外公的因果結論：「不過是另一個我離得遠遠的男人。我很早就學到我必須離所有的男人遠遠的。」

關於 W.（前夫）：「我結婚二十一年了。有一個兒子。W.是個酒鬼，從來沒有開放自己跟我談心。他使我深信我沒辦法做好任何一件事。他老是質疑我所做的任何決定。我反擊的方式就是拒絕跟他有性生活。最後，我們完全放棄了。狀況從不好變得糟糕；他喝醉的情形愈來愈嚴重，最後我帶著兒子離開他。幾年後我們離婚了。」

有關W.的因果結論：「我一直就像是他的媽媽——他就一直像個生氣的小男孩。他現在還是這樣。我認為我的意見和想法都很愚蠢。我覺得我沒有辦法做好任何一件事。我總是非常害怕有些對我非常不利的事情——我是說，真的非常不利於我的。我身上一定有一部分不見了或喪失了，且無法修復。我就是在任何事情上都無法信任我自己。」

接下來，我們套用親密、情緒需求、失敗／犯錯以及負面情感等移情範疇，以便擷取出主要的因果議題。作為C. H.的心理治療師，我根據自己的臨床判斷，（使用了這些有關因果的結論）在假設的建構上做出最後的決定。透過使用假設建構方格表（hypothesis construction grid）（參考表5.1），我總結了C. H.跟重要他人表裡面每一個人的關係的因果議題。在完成這個方格表的總結工作之後，我建構出兩項人際移情假設，得以代表C. H.和我之間可能出現的「熱點」。我並未提供特定的程序，來教導你們如何選出一個比其他部分更重要的人際範疇，而寧可希望你們運用自己的臨床判斷，來決定哪一個範疇才是最顯著且最有問題的。不過，我總會建議要注意「簡明扼要」：只選出一或兩個範疇，然後徹底納入人際區辨練習，要勝過四個範疇都選，而使得剩下的時間只能草草進行治療。在C. H.這個案例，我在假設建構時選擇「**親密**」和「**情緒需求**」這兩個範疇。我察覺到因為我是男性，所以和我親近，會引發C. H.有關「照顧」及「性」方面的議題。在過去，表達負面感受或告訴他人她想要什麼，都曾使C. H.受到傷害。我感覺到，如果我將我的焦點限制在這兩個可能的「熱點」，我就都能夠徹底處理到。

94

表 5.1　有關因果結論的假設建構方格表

重要他人	親密議題	失敗議題	情緒需求議題	表達負向情感議題
母親	隱藏我的感受；扮演僕人的角色	—	在需求上說謊	這樣做並不好
父親	扮演僕人的角色	—	漠視自己的感受	這樣做並不好
姊姊	—	不用比，輸的總是我	—	這樣做並不好
哥哥	沒什麼好事會一直持續著	—	—	—
外婆	沒什麼好事會一直持續著	—	—	—
外公	使我跟男性保持距離	—	—	—
W.（前夫）	扮演僕人的角色；不斷受到傷害	—	漠視自己的感受	這樣做並不好

第一項有關「如果這樣……然後就會那樣……」的移情假設，是涉及個案可能透過口語或非口語揭露出任何的親密或親近。請注意形成此假設時所用的個人方式（personal manner）；就在開始陳述時，已經將我這個人注入到與個案之間的個人性互動（personal encounter）。

「如果我跟McCullough醫師變得親近，然後他就會想從我身上得到些什麼東西（例如，我將必須服侍他、照顧他，最後的結局就是我受到傷害）。」

這個假設是根據C. H.為了回答我想引出其因果結論而提出的問題時，針對她的母親、父親和前夫所做出的評論。母親是個不成熟的人，索求C. H.的愛卻不准坦誠的揭露。母親的酗酒也將小孩推入某種父母角色裡（a parent role），並且傳遞「母親的議題才是最最重要的，而不是C. H.她自己的議題」的訊息。雖然早年和父親之間有過正向的關係，但她也學到她必須安撫他，以免激怒他。簡言之，如同母親一樣，C. H.早年生活的重心放在她父親的需求上，而不是她自己的需求。此外，即便到了大學時期，她還是用退縮的方式來避免和父親有情緒上的交流，這是因為她一直以來都不「明瞭」那次和父親之間帶有性色彩的模糊互動。當她「像個母親般地照顧」酗酒的先生，她在婚姻裡又重演了僕人的角色。從她多次無法和男性建立有效界線的記憶裡，充分學到及證明了她對男性的恐懼。因為我是男性，不難想像她可能在與我互動時所扮演的僕人或照顧者角色。

95

第二項假設是根據她針對她的母親、父親、外公（她非常害怕的人）與前夫所做出的因果結論。

「如果我真的誠實面對McCullough醫師，讓他知道我對事情的感受和真實的想法，然後他就會對我所說的『嗤之以鼻』（例如，讓我覺得我是個大笨蛋、我是錯的、我是反應過頭的，或者我是個壞人）。」

C. H.學到的是，誠實對他人表達她的感受，會帶來痛苦和嘲笑。她不記得過去在她誠實坦露後有帶來任何建設性的結果。C. H.得到一個結論，就是認為這些潛藏的負面經驗造成她沒有能力去信任她自己的感受和想法。她的生活經驗一直告訴她，她是愚蠢的、錯誤的，或反應過頭的，這些經驗使她在面對其他人的時候絕口不提自己的感受（她用被「嗤之以鼻」來形容其他人對她的嘲弄）。在接下來超過十四節次的治療會談裡，C. H.和我有許多機會探訪這兩項人際移情的「熱椅」，有些節次的內容將在第八章提及。只要我們這麼做，就會用到人際區辨練習，以便將我身為她的心理治療師的行為和她的重要他人的行為區分開來。一段時間後，C. H.學到因為在這些情境裡沒有發生負面的結果，她便能以新的且令人興奮的方法來放鬆她自己，維護她自己的權益。

96

案例：將移情當成「熱點」

另一件案例，"Orwell"是一位三十歲的早發型個案，提出了一份重要他人史，其中他提到，即使只是犯了小小的錯誤，也會受到母親及父親的嘲弄。他描述了過去幾年來，他雙親的回應如何影響他生活的方式，藉以回答心理治療師所提出有關因果的問題。被他人嘲弄而使他覺得自己能力不足（incompetent），這個感覺也普遍到只要一失敗，他就有強烈的恐懼感，然後一直想著其他人會有什麼反應。Orwell 對自己的看法是，為了避免被拒絕、痛苦或被嘲笑，他必須在所有的事情上都是「完美的」。他也承認自己也以同樣的完美主義標準來看待其他人。有關失敗或犯錯的範疇，正是重要他人史裡一項明顯的移情議題。在第二節次的會談之後，治療師建構出一項移情假設：

> 「如果我和治療師互動時犯了錯、沒有將事情處理好，或失敗了，然後她就會嘲笑我，使我覺得自己像個笨蛋且能力不足。」

然後 Orwell 連結到以下的情境描述，他以不可挽回的方式毀滅了自己和一位好友之間的關係。情境分析會自動使治療師與個案進入一項「熱騰騰」（hot）的移情範疇裡：

第十週的情境描述：「幾週之前，那時我正在和我最好的朋友（Jerry）聊天。他來我的寓所邊喝啤酒邊看球賽。他告訴我，他在一家雜貨店裡巧遇一位我的大學同學，以及他們聊天的內容。他知道我對這位女同學很感興趣，並打算約她出來。這位女同學問Jerry，我是不是在接受心理治療。他告訴她，我正在接受心理治療，並說他真的很高興我因為憂鬱而來看治療師。我因為他就這樣破壞了我的隱私而對他非常生氣。我告訴他不想再當他是朋友了，我沒有辦法再信任他了。他試著告訴我，她知道我們是最好的朋友，還有對她說謊是很愚蠢的——當我們兩人約會時，無論如何她都會發現的。我只是愈來愈生氣，最後我要他離開。他告訴我我們的情誼太親近了，才會讓這樣的事情搞砸了我們的關係。他試著再次為他所做的事情跟我道歉。我只是再次要求他離開。然後他就走了。我有兩週沒有看到Jerry或跟他說話了。我想我真的將這麼棒的友情搞砸了，真的犯了一個大錯。這樣的情形過去發生過好幾次，都是我對Jerry生氣。我打賭我們這次沒有辦法和好了。天啊，這一次我是真的搞砸了！」

完成情境分析後，治療師察覺到上述的移情假設，便進行情境區辨練習，並處理個案對自己犯錯後的負面人際預期。治療師提出以下的問題：「如果你告訴你的母親，你對Jerry的反應是如何搞砸了你們的友誼，她會如何回應你呢？」Orwell 進一步回想了好幾個滿受傷且痛苦的過去記憶，他當時都沒有處理好，他的母親那時也發現到了。（如果治療師的判斷是認為有必要更進一步提升個案的苦惱程度，她也可以進一步詢問父親可能會有什麼樣的反應。）這個令人嫌惡的不舒服狀態非常明顯，並且變成了人際區辨練習的舞台，如此將可增加個案的不舒服，並在治療師的幫忙下強化較具適應性的人際行為。在讓個案細想一下這個受傷的記憶和痛苦的情感之後，治療師要Orwell 聚焦並描述一下，當他們在分析這個困難的失敗情境時，他注意到治療師有什麼樣的反應。

起初，Orwell 很難辨識出治療師有什麼樣的反應。通常都是如此；長期

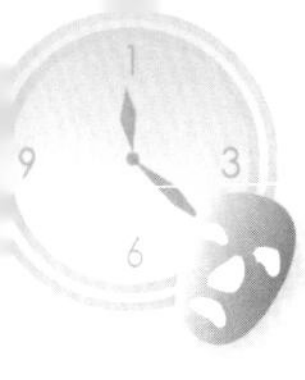

性憂鬱個案很容易忽略破壞性的重要他人（destructive significant others）和治療師的正面反應，兩者在行為上的明顯差異。接著，治療師回顧一下她是如何回應 Orwell 對待 Jerry 的方式，並再度要求 Orewll 比較一下她的反應和他從母親那兒收到的反應。

Orwell 瞭解到了，事實上並沒有人嘲笑他，治療師也沒有讓他覺得自己愚蠢或能力不足。Orwell 從這個練習裡學到什麼？最重要的或許就是知道：不是每一個人都會像他父母的方式那樣來回應他的失敗。說得更明確些，他學到了治療師很關心他，而且不會因為他犯錯就嘲笑他。

心理治療師期待個案因為回想起和重要他人之間的痛苦經驗而引發的苦惱，在進行情境區辨練習的期間與之後，多少會有些緩解。在 Orwell 的案例裡，負面情感減少或停止了，心理治療師利用這個機會引導他去注意這樣的改變，歸納所發生的狀況，以及提出問題：

98 **治療師**：當你犯錯時，你從父母那裡接受的人際結果就是覺得自己很愚蠢和能力不足。而你從我這裡經驗到的感受，則是接納而不是嘲笑——瞭解並協助你專注在問題的解決之道上，而不是讓你覺得愚蠢和能力不足！現在，這對你和我來說有什麼樣的涵意呢？

Orwell：將我所犯的錯誤告訴妳，使我感覺好多了。妳不會處罰或嘲笑我。妳的反應和我的父母親不同。

Orwell 的什麼行為因為苦惱結束而獲得負增強？坦承自己的錯誤，讓他學到了犯錯是「可以的」（It's "okay" to make mistakes）。這次並不是這類的移情情境最後一次出現在 Orwell 與治療師之間。Orwell 逐漸學會相信心理治療師不會像他父母那樣地回應他，他也逐漸變得更有勇氣坦露自己的失敗。隨著治療的進行，Orwell 學會區分出「治療師真實的正向反應」和「因為童年時與父母相處的經驗而預期出現的負面反應」。當他也開始在自己不對或犯錯時向友人坦白，此一學習的轉移就達成了。

再重申一次，**如果治療師沒有要個案去注意他／她的回應和重要他人的回應之間的明顯差異，每一次個案都會忽略正向的回應**。人際區辨練習提供了豐富的機會來強調人際後果、修正人際行為，以及提高改變的動機。

方法學上的議題與原理

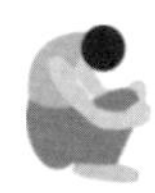

將移情假設當成默會知識

我是假定從重要他人史推演出來的「如果這樣……然後就會那樣……」的人際假設，代表了大多數個案這一方擁有的**默會知識**（tacit knowledge）（Polanyi, 1966, 1968）。Polanyi 將「默會知識」定義為我們在意識層次無法說明或不知道的知識。「明確知識」（explicit knowledge）指的是我們在意識層次清楚知道的知識。當默會知識變成了移情假設，屬於前運思期的個案沒有覺察到他們的行為和他們經驗到的後果之間的關連性，但他們通常對於他們的發展史擁有一般性的知識（general knowledge），而能夠使用相當整體性的語詞來描述。

99

接下來先看一個範例，這是一位女性治療師針對一位男性個案“Aaron”所建構出一項有關親密的移情假設：

> 「如果我跟 Smith 醫師變得親近，然後她就會拒絕我；她不可能會關心我的。」

此一假設並不是依據 Aaron 所回憶出的任一特定事件而形成的，他也沒有特別指出是哪一個人，並提到就是該人造成他如此看待世界的。這類因果觀點代表的就是默會知識，而移情假設使之變得明顯。換句話說，此一移情假設就是一項有關因果的建構（a causal theory construction），是治療師為 Aaron 的發展史所做的**補充**。

讓我們看看 Aaron 是如何描述自己與父母之間的關係。這代表的是於親

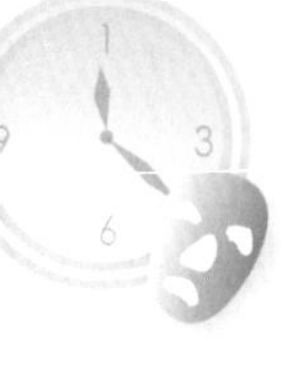

近互動期間出現的有關「在親密交流中被拒絕」的移情範疇。

「我曾經找過我的母親幫忙。我請問她，我需要做些什麼才能解決學校方面的一個問題。她卻嘲笑我並說我很愚蠢。還有一次，我試著告訴她，我因為想試著加入足球隊而有多麼害怕。她看我的樣子就好像我瘋了，然後她說我是個娘娘腔，還說我永遠不會成為一個男子漢。最後我不再告訴她我的事。她總是一副刻薄吝嗇的樣子。我的父親也沒有好到哪裡去。他從來沒有因為懈怠而處罰我，他總是因為我做錯事而嘲弄我。我們一直以來都不親近——現在仍舊如此。」

在 Aaron 有關成長史描述裡的明顯議題是，和他的母親及父親之間的親密交流一般都會招致口語上的虐待與拒絕。這名女性治療師取得這些成長史的資料，並且建構出上述有關親密的移情假設。

與治療師的移情假設相反，Aaron 在第一次會談時，曾經對自己做出一項前因果式的描述（precausal statement）：「沒有人喜歡我，未來也不會有人喜歡我。」不意外地，在他對自己的描述裡，並沒有提到與此普遍的人際期望有關的前因事件（antecedent causal event(s)）——只有全面性的宣告。另一方面，移情假設是透過（治療師與個案）在心智上的特殊交互作用，以及透過針對特殊類別的事件（個案—治療師間的親密性），才得以建構出來的。對個案來說，在前因果式的句子以及在移情假設裡的默會知識元素如下：「親密行為導致人際上的拒絕。」因為前運思型的全面性思考方式的緣故，Aaron 未能察覺到「他早年對指引及支持的努力追求，在過去造成他被拒絕」這個實情。關於「尋求協助（親密）」和「被拒絕」之間原本的關連性，在他的心中就只有「沒有人關心我，或是會關心我」這個普遍性的預期而已。他的世界觀的源頭深埋在遙遠過去的某處，不在他清晰的覺察範圍內。

在人際上造成的後果，如同他的前運思式信念本身一樣悲慘。這樣的信念從邏輯上來看無懈可擊，結果就是**每個人**都被貼上「會拒絕我的人」（rejector）的標籤，不管他們對 Aaron 做了任何正面的反應。「沒有人喜歡我」

的觀感也同樣套用到心理治療師，以及 Aaron 的配偶、同事、朋友、先前的幾位家教、小學到高中的老師們、青春期的同儕，以及童年時的朋友。這位個案在不知不覺當中因為抱持一種「預測會被普遍地拒絕」的主要世界觀，而「攻破了」（checkmated）環境中所有的正面反應。可以做些什麼來鬆開這個已經冥頑如石的觀感，以便培養出另一種「覺得其他人不會那麼拒絕自己」的觀感呢？

在如 Aaron 這類的案例裡，當「如果這樣……然後就會那樣……」這個隱微的世界觀，在人際區辨練習期間變得清晰可見，個案就學會如何分辨助益性和破壞性的行為結果。這個新的觀點將原本對真實情形的前運思期式快照觀點（即每個人都被看成是會拒絕個案的人）連根拔除。

關於「個案未明確覺察到移情議題」的假設，有些值得注意的例外。其中一項例外就是過去曾被性虐待或強暴，並且又與男性治療師一起進行治療的女性個案。在這樣的情況裡，發現個案對於有關人際親密度（interpersonal intimacy）和情緒脆弱性（emotional vulnerability）的移情議題十分敏銳，其實也不是不常見。正是因為先前的虐待事件非常強烈，再加上個案對這類事件極端負面的反應所致的（Nisbett & Wilson, 1977）。這類個案有許多都會坦承他們很害怕看見男性治療師，甚或是單獨和男性治療師待在治療室裡，而且也準備好告訴治療師為什麼。因此，人際區辨練習對這些女性個案仍舊非常有用。當預期的災難一直都沒有在治療會談裡發生〔治療師不是「碰巧遇到」（hit on）這類的個案〕，**加上**心理治療師會強調在人際親密時刻並未發生預期的災難，所以，那種因為接近治療師而引發的負面預期就會減緩。

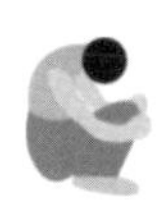

「找出因果觀點」的背後原理

要求個案內省「重要他人對他們的影響」，並抽取出相關的因果結論，引發一項重要的疑問：這些因果假設正確（有效）嗎？認知心理學一直以來密集探討這項議題，有關內省之正確性的結論，從「不正確」到「正確，但帶有某種程度的偏差」都有。Nisbett 和 Wilson（1977）在一份持悲觀看法的

文獻裡，討論研究受試者的內省能力，他們在結論中提到，人們僅有少數或是沒有直接的內省管道可以通往他們較高階的認知歷程（higher-order cognitive processes）。作者們的意思是，在決策上，在人們說明自己為什麼那麼做的時候所給的結論，以及在人們說明為什麼自己喜歡這個多過於那個的時候所提出的理由等等，其中涉及到的心智歷程都不是可以透過意識來取用的。簡言之，根據 Nisbett 和 Wilson 的說法，驅動許多人類行為的諸多心智歷程，所代表的是默會知識而不是明確知識。作者們也提到，**思考的結果**才是人們在意識層面覺察到的（如，在說明為什麼我們要那麼做的時候的歸因、我們所做的價值判斷、我們所做的決定、偏好的選擇等等），而不是思考歷程本身。

對人們內省能力的正確性，其他研究者則沒有那麼悲觀（如，Ericsson & Simon, 1980; Guidano, 1987; Guidano & Liotti, 1983; Miller, 1981; Solso, 1995; White, 1980）。他們提出異議，認為雖然內省絕對是一扇直接開啟內隱歷程的窗戶，但在注意力有所聚焦的狀況下，內省可以提供必要的訊息，而得以提升個體本身以及他人的覺察，並且得以判定與個人之態度及行為有關的因果關係。甚至 Nisbett 和 Wilson（1977）也提到，當人們被問到**為什麼**要做出他們所做的行為時，人們回答的內容（如，可能是提到他們在認知上的過程）都是「一種較早發生、隱微的因果觀點，或是一種關於『某個特殊刺激有多少可能性是某項反應看似合理的導因（plausible cause）』的判斷」（p. 231）。他們提到，有關因果的說法在以下兩種狀況下可能是非常正確的：(1)當相關的刺激都很**明顯**；以及(2)當刺激代表所做反應的某個看似**合理的導因**。「重要他人史」這項步驟基本上是一種將注意力聚焦的練習活動（a focused attentional exercise）。個案必須將注意力集中在回想自己和某位重要他人的相處經驗（這就是變得明顯的相關刺激），接著個案被要求評估，並仔細檢查該人可能對他／她帶來哪些看似合理的影響（plausible effects）。當個案逐漸組織及說出「重要他人許久以前的行為」和「他／她自己行為」之間看似合理的關連性，就完成了因與果之間的連結。

102

個案與治療師永遠無法回到「過去」，去捕捉究竟是哪些人與／或事件真正形塑了該人行為的任一部分。然而，對心理治療師來說，接下來最棒的是，可以要求個案在注意力有所聚焦的狀況下回到過去，然後說出看似合理的因果推論，而治療師得以使用這些因果推論來矯治個案的行為。

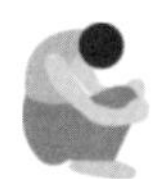 Freud 學派與 CBASP 的移情觀點

我必須在此停下腳步，好好處理讀者們可能會提出的一項重要疑問：為什麼在一項認知—行為取向的治療方案裡，會引用「移情」這個構念？以及其用法和心理分析取向的用法有何差異？

我處理移情問題的方式明顯不同於 Freud 派別的心理分析（Freud, 1917-1917/1960, 1933），但彼此仍有相似之處——至少，這兩種方式都強調將個案—治療師關係當作一項改變的工具。Freud（1916-1917/1960, 1933）透過詮釋（interpretation）來闡釋個案對心理治療師的移情反應，以激發個案覺察到自己對待心理治療師的行為方式，很類似早期對待主要照顧者的方式。他主張，個體當前的行為很大部分是被個體與雙親裡的其中一位或兩位之間隱微的情感灌注（tacit affective cathexes）所驅使。心理分析師**被動地**允許「移情」在治療師—個案關係裡實現自己。然後心理分析師會進行解析，以強調個案對待心理治療師的人際行為的某些層面。解析的目標是切斷與照顧者之間那種使心力固著的連結（cathected link with the caregiver(s)），使個案在此時此地有更多的心靈能量（psychic energy）可以使用。

與 Freud 不同之處在於，CBASP 將「移情」定義為一種作用在心理治療師和其他人身上的象徵性世界觀（representational worldview）（Guidano & Liotti, 1983）；我們並不討論移情的灌注（transference cathexis）。再者，CBASP 是**前瞻性地**（proactively）而非被動地處理移情議題。因此，人際區辨練習並不使用詮釋來矯治行為；相反的，個案被要求明確**區辨**出重要他人的行為和心理治療師的行為。透過詳述他們與重要他人相處時所經驗到的結果，然後再說明和心理治療師一起工作時所體驗到的人際結果，個案得以達成這樣的區分。透過幫助個案將久遠的古老關係和他們與治療師間的關係進行比較，人際區辨練習得以推翻前運思期式的世界觀，所以，個案學會去覺

103

知存在於自己和心理治療師之間新的人際真實情形（new interpersonal reality）。心理分析取向處理移情議題的方式和 CBASP 的方式有個相似之處，就是個案的負面世界觀因而在個案和治療師的這份關係裡是行不通的。對這兩種治療系統來說，理想的結果是親身證明了這些負面人際預期的陳腐性（obsoleteness）和破壞性，然後以新的人際觀點來加以取代。

CBASP 處理移情的方式的來由

CBASP對移情議題的看法，很大部分是導源於Guidano和Liotti（1983）的工作成果，他們採取的立場是，罹患某種病理的人（pathological individuals）當前的世界觀與行為，都有效反映出童年期的惡意對待經驗對他們來說像什麼。Guidano 和 Liotti 相當依靠 Piaget 的工作成果，因而敏銳覺察到惡意對待經驗是如何影響一個人如何看待那個和他人相處時的自己。他們根據令人衰弱的「人際生活議題」（interpersonal life themes）來描述憂鬱個案的行為特徵，這類人際生活議題充斥於和他人之間的日常互動生活裡，並具有自傳「窗口」（autobiographical “windows”）的功用，使心理治療師得以藉此瞭解個案最根本的世界觀。對憂鬱個案的早年生活來說，在「**當前的前運思期式世界觀**」和「**事情的真實模樣**」之間有種設想出來的表徵性連結（representational linkage）。Guidano 和 Liotti 也提倡一種可以用來引導出人際生活議題材料的技術。此技術要求個案將注意力聚焦在過去生活裡（學齡前、兒童期、青春期、成年早期、成年中期與成年後期）曾經驗到的各種問題事件。接著要求個案描述他們處理這些困境時所採用的「解決之道」（如，抗爭、哭泣、忽視問題、辭職、退縮而不與人相處、失望等等）。人際議題會在這樣的作法裡浮現出來，後續並可用來預測當個案和心理治療師的互動突然出現狀況，個案將會有什麼樣的行為舉止。

104

我以某種間接的方式將此種技術併入重要他人史，也就是個案被要求去描述他們與重要他人的關係（大多數的重要他人可能是對個案帶來負面的衝擊），然後再描述這些人對其成長產生什麼樣的影響。心理治療師會從個案對這些早期關係的描述裡辨識出明確的人際議題。有關移情的句子是代表關於「這些破壞性的人際議題於治療期間可能會如何顯現在與心理治療師的互動中」的假設。因為 CBASP 對於移情的觀念在本質上都是一些「假設」，必要時都可修改。在本章的尾聲，我再次提醒這裡的核心要點是：**當有效地運用人際區辨練習來指出並解決移情問題時，個案改變的動機將會提高，並將學到更大的人際調適能力**（interpersonal adaptability）。

接下來兩章，我將轉回有關情境分析的討論，介紹情境分析的原理，並充分說明情境分析的實施程序。

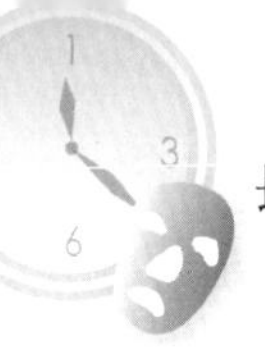

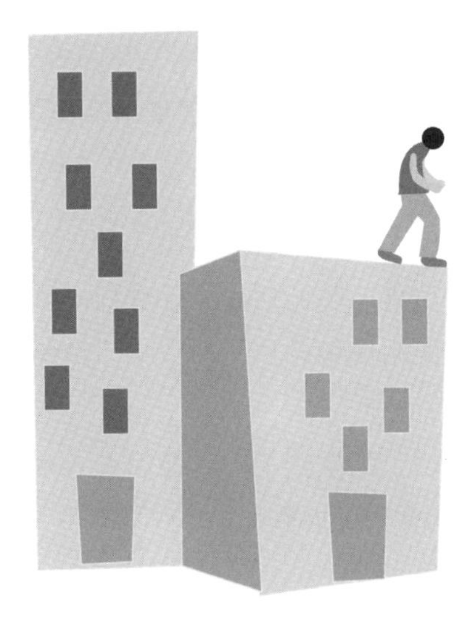

情境分析的引發階段

心理治療歷程因此包含了一套階段，這一套階段是同時由治療師的各個操作，以及個案在表現上的各個改變而定義出來的。簡單地說，心理治療歷程就是一種以操作觀點（operational terms）來描繪治療的理論。

——S. Cashdan（1973, p. 4）

……治療歷程被架構好之後，才能引導個案走過一連串有順序的步驟，每一個步驟都有各自的治療師執行規則和個案在表現上要達到的目標。

——J. P. McCullough（1984b, p. 387）

……根據 Piaget 學派的觀點，藉由在「個體既有的認知功能水準」與「解決某項特殊的人際問題時所需要的認知結構（cognitive structures）」之間找到最適當程度的不相稱搭配（optimal mismatch）……可能就可以在此種治療性背景脈絡下，直接達到形式運思能力的提升。

——D. E. Gordon（1988, p. 68）

105

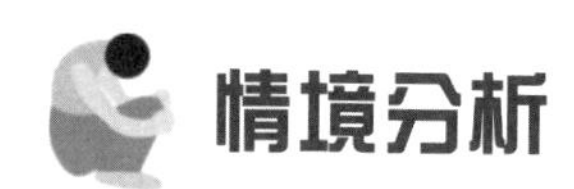

情境分析

當個案所能看到的都只有疾病和混亂，「以明確的方法向個案證明他們的生活是有次序的」，就是希望的一種操作性定義。將希望賦予那些已經喪失希望的人，就是情境分析的其中一項動機。使用情境分析，可以指出個案如何在他們的各種關係裡扮演某種決定性的角色，並突顯「個案一直都能夠單方面控制人際事件」這個事實——只是他們過去都做錯了。就像第五章所提的，情境分析這個方法也是設計用來在治療時段期間加速個案的心理病理，而提高行為改變的可能性。

106

透過要求長期性憂鬱個案採行比自己原有程度更高的形式運思型思考方式，情境分析得以修正這類個案的前運思型思考（Cowan, 1978; Gordon, 1988; Inhelder & Piaget, 1955/1958）。前運思型思考是從下列幾個方向來進行修正的：⑴透過聚焦在個案對特定時空之事件的整體思考模式（如：「人們最後總是拒絕我」、「什麼都無法幫我解決問題」、「什麼都無法改善我的生活」）；⑵透過強調人際方面的因和果，以及向個案證明他們和所處環境之間的功能性關連（functional connection）；⑶透過以個案的順從型人際風格對社交所帶來的破壞性結果來面質個案；⑷透過用策略引導個案和他們的心理治療師進入合作式對話（collaborative dialogue），而不是讓個案又使用他們慣有的疏離且單調的說話方式：以及⑸透過讓個案看到採用適應性的行為後就會感覺到情況變好，便可在不知不覺之中破除這類個案的無望觀感。

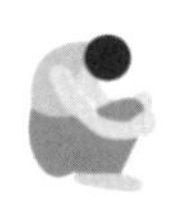

因應調查問卷

在情境分析練習活動裡使用到的因應調查問卷（Coping Survey Questionnaire, CSQ），請見表 6.1。第二節次治療的尾聲，所有個案都會收到一些 CSQ，同時也會拿到《心理治療的認知行為分析系統個案手冊》（*Patient Man-*

ual for Cognitive Behavioral Analysis System of Psychotherapy, CBASP）（Kasnetz et al., 1995）。CSQ呈現了本練習活動的骨架輪廓。每位個案被要求至少要在每節治療之前填寫完一份CSQ，然後這些完成的表格將由治療師和個案一起進行一連串的分析。

表 6.1　因應調查問卷

個案：______________　治療師：______________
情境事件發生的日期：__________　治療時間的日期：__________

說明：請選擇過去一週來，在你人際關係裡發生的一項有問題的或成功的事件，然後採用下面的格式來描述。請試著填寫問卷的每個部分。你的治療師會在下節次治療裡的情境分析中協助你。

情境範圍：（　　）配偶／情侶　（　　）小孩　（　　）其他家人
（　　）工作／學校　（　　）社交場合

步驟一，請描述發生什麼樣的情況。

步驟二，請描述你對於所發生情況的詮釋（你如何「解讀」這個情況？）。

1.
2.
3.

步驟三，請描述當時你做了什麼（你說了什麼／你是怎麼說的）。

步驟四，請描述發生的情況對你產生的影響〔實際的結果（actual outcome, AO）〕。

步驟五，請描述你想要的結果〔渴望的結果（desired outcome, DO）〕

步驟六，有達到渴望的結果嗎？有____　沒有____

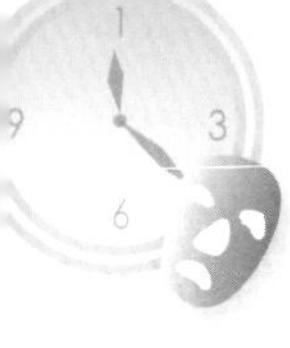

106 我在本章會根據CSQ的格式，來說明情境分析程序裡的每一項步驟，其中也會討論到每個步驟的原理。然後我會特別說明「治療師在執行各項步驟時的守則」，並介紹治療師一些口語上的提示語，以開始每一項步驟。最後，我也會詳細介紹及討論每一項步驟裡「個案欲達到的表現目標」。當讀者讀完本章，對於如何執行引發階段，應該有個大致上的瞭解。

所有開始接受 CBASP 訓練的治療師，都是從結構化的 CSQ 治療師版本 107 來開始他們自己的情境分析訓練；治療師執行情境分析時的提示語（Therapist Prompts for Administering Situational Analysis, PASA）（請參考附錄A）。在繼續閱讀後續兩章之前先參考 PASA，將會很有幫助。

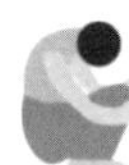

步驟一：情境描述

步驟一的任務是教導個案要聚焦在自己與他人互動時某個特定的「時間 108 片段」（slice of time）。個案一般都會問到，「處理某個時刻裡的壓力情境」將會如何幫助他們解決他們整個憂鬱狀態。以下所擷取的治療對話示範了治療師所做反應的重要性：

治療師：我要你想出一個特殊事件，在這個事件裡，你很難對你的情人說出你想要的是什麼？

個　案：這樣做有什麼用？我需要討論所有我一直有的麻煩。這些麻煩多到我根本無法坐下來好好談談。

治療師：我知道你有很多話要說。所有的部分我都想聽，我也會這麼做。但不是現在一次說完。我們一次只處理一件事，所以我會要求你要具體，並談論一個你有你所說的問題的例子。請告訴我這個問題最近一次發生在你身上的情形。〔這樣做可以從時間地點來標定問題。〕

個　案：這樣做將會如何幫我從我的憂鬱中復元？

治療師：現在就只有一個方法可以知道答案。請為我描述最近一次你沒有告訴 Bill 你想要什麼的情形。一次處理一個問題，就是我們在這節整個治療裡要做的。

個　案：好吧，但我還不清楚這樣做怎麼會有用。

在早期的治療裡，這類的對話是很典型的。個案最初都會不相信一次只著重一件事情，治療師就可以幫助他們解決他們的人際問題，甚至最後解決他們的憂鬱症。

這種使長期性個案持續聚焦在某個問題上的必需性，並不被那些允許個案「聊聊一般事務」的治療師所瞭解。口頭上的許可加上缺乏焦點，不會帶來個案的行為改變。使個案這麼做的治療師通常只會提出一般性的、開放式的問句，像是「你現在感覺如何？」「我很好奇為什麼你會這麼覺得？」「你覺得那樣的做法可能會有用嗎？」「這週以來你有什麼樣的困難呢？」「你和伴侶之間的難題已經有多久了？」以及「為什麼你無法跟同事和睦相處呢？」這些問句阻礙了改變，因為**一旦個案談論他們的問題，他們就會避免採用「面對自己的行為結果」的行為表現方式**。

此處的關鍵點是，有些東西必須**加入**個案談論問題的方式裡。所謂的「有些東西」就是將注意力聚焦在某個「時刻片段」。特別聚焦於某個特定時段上，然後讓個案有機會認清自己行動的結果。因此，步驟一的目標就是徵求個案的合作，並一次只聚焦在一個事件上。

109

將個案的焦點侷限在某個特定時間片段裡的另一項理由是，這類互動一般來說可以當作一個微觀的例子，而看出個案核心的**人際難題**。在好幾項縱貫性研究裡，我們（McCullough et al., 1988, 1994a）已經證明了，那些未接受治療的長期性憂鬱個案的人際模式仍會穩定存在一段時間。一般已經接受「心理病理和人際上的呆板僵化之間有緊密的關連性」的說法（Conway, 1987; Kiesler, 1996; Mischel, 1973; Wachtel, 1973）。Wachtel（1977）曾提到，呆板僵化「被帶到當下的時刻裡，是透過『個案自己的行為』以及『個案在他人身上引發出來的行為』兩者」（p. 43）。此種「人際上的呆板僵化」觀點正好總結了長期性個案的生活型態，因為對他們來說「時間已經停止了」。因此，藉著一次只聚焦在一個問題事件上，治療師就可以捕捉並處理許多相似的人際及知覺問題。

確認每個事件在時間上的**起始點**，是步驟一很重要的一件事。想要找出某一事件在時間上的前後界線，需要清楚界定出該事件的起始點。對於一位老是喜歡從整體層面來談話的人來說，將會很難做到這點。甚至更難的是，要教導個案標示出該事件的**結束點**（endpoint）或「出口點」（exit point）。一旦某一情境事件在時間上的前後界線被清楚標示出來（「從這裡開始……然後到那裡結束」），治療師就可以幫忙個案針對那些會導致某些結果（如：結束點或實際結果）的認知反應和行為反應進行分析。**步驟一所描繪出來的時間片段，逐漸變成已由分析式顯微鏡檢視過的生活文化，而定義出長期性憂鬱個案病理性的功能運作狀態**（pathological state of functioning）。

定出事件的結束點，就和定出起始點一樣重要。若標定出結束點，就好像是進行了某項操作性實驗卻沒有建立出因果關係（contingencies）。若沒有建立結束點，個案就很容易用沒完沒了且充滿一連串念頭的獨白方式來描述情境。治療師必須切入這種口頭上的表達，並幫助個案找出該情境的結尾。最後，必須用客觀的或行為學詞彙來描述結束點。要做到這點，就需要個案退一步，並客觀地描述他和其他人之間發生的狀況。

在執行情境分析這項步驟時，心理治療師也應該不鼓勵個案隨意「編撰」（editorializing）或猜測其他人的動機。他們應該向個案強調，只要提供互動的事實層面就好。參考下面的例子：

110

治療師：告訴我當時發生的情形？

個　案：是這樣的，我在大廳和她說話，然後我就開始自己在想：「為什麼我要現在做這件事情呢？她一定不想在我們休息時間裡討論這個議題。」然後我真的開始焦慮起來了，然後……

治療師：請先停在當下發生的狀況上：你那時做了什麼，以及她那時給了什麼回應，然後你接著又做了什麼等等諸如此類的部分。我們之後會回過頭來找出在當時互動的其他面向。在這個步驟裡，學會怎麼客觀地描述你遇到的狀況，而不是隨意編撰。就只是照著當時的進行狀況來描述你和其他人之間的行動，然後客觀地告訴我該互動結束時是什麼樣的情形。

執行步驟一的治療師守則

1. 在治療的早期階段，治療師要提供個案有關所做任務背後的原理，如以下的例子：

「從特定事件來想想你的生活，可以幫助你更有效率管理你的生活。沒有一位思考『一般性的問題』的人可以解決問題。解決某項問題，就表示要學會一次只專注在一個難題上，然後試著好好疏通這個難題，直到你決定某個要使用的解決策略為止，然後就付諸行動。當然，很多個案會發現在某個情境裡有用的解決方法，常常可以運用到其他類型的問題上。」

2. 治療師教導個案用以下的方式來描述某個人際事件，也就是要有起始點和結束點，以及在兩點之間要有內容連貫的故事。
3. 治療師教導個案懂得，一件被選來進行情境分析的事件可能是有問題的事件，也可能是成功的事件。
4. 治療師教導個案學會從「觀察者」的角度來描述事件；也就是，使用行動式字眼（action words）來描述當時情況進行期間所觀察到的行為：「我那時候做了這個，他做了那個，接著我又做了這個……然後這個狀況就在他說了……之後落幕了。」
5. 治療師要積極地不鼓勵個案用編輯或杜撰的方式來描述情境（如：請試著描述「那時候我感覺到……」、「我認為對方當時的感覺是……」、「我認為對方當下的想法是……」等等）。
6. 為了在描述事件時加入除了聽覺之外的視覺，治療師可以多使用黑板或白板，或一張紙，然後在一條「時間軸線」上寫下該情境裡的各主要事件。

111

當個案完成步驟一，治療師可以（依據個案的觀點）製作出一條時間軸線。在這條時間軸線上，從左到右依序寫出個案和對方之間主要的互動交流

（圖 6.1）。時間軸線的起始點和結束點都應明確標示出來，以清楚說明那些開啟此互動以及那些使互動結束的各種行為。視覺化的過程通常會使個案更瞭解情境裡的變動。個體很容易就能瞭解到，整個情境是由一連串的小事件構成的，而這些小事件會導致某些結局。下面的個案描述正是圖 6.1 的時間軸線所說明的情形。

「某天晚上，我那三十四歲的女兒打電話給我，說她的車子出了個大問題，花了她這個月所有的薪水來修理車子。她還說她付不出四月份的房租，問我是不是可以開張支票給她。我告訴她，我希望她可以找個比現在的服務生工作更好的職務。我很猶豫，最後還是告訴她，我會開一張支票給她。我問了她的房東的姓名——因為我不想直接開票給她。然後她說她也沒錢繳稅。她問我是不是能借錢給她繳稅。我沉默很長一段時間沒有說話。後來我嘆了一口氣說『好吧』。掛上電話後，我跟妻子說我的女兒是個失敗者。」

7. 在步驟一的尾聲，治療師要摘述個案的故事，以便確認自己已經正確瞭解了這個暫時性的描述。

個案應被鼓勵在治療師的摘要改變、省略或遺漏了故事的某些重要部分時提出修正。

112

8. 治療師教導個案學會在沒有治療師的引導及提醒下，獨立完成步驟一。

透過指導個案敘說故事的方式，並幫助個案持續投入要做的工作，治療師在整個情境分析練習活動期間，得以發揮一個敏銳的老師的作用。經過治療的療程，個案應逐漸能夠在沒什麼或完全不需治療師的協助下完成這個步驟。如果只是問個案：「請告訴我在這個情境裡發生的情形」，然後治療師就往椅背一靠而讓個案概略性地述說著，這樣的做法是沒有建設性的。情境描述持續三或四分鐘以上，就代表治療師沒有讓個案持續努力做當下要做的

113

事情。大約在第六或第七節次治療的尾聲，個案應該有能力在沒有治療師的協助下獨自完成步驟一。

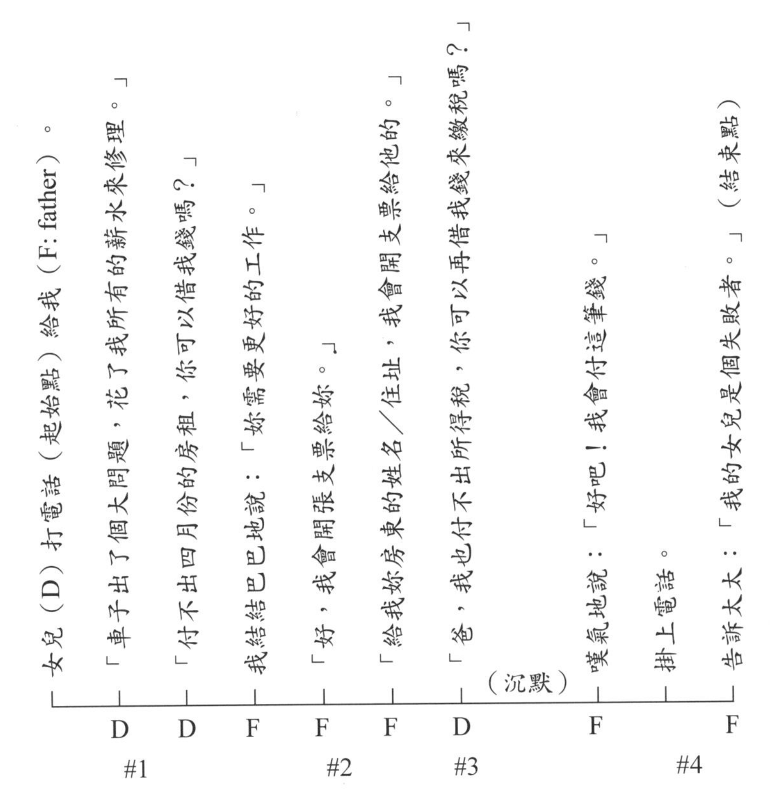

圖 6.1　圖示某一情境的時間軸線，其中示範了如何寫出情境分析的敘述（步驟一），並註明個案所做詮釋的發生時間點（步驟二）

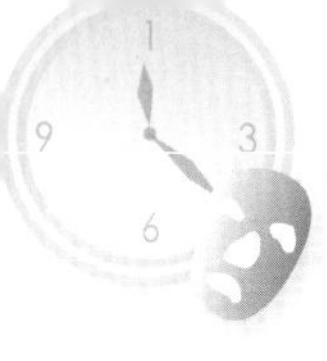

113 當個案的故事描述讓治療師覺得像是在看一部默劇（無聲電影），就表示個案成功完成了步驟一。所描述的內容都是這個故事裡可被觀察到的行為和反方行為（counterbehaviors；譯註：指的是個案自己的某個行為反應所引發另一方表現出來的行為反應）。每位個案的口語描述量各有不同。有些人過度精簡；有些人則是極度冗長和多話。心理治療師必須努力求取這兩種極端之間的平衡。陳述精簡的個案可能因為有限的表達而忽略了相關的人際訊息；陳述冗長的個案也可能在他們過度的細節中迷失了重點。第一種陳述精簡型的個案，必須被教導去注意相關的細節，因此治療師的主動介入和行為塑造技術（shaping）通常都是必要的。第二種冗長繁瑣型的個案，則需要經常提醒個案，只有「依序描述那些導致結果的互動事件」才是必要的。

個案在步驟一欲達到的表現目標

1. 個案學習用客觀且精簡的方式來描述某個情境事件。

這項目標代表：⑴只持續聚焦於一個情境；⑵描繪出清楚的起始點和結束點；以及⑶克制想要編輯或杜撰的誘惑。教導個案一次只聚焦於一個事件上，有助於矯正前運思型個案的整體式思考（globlal thinking）。能夠從時間和空間上詳細說明某個問題，就能設定出焦點，而讓個案得以做好最佳準備來檢視自己在認知及行為上（將會導致實際結果的）的各個反應。

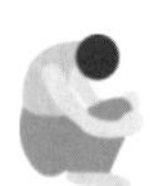

步驟二：情境的詮釋

個案現在被要求用三或四個精簡的句子來描述情境，**詮釋該事件**，並回答「這個事件對你來說有什麼樣的意義？」這個問題。下面的範例是某位個案在第三節次治療裡進行的第一個情境分析練習。114

治療師：這個事件對你來說有什麼樣的意義？

個　案：〔詮釋一〕這代表沒有人真正喜歡我。〔治療師已經知道這是一個不相關的詮釋，但他讓這個詮釋在引發階段期間繼續保留。〕

治療師：請想想你剛剛描述的事件——有個開頭、結束點，以及一些之間發生的事件。現在回過頭來看看你的描述，所做的詮釋應該指出你和Shirley之間*怎麼了*。詮釋具有類似情境之「引航員」的作用，因為指出那時候對方做了什麼、你做了什麼，以及互動的方向，而引導你從開始來到尾聲。請再試一次，讓我們再來看看這個事件對你來說有什麼樣的意義？〔治療師向個案說明步驟二背後的原理。〕

個　案：〔詮釋二〕那表示Shirley另有規劃，與我的邀請相衝突，而無法在週六晚上和我一同出去。

治療師：對你來說，這個事件還有其他什麼樣的意義呢？

個　案：〔詮釋三〕對於她早已有了規劃，我真的非常失望。

治療師：現在你瞭解到背後的意義。你的第一個詮釋是「沒有人真正喜歡我」。在你對情境的描述裡，你說她告訴你，她已經另有安排了，然後你指出這讓你有多麼失望。你那時告訴她你有多失望。你也說她要你下次早點打電話邀她。讓我們來看看她最後那個要你早一點打電話邀她的說法。這樣的說法對你來說有什麼樣的意義？

個　案：〔詮釋四〕為了要約到 Shirley，我得在星期一或星期二就打電話給她。

治療師：現在你做出了正確且相關的情境詮釋。現在有四個詮釋需要我們一起來處理。

教導個案學會正確「解讀」在人際交流裡的脈動（flow），便能將個案的知覺緊緊「紮根」在當下時刻裡。我將步驟二稱為「決定該情境是*怎麼*回事」（determining the what of the situation）。只有那些描述了互動當下真實發生之事件的各項認知，才是有用的，其他的認知必須加以修改。稍後在情境分析，治療師會聚焦在個案所做的每一項認知詮釋，並檢視每一項認知詮釋達成渴求結果的可能性。當我們做到步驟五，並討論如何建構出渴求的結果，這點就會更清晰可懂。

115

執行步驟二的治療師守則

1. 在治療初期，治療師要說明個案所做的各項詮釋在情境分析裡的功能。

就像上述的對話範例所說的，治療師必須向個案說明，個案所做的詮釋或「解讀」的作用就像是汽車的導向輪（steering wheel）；也就是，個案所做的詮釋會引導自己在某一事件裡的反應和行為，因此和該情境的結果有直接的關連性。當正確運用，這些詮釋可以讓個案持續深入及聚焦於每個時刻裡所發生的交流。此外，這些詮釋也都表示了個案和互動對方之間是**怎麼**回事。我在此並非暗示，這些詮釋應該提供了關於「對方**為什麼**會用那樣的方式來對待個案」的答案。相反的，這些詮釋是告訴個案對方在與之互動期間做了**什麼**。

2. 治療師教導個案學會形成一個單一、陳述單純的句子來表達每一項詮釋。

個案常會發現很難將一項詮釋縮減成一句話。說明該情境的意義再詳述該事件的其他層面，反而比較容易。此時心理治療師的工作是幫助個案打破內心所有的意識流而縮減成一句話。已知藉由「這個情境具有的意義是……？」的提示語來鼓勵個案，是相當有用的做法。練習並積極地回饋，都是熟練步驟二的關鍵。

3. 治療師要放手讓個案去做這些工作；也就是，治療師應該要和個案共同合作，但要讓個案自己做出最後的句子。

116

治療長期性憂鬱成人個案時最強烈的誘惑就是，治療師總會想幫個案做應由個案自己做的工作。對於這樣的情形，我給治療師的忠告非常簡單：「**千萬不要！**」如果治療師幫了個案做步驟二裡要做的工作，這就表示在治療師問了個案「這個情境對你來說有什麼樣的意義？」這個問題，以及個案也提供了好幾個描述句子之後，治療師接著就會將這些材料總結或重新描述成一個句子。所以再說一次，我的建議是「**千萬不要！**」這些個案大多數在認知能力上比較有限，需要重複練習這個工作。因此，心理治療師這方的耐心是非常必要的。介紹這項規則的相反方式是：**任何由心理治療師為個案完成的事情，個案就沒有學到如何自己獨力完成這些事情！**

4. 治療師要為個案重述每一項詮釋，並使用個案自己的詞彙而非更新用詞（paraphrasing）。
5. 在繼續要求個案給出下一個解讀之前，治療師一定要確認自己已經瞭解個案所給句子裡的每一個字彙。

第五項規則就是第四項規則的詳細說明。在瞭解個案所用的每個特殊字彙時，新手治療師經常給了個案疑惑的好處（the benefit of the doubt）。我不建議這麼做！在繼續下去之前，治療師必須瞭解個案每個句子裡每個字彙的意義。下面的例子將說明這點。

個　案：就我回應 Mike 的方式來說，我是個「復仇天使」。
治療師：「復仇天使」對你來說是什麼意思？請你用你的詮釋，幫我瞭解這句話。
個　案：我的意思是，我就像是所有受虐小孩的一個憤怒不已的保護者。而 Mike 則輕視受虐兒童和他們的問題。
治療師：所以，你的行為表現就像是你想要照顧這些孩子，而不去管 Mike 的說法。這就是你用「復仇天使」這個詞的意思嗎？
個　案：對！
治療師：嗯，我懂了。這個情境對你來說，還有其他的意義嗎？

6. 列出各項詮釋之後，心理治療師要為個案做個簡短的摘要，記得要**用個案所用的詞彙**。
7. 治療師教導個案學會做出**正確**且**相關**的詮釋。

包含在這七項規則裡的議題，下一章會進行更充分的探討，其中也會介紹針對不正確和不相關的詮釋所進行的矯正程序。目前在這裡，只談到一個正確且相關的詮釋需要具備的準則，以便闡述一項具適應性的詮釋（adaptive interpretations）的構成要素。只要在引出階段所得到的個案詮釋符合了本步驟的前六項規則，不管這些詮釋是不正確還是不相關，都會暫時保留下來。有關適應不良之詮釋（maladaptive interpretations）的積極修正工作，將在情境分析的第二階段裡進行，我們會在第七章詳細介紹。

正確且相關的詮釋會正確反映出個案和其他人之間怎麼了（正確性），而且這類的詮釋都是獲得自、也緊繫著該情境當下發生的特殊交流（相關性）。正確的詮釋也總是相關的；可是，許多詮釋可能是相關但卻不是正確的。有些解讀可能緊繫著該事件的背景脈絡（相關性），但可能尚未正確地詮釋（正確性）當下發生的情形。有個例子就是被我稱為「讀心術」（mind reading）的詮釋類型——這類解讀**總是**不正確的。讀心術是指，當個案沒有特別詢問或被告知對方的想法、感覺或動機時，個案去猜想其他人在想什麼或有什麼樣的感覺，或是對方動機為何。以下這個有關讀心術的例子就說明了這點。

個　案：Molly 昨晚真的是很否定我耶，那時我們正在約會。她說我的襯衫顏色和我的領帶真的很不搭。

治療師：你有再跟 Molly 確認你的這項解讀嗎？也就是，她真的是在否定你嗎？

個　案：沒有，但我知道她就是這樣，因為她當時說了我選擇的這些顏色不配。

當所做的詮釋有用到像是「也許」、「從不」、「一直」、「再次」、「或許」等等之類的副詞，通常會使詮釋本身轉變成是對未來狀態的推論或是條件句。這類副詞使個案做出不相關的解讀，因為這類詮釋失去了和當下事件之間的連結。表 6.2 提出一些關於具適應性和不良適應的詮釋的範例。

總之，具適應性的詮釋會使一個人在時間和空間上以該事件為基礎，描述當下真正發生的情形，以及一個人在該情境裡必須做或想要做什麼。具適應性的詮釋也導致那些能直接處理手邊之人際任務的行為。簡言之，正確且相關的詮釋使一個人得以「充分地活在當下」（fully present）。

118

表 6.2　有關具適應性以及適應不良之詮釋的範例

具適應性的詮釋	適應不良的詮釋
「我問他為什麼我沒有被選上，他說應該有另外的人會來帶領這個團體。」〔正確且相關：假設獲得確認。〕	「當我被拒絕時，我總是感到生氣。」〔不相關：這個解讀並沒有以這個情境為基礎，而且副詞（總是）使這個解讀變成一項推測。〕
「當她告訴我，她再也不跟我出去時，那一刻，我真的很生氣。」〔正確且相關：這是有緊扣住時間這個環節的自省（time-anchored introspection）。〕	「我知道他內心當下正在想我不應該帶領這個討論團體。」〔不正確：這項讀心術的假設並沒有被核對。〕
「我先生喜歡欺負我，這次他承認了。」〔正確且相關：有緊扣住時間。〕	「我先生又這麼做了，否定我所說的話就是欺負我。」〔不正確：以讀心術猜測對方的動機，即使「否定」這個元素可能是有效的。〕
「我的老闆知道我沒有足夠的技能來完成這個任務，而他也這麼跟我說。」〔正確且相關：有緊扣住時間。〕	「我從來都無法完成老闆交代給我的任務。」〔不相關：這項詮釋只是一個推測。〕
「我們〔個案和其伴侶兩方〕現在都不用吵架的方式來處理這個問題。」〔正確且相關：有緊扣住時間。〕	「我以後再也不會結婚了。」〔不相關：這項詮釋沒有緊扣住時間，並且只是一種推測。〕
「我必須告訴我先生，我們必須在不爭吵的狀況下來討論這件事！」〔正確且相關：**行動式詮釋**（action interpretation），這通常是自我肯定行為（assertive behavior）的前兆。行動式解讀會啟動具體的行動。〕	「我希望我先生和我在沒有爭執的情況下討論事情。」〔不相關：這項解讀沒有緊扣住時間，因為個案沒有聚焦在兩人之間目前有的不一致。〕
「她真的很照顧我。」〔正確且相關：在另外一人做出令人窩心的行動之後所做出的解讀，且有緊扣住時間。〕	「我可能無法說服他留下來。」〔不相關：沒有緊扣住時間。〕

（續下表）

（續）表 6.2　有關具適應性以及適應不良之詮釋的範例

具適應性的詮釋	適應不良的詮釋
「我對於他所說的話感到很混淆。」〔正確和相關：這是有緊扣住時間的自省。〕	「也許有一天，這將對我們兩個有效。」〔不相關：這項解讀沒有緊扣住時間，而且只是一個猜測。〕
「我沒有好到足以帶領這個球隊晉級。」〔正確且相關：在沒有晉級之後有緊扣住時間。〕	「或許我不該在她那樣說的時候對她發脾氣。」〔相關：副詞使這個解讀與當前的情境脫節。〕
「我不喜歡我太太現在這種過重的樣子。」〔正確且相關：這是有緊扣住時間的自省。〕	「也許我先生有時候應該尊重我，像這次他就應該尊重我，但是他沒有。」〔不相關：副詞使這項解讀與事件脫節，並且使這項詮釋變成一項猜測。〕
「我對我的長相不滿意。」〔正確且相關：這是有緊扣住時間的自省。〕	「我希望我可以讓自己愛上她。」〔不正確且不相關：這項詮釋沒有緊扣住時間，是一種希望式思考（wishful thinking）。〕
「我現在不想上床躺著。」〔正確且相關：這是有緊扣住時間的自省。〕	「我希望我是個優秀的棒球選手。」〔不正確且不相關：這項解讀沒有緊扣住時間，是一種希望式思考。〕
「醫生告訴我，我再也不能走路了。」〔正確且相關：有緊扣住時間。〕	「生命真不公平。我不應該是個瘸子，被限制在輪椅上。」〔不相關：這項解讀沒有緊扣住時間。〕
「我必須現在就說出來，不然行動將會失敗。」〔正確且相關：行動式詮釋，會導引出自我肯定行為。〕	「也許我再也不能走路了。」〔不相關：這項解讀沒有緊扣住時間，且只是猜測。〕
	「再也沒有人會愛我了。」〔不相關：這項解讀沒有緊扣住時間，且副詞使這項詮釋變成一個猜測。〕

在早期的情境分析練習期間，只有非常少數的長期性憂鬱個案可以建構出正確且相關的詮釋。他們對問題很快就形成的前運思型觀點，以及他們在知覺上與環境脫節的情形，都妨礙他們聚焦在各個不同的片段事件上（discrete events）。對大部分的個案來說，步驟二將是一個困難且革命性的學習經驗，正因為會從治療師那裡獲得敏銳且持續性的回饋，而可能達到這樣的學習經驗。 119

8. 治療師要將個案所給的詮釋數量，限制在三到四個即可。

初學 CBASP 的治療師很容易因為問了個案「這個情境對你來說還具有其他的意義嗎？」而引發出了五個、六個，甚至更多的詮釋。結果變成一個情境分析有太多的詮釋需要處理。三或四個以上的解讀數量，其實就會有要承受過多需要處理的資訊的更高風險。過量的訊息會阻礙個案在情境分析裡的學習。心理治療師並不一定要解決一個情境分析裡的每件事情。我總是告訴 CBASP 的受訓學員，「要讓情境分析簡單易學！不要讓你的個案覺得情境分析太難學！」

9. 如果在步驟一採用視覺化的時間軸線程序（time-line procedure），那麼治療師要在時間軸線作註記，以標示出個案所做詮釋的發生時間點。

有了視覺上的輔助，可使個案更瞭解「詮釋是如何包含在情境當下的脈動裡」。圖 6.1 包含了許多註記，用來說明每項詮釋是發生在情境脈動裡的「哪個時間點」。

10. 心理治療師使用詮釋來評估個案在認知上的病理狀況，並且用以判斷個案是如何解決人際上的問題。

如先前第三章所討論過的，人際發展的目標是有能力與他人進行富同理心的交流（empathic encounters），以及有能力將語言當作一種瞭解他人和被他人瞭解的工具。此人際發展目標的整體就是「同理心能力一定牽涉到一個人覺知到自己和所處環境間的關連性」的觀念。個案所做的解讀將指出個案這個人沒有達到此目標的程度。 120

沒有能力做出正確且相關的詮釋，使個案不可能和其他人形成富同理心的關係（empathic relationship）。適應不良的解讀使個案和對方脫節，並且導引出那些並未特別處理到當下情境的行為。

於步驟二期間浮現的病理模式

有兩種病理模式可能會發生在步驟二，對治療師來說，這可能代表有特殊的問題存在。首先，有些個案沒有能力做出將於情境分析使用的詮釋；這表示個案所做的解讀曖昧不清又混亂缺乏組織。在這類狀況中，通常會浮現極端的情緒苦惱。我們並非不常看見這類個案想要清楚知道，會有什麼好康的結果隨著他們所做的事情而來，如以下的例子：

治療師：Sally，妳已經描述了妳和先生之間相處困難的部分。對於妳所提想要移動客廳家具的建議，先生的反應是妳的想法太愚蠢！妳也同意他的說法而認為這真的很愚蠢。接著讓我們進行情境分析的下一步：我想請妳想一想這個情境對妳來說具有什麼樣的意義。請用一句話來代表其中的意義。

個　案：（哭泣）我不知道這個情境代表什麼意義。對我來說，從來就沒有一件事情有用〔詮釋一〕。

治療師：這個情境對妳來說還有其他的意義嗎？

個　案：我不是很確定，反正我就是很笨！〔詮釋二〕

治療師：這個情境對你來說還有其他的意義嗎？

個　案：我就是不確定。將來我會因為自己很笨而使這個治療失敗〔詮釋三〕。

治療師：讓我們再次回到這個事件本身，看看我們是不是可以將這個事件打散成幾個比較小的部分。例如，妳那時提出想要移動家具的想法；然後Fred對於妳的提議給了負面的回應；最後，妳也同意他對妳所提建議的看法。我們先從第一個部分開始。當妳一開始對Fred提出妳的想法時，這對妳來說代表什麼樣的意義？就只要將焦點集中在這事件的這個部分。

Sally在這個事件上的悲慘遭遇，使她無法建構出可以被評估的詮釋。她是那麼的難過，以至於她只是一直表示她不確定當下是怎麼回事。接著心理治療師必須將該情境分成好幾個段落，並讓Sally一次只專心處理一個階段。後續有許多工作需要完成，才能使Sally能夠將她的焦點集中在當下情境上，並建構出情境分析能夠使用的詮釋。

121

在第二種病理模式裡，某些個案會用某種破壞性的人際動機來建構他們的詮釋，在這些詮釋裡，其他人被看成是應受懲罰或虐待的。然後這類個案通常會做出充滿報復心情與恨意的詮釋。

治療師：〔……總結一下有關情境的描述……〕你所形容的情況是你和店員之間的一段談話。他犯了某個銷售上的錯誤而使本店損失五十美元。你那時和他談起這個錯誤。你告訴他這是他在這個樓層所犯下的第三次錯誤，他損失了你的錢，而你對此感到生氣。你們的談話就在你告訴他你會從他本週的薪水裡扣除五十美元之後結束。現在回過頭檢視這個情境，這些狀況對你來說有什麼樣的意義？

個　案：這表示他是個會讓我虧錢的笨蛋員工〔詮釋一〕。

治療師：這個情境還具有其他的意義嗎？

個　案：是的，再也請不到什麼好員工〔詮釋二〕。

治療師：還有其他的意義嗎？

個　案：員工們都不喜歡我，似乎不在乎他們的懶散會如何造成我這家店的損失〔詮釋三〕。我應該把他們全部炒魷魚！

除了個案的憤怒之外，這段治療對話提供了有關前運思型思考的證據。到了矯正階段，個案就可以瞭解情境分析裡有關「不相稱的邏輯」（mismatching logic）的部分，因為在矯正階段期間，個案會被要求以形式運思的方式來回答下面的問題：「每一項詮釋如何促使你達到你渴望的結果？」在上述的例子裡，雇主想要該名員工在收銀台收錢時，更謹慎地處理收錢找零的工作。

他的解讀並沒有促進 DO 的達成；相反的，這些詮釋導向對該名員工和工作人員的懲罰和否定。這些詮釋都得修正。

122

店老闆所做的詮釋表達了廣泛性的憤怒反應，但這樣的反應並未明確處理到店員所犯下的該項錯誤。這些詮釋所遺漏的部分是一個「有需要教導員工如何更有效做好收銀台工作」的認知；此時需要一種**行動式的解讀**（action read）。表 6.3 列出的八種適應不良詮釋，可以在早期的情境分析練習之中就辨識出來。

表 6.3　一般常見的適應不良的詮釋

---

1. 針對衝突情境所做的**全面型**（global）詮釋，無法對特定問題進行直接的評估（如：「我生活中從來沒有成功過」）〔不相關〕。
2. **逃避型**（avoidant）詮釋，會使個案遠離當下的問題而暫時聚焦於過去或未來，或是使個案陷入憤世嫉俗的圈套當中（如：「我應該在我有機會的時候，接下另外一個工作」）〔不相關〕。
3. **自我責怪型**（self-blame）詮釋，反身責怪自己，並且沒有考慮到自己和他人的缺點和限制（如：「這總是我的錯；我把我的每個關係都搞砸了」）〔不相關〕。
4. **讀心術型**（mind-reading）詮釋，將尚未獲得確認的動機、想法和感覺加諸到其他人身上（如：「我知道她認為我試圖丟開工作」）〔不相關〕。
5. **自我否定型**（self-negation）詮釋，輕視自己的能力和目標（如：「當我做出這類建議時，我就覺得自己很愚蠢了」）〔不相關〕。
6. **完美主義型**（perfectionistic）詮釋，要個案以及與個案互動的對方，都抱持一項無法達到的標準，並且會妨礙個案直接處理當下的情境（如：「我先生在打掃家裡時從來沒有做對過」）〔不相關〕。
7. **推測型**（conjecture）詮釋，預言一個人在家、在職場上，或在最近或日後人際關係上的狀態（如：「我再也無法親近任何人了」）〔不相關〕。
8. **希望式思考—逃避型**（wishful thinking-avoidant）詮釋，代表個案退回到自己的幻想裡，並且躲避當下的問題（如：「我希望這從來沒有發生在我身上」）〔不相關〕。

個案於步驟二欲達到的表現目標

1. 個案需要學會在沒有治療師的協助下，還能做出正確且相關的詮釋。

在此步驟欲達到的表現目標是，使個案有能力做出相關且正確的詮釋，然後有能力自己修正當中犯下的任何錯誤。

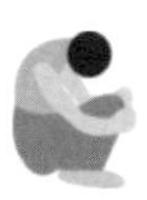

步驟三：情境裡的行為

123

步驟三的任務是要引導個案在口頭上描述自己在情境裡的行為。治療師可藉由簡單的說法來提示個案：「請試著描述一下你當時在那個情境裡做了什麼。」

藉由觀察個案在完成情境分析前兩個步驟時的行為表現，將可明顯看到有關一個人之行為風格的廣泛資訊。例如，心理治療師將會知道，個案是否遇到困難的狀況就會過早放棄、當事情出錯時就會哭泣或落淚、用拒絕對待他人來維護自己的權益、面對壓力時變得沮喪或感到挫折、描述情境時回以憤怒或失去耐心、抗議他們不必做這麼愚蠢的事情、難以專注在任務上、順應情境分析的指導語但卻很不情願、忽略要他「集中在任務上」的要求而大談其他的新話題，或是大聲說出想要知道這些練習可能會如何幫助他。雖然這些一般常見的行為不一定與當下被分析的情境有關連，但這些行為卻經常和個案在情境分析所提到的行為模式極為相似。

根據治療師對個案的人際問題所形成的假設，可能會需要其他的資訊，以便放大在這些範疇裡的行為表現。例如，經過情境分析前兩個步驟後，有位個案已經好幾次參考了「他做的每一件事情總是失敗的」這個實情。他的情境分析是關於他的老闆指派一項工作給他，但在他們談完之後，老闆又決定將該項工作指派給另外一個人。依據個案在前兩個步驟裡的行為表現，治療師知道個案那種「失敗意味的嘆息」（sighs of failure），非常有可能在老

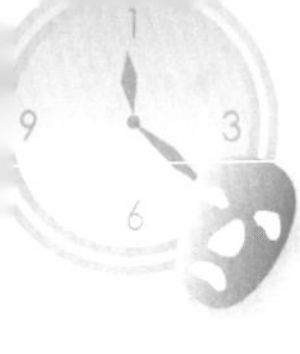

闆指派工作時扮演某種必要的角色。在完成步驟三的時候，治療師要個案仔細地重新建構出，在工作完成指派之後，他在口語（他那時說了什麼）**和**非口語（他當時是怎麼說的）兩方面是如何對待老闆的。

對治療師來說，此步驟具有（針對需要處理的目標行為範疇加以）**衡鑑的功用**，而且是達到「向個案示範其行為是如何促使他得到該種情境**結果**」這個目標的一種**方法**。

執行步驟三的治療師守則

1. 在治療的早期，心理治療師說明本步驟背後的原理。

124

個案需要學會將他們的行為想成是一個會直接導向某種情境結果的較大歷程裡的一個步驟。依據個案剛剛找出的詮釋，而將焦點集中於個案是如何表現行為的，可以讓個案獲得必要的資訊，而看到**為什麼**這個情境會轉變成這個樣子。

2. 治療師教導個案學會自我監控自己和他人互動時的行為表現。

個案在情境分析裡很快學會要去注意自己是如何表現行為的。假以時日，個案也會認識到那些會導向不想要結果的破壞性模式。草率且衝動地回應他人，是經常遇到的行為，這類行為會阻礙個案達到自己渴望的結果。當在較後面的治療節次裡，討論到哪一種行為策略最有幫助時，許多個案都明確指出：「學會在做出反應之前**停**、**看**、**聽**」是一項很有價值的技巧。

3. 治療師使用獲得的行為資訊，而從整體來描繪一項行為技巧訓練方案。

於步驟三期間獲得的行為資訊，被用以從整體來描繪某項用來改善人際表現的治療策略。CBASP 行為訓練方案是將焦點集中在發展出：⑴維護自我權益的技巧（assertiveness skills）：方式是訓練個案用簡明扼要的句子來跟其他人進行清楚的溝通；⑵工作面試技巧和社交技巧：方式是運用角色扮演技巧；⑶自我揭露技巧（self-disclosure skills）：方式是幫助個案學會如何向他人分享他們在情緒上的需求；以及(4)傾聽技巧：方式是教導個案如何掌握到交談裡的情緒。第三和第四種技巧都牽涉到要做出富同理心的行為（empathic behavior），這也是 CBASP 方案裡一個核心的行為目標。（在這裡要特別註明，應該只有在完成情境分析練習之後，才會進行行為矯正方案。）

4. 心理治療師應該讓個案親自做這些工作。也就是，心理治療師是以共同合作的方式來參與及工作（participate and work collaboratively），但應該不要替個案做這些工作。

又再一次，這點非常重要。個案普遍有的順從風格，總會牽引治療師表現出支配型的「接手承擔」行為。這項我先前提過的規則在此仍是適用的：**任何由治療師替個案做了的事情，個案就沒有學會為他們自己去做這些事情。**

125

個案於步驟三欲達到的表現目標

1. 個案學會聚焦在自己人際行為裡那些有助於達成 DO 的相關面向。

因為行為和結果在情境分析作業裡總是相連在一起的，所以，個案要反覆練習如何辨認出是哪些反應導致某個特殊的情境結果。此外，個案也被要求去評估是否因某個特殊行為，造成了某個渴望或不渴望的結果。一段時間後，個案就能熟練地分辨出，是因為他們的什麼行為而導向或沒有導向正面的結果。

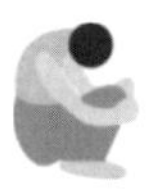

步驟四：情境的實際結果

步驟四的提示問句是：「此事件給你帶來什麼樣的結果？」在這裡，要精確指出並試著描述實際的結果（AO）。長期性憂鬱個案幾乎沒有能力辨認自己行為的結果。即使他們想起某些互動的結果，通常也只是一種反射性且全面性的描述而已（如：「對我來說，什麼都沒有用」、「沒有人喜歡我」

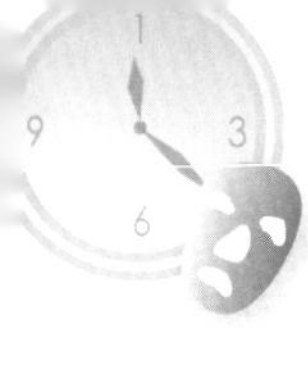

等等）。當一個人沒有覺察到自己引發他人表現出什麼樣的反應，這個人對於許多根本層面的知覺就會與環境脫節。因為個案在步驟四被要求用行為學詞彙對 AO 進行整體的描繪，所以，個案在步驟四得去覺察自己與他人之間關連性的本質。情境分析的這項步驟就是從「學會辨認行為結果」開始。

執行步驟四的治療師守則

1. 在治療的早期，心理治療師在引出一個有關 AO 的句子之前，先要說明本步驟背後的原理。

例如，心理治療師可能會說：

「步驟四是一種有關『該情境帶來什麼樣的結果』的描述——也就是指情境的結果。在情境分析裡，我們稱之為『實際的結果』。在評估你對其他人帶來的影響時，『能夠辨識出結果』將是其中的一項關鍵技巧。在幫助你克服你的憂鬱方面，『學會正確辨認情境的結果』這項技巧將扮演一個不可或缺的角色。」

126

2. 治療師教導個案使用以行為學詞彙為主，並緊扣住時間要素（time-anchored）的句子來描述 AO。

步驟四是情境分析這道拱門的「拱心石」（keystone），因為到目前為止（在認知和行為上），已經發生過的每件事情現在都收斂到一句有關結果的描述裡。這個從行為學角度描繪 AO 之後得到的產物，就是接下來的情境分析程序要倚靠的部分。後續將根據這項 AO 來評估個案在當下情境裡的行為表現的成功或失敗。

3. 在建構有關 AO 的句子時，治療師要讓個案親自動手做。

如同在先前幾項步驟裡提到的，治療師要避免改述（paraphrasing）、摘要（summarizing）、編輯（editorializing），或是替個案做了應該由個案自己做的事情。個案必須使用行為學詞彙做出關於該事件之結束點的操作型定義。「想要加速這個過程並替個案建構出 AO」的誘惑總是會出現。如前所述，我的忠告是「千萬不要！」個案需要學會如何自己獨立完成這些工作。

避免在步驟四常見到的錯誤

新手治療師經常在這個步驟裡出錯，而降低或無形中傷害了情境分析的效果。以下是治療師經常於步驟四出現的五種錯誤：

1. AO 沒有緊扣住時間。
2. 用情緒化詞彙來描述 AO。
3. 使用曖昧模糊的詞彙來描述 AO。
4. 心理治療師允許個案在情境分析的後續步驟裡修改 AO。
5. 治療師使用多項 AO 來進行工作。

1. **AO 沒有緊扣住時間**。如果事件的結束點沒有明確的時間，AO 暫時就會飄忽不定，這個有關結果的練習效力就會受到傷害。請看以下的例子：

127

治療師：這個事件為你帶來什麼樣的結果？

個　案：嗯，我們的爭執從來沒有處理好，隔天我們又談了一次，在那之後還有過幾次交談。沒有什麼部分因此變得更明白。〔這個情境的結束點沒有緊扣住時間。〕

因為一直沒有找到這個事件的停止點（stopping point），所以，這名治療師不太可能有能力讓個案看到他在情境裡的行為帶來的結果。最佳的停止點將是第一次交談結束的時候。

2. **用情緒化詞彙來描述 AO**。當治療師允許個案以情緒化詞彙來建構他們的AO——「我感到解脫」、「我很沮喪」、「我真的很氣那個銷售員」，因為強調了個案的內在情緒狀態，因而妨礙個案將焦點集中在環境上的結果。我並不是認為情緒相關物（emotional correlates）不會伴隨 AO 一起出現，也不是認為個案不應該在建構AOs時形容他們的情緒反應。相反的，我的意思是，**首先須根據有關「在該情境尾聲所發生的情形」的客觀報告而對AO進行整體的描繪**。本質上，AO 的描述必須使用那些可由外在觀察者加以確認的行為學詞彙。

3. **使用曖昧模糊的詞彙來描述AO**。若是沒有清楚定義出AO的句子，不管是心理治療師或是個案都會不清楚結果是什麼。如果個案打算消化自己行為所帶來的整體影響，就必須精確地描述AO。另一個例子將說明我的觀點。

治療師：這個事件對你帶來什麼樣的結果？
個　案：嗯，結果要比先前好多了。我清楚感覺到我們在這個問題上有一些進展。

治療師該如何回應呢？

治療師：我不確定我是否瞭解這個事件帶給你什麼樣的結果。請你更具體一點說明你剛才提到「結果比較好」以及「我們有一些進展」是什麼意思？請試著用一句話來形容。
128
個　案：（想了一下）我們解決了星期二該由誰來洗碗的爭執，而且我們在過程中沒有彼此咆哮。
治療師：真棒！現在我知道這個事件的結果了。

4. **心理治療師允許個案在情境分析的後續步驟裡修改AO**。再次重申，AO必須保持固定不變更；當AO是個「不斷移動的目標物」，就不可能證明行為的結果。例如：

治療師：這個事件為你帶來什麼樣的結果？
個　案：嗯，很難說耶。星期一的時候，事情看起來不太好。星期二又是另外一個不同故事。星期四，我以為會打好契約。星期五，這樁買賣落空了。

治療師：好，讓我們回過頭來看看這件事對你帶來什麼樣的結果，你想選擇哪一天的結果來當作 AO。

個　案：我想就選星期五的結果吧。我需要瞭解到底哪裡出錯了。

想採用星期五的狀況，也是很好的選擇；可是，一旦做出決定，就得固定下來。個案必須自己做出決定，治療師則必須堅定地要個案維持自己的決定。如果個案想要反悔而選擇星期一或星期二的狀況，或是一次選擇好幾天的狀況，那麼，治療師為了維護情境分析練習的效果而必須加以設限。

這引發另外一個有趣的點。AO 的選擇似乎不怎麼自然，並且就看個案選擇**哪個**「時間片段」來進行分析。在任何一個持續進行的關係裡，某次的談話可能持續好幾個小時、好幾天或好幾週。一個人要怎麼才能夠知道哪個結束點會比另外的結束點更能反映出人際歷程呢？然而，只有形式運思型的思考者才會浮現這類問題。因為長期性憂鬱成人個案會以僵化且全面性的方式來思考事情，所以想要教導他們認識他們行為的結果，就需要從一段具有起始點和結束點的「有問題的時間片段」（problematical slice of time）開始著手。

5. **治療師使用多項AO來進行工作**。處理多項AO，將是一場毫無勝算的戰爭。當個案提出超過一個以上的 AO，治療師必須要求個案依據重要性來將這些 AO 排序，然後只處理第一順位的 AO。

有些個案在他們進行到步驟四的時候，對於只能選出一個結果而感到為難。這些個案的作為就好像是他們想要「保有開放的選擇權」。只能使用第一順位的 AO，迫使個案做出決定，而提高「個案必須面對其行為的結果」的可能性。

129

個案於步驟四欲達到的表現目標

1. 個案學會使用行為學詞彙而以一句話來建構出 AO。

成功完成步驟四，代表個案現在有能力聚焦在一個區隔出來的時間片段，並且能夠精確指出該情境的一項結果。計畫性地解決問題的能力（Folkman & Lazarus, 1988）包含各種試圖改變問題情境的聚焦型努力（focused efforts）；此種取向結合了認知一分析取向之後，能導引出更有效的解決。這個取向非常倚重個案「能夠聚焦在**某個已知的時間點**的行為所產生的結果」的能力（D'Zurilla & Goldfried, 1971）。藉由要求個案將他們在認知及行為上的策略和實際的情境結果串連起來，步驟四得以持續挑戰個案的前運思型世界觀。步驟四是所謂「如果這樣……然後就會那樣……」這類不相稱搭配的練習活動的另一個層面，即需要一位前運思型個案以形式運思的角度來進行思考。

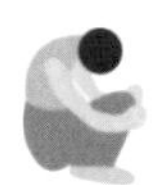

步驟五：情境的渴望結果

長期性憂鬱個案現在被要求去做一些以前沒有做過的事情：針對某一特殊事件，思考諸多特定的可能性，並整體描繪一項**渴望的結果**（DO）。當心理治療師問到：「你想要這個情境帶來什麼樣的結果？」於是個案的注意力就會聚焦在結束點上，並開始描述他想要的結果。

步驟五用在幾個方面：

- 為了使個案有動機做改變
- 為了評估情境裡的病理（pathology）
- 為了建立一個標記（marker），使個案得以評估他們的行為在情境中的適當性
- 為了幫助個案發展出以目標為導向的思考方式（goal-oriented thinking）
- 為了讓個案做好準備收割成功生活（successful living）所帶來的酬賞

130

因為個案在治療早期幾乎沒有達到他們的 DO，所以，當個案被要求當著治療師的面來比較及對照 DO 和 AO 時，會覺得很不舒服。可是，情境分析的這個階段就是打算強化這種不舒服的程度，如此在個案採取較具適應性的行為後，才會跟著出現苦惱的減輕。如先前討論過的，創造治療內的苦惱（in-session distress）正好設立了一個執行負向增強（negative reinforcement）

的舞台——這是一種會導向改變的驅動事件（a motivating event）。

DO 的建構工作也會建立一項比較標準，使治療師和個案雙方皆可依此來評估個案的表現在該情境裡的適合性。如果個案得到的部分（AO）和想要的部分（DO）之間有落差，那麼關鍵的評估問句就是：「**為什麼**此時你沒有得到你想要的呢？」

辨認出 DO，有助於個案在思考上變得更以目標為導向（goal-oriented）（Platt & Spivack, 1972, 1974, 1975; Platt, Siegel, & Spivack, 1975）。事實上，治療裡的重要改變發生於「個案自發性地報告他們已經會在人際互動初期就獨自將 DO 建構好」的時候。這類行動的採用，反映了一種正在養成中的目標導向型生活方式（goal-directed approach to living），而且這個標記是改變的一項早期預兆。

請個案建構 DO 的最後一項理由就是，如此治療師可使個案準備好在達到人際方面的成功時收割甜美的果實！當個案在治療裡提到那些 AO ＝ DO 的情境時，這正是慶祝的時刻！針對這些場合所進行的情境分析過程，使個案極難躲避自己的成功和成就。一旦AO＝DO，情境分析就變成一項「得以強調並強化那些會導向成功結果的促進性策略（facilitative strategies）」的工具。治療師也處在一個位置上，而得以將「AO和DO的比較」當成一種正向增強策略（positive reinforcement tactic）：治療師因個案的成功而明顯表現出來的高興和滿意，成為正向增強的一項強力來源。以下例子說明了「慶祝理由」（cause-for-celebration）的時刻：

治療師：這個情境為妳帶來什麼樣的結果〔AO〕？

個　案：我告訴我的丈夫，當他說我很愚蠢時有多傷我。〔個案接著說到她的丈夫是那麼的訝異，他完全不知道他的說法那麼傷人。他也說他會試著不再說這種話。〕

131

治療師：妳希望（或想要）這個情境會是什麼樣的結果〔DO〕？

個　案：我想要告訴我的丈夫，當他說我很愚蠢的時候有多傷我。

治療師：那麼，妳有得到妳在這個情境裡原本想要的東西嗎〔AO與DO的比較〕？

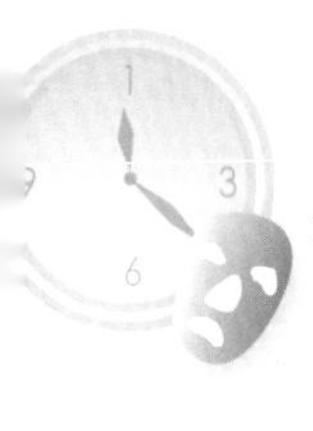

個　案：有！我在最後有得到！我有告訴他我想要什麼。這是我第一次勇敢面對他！我以前從未這樣做過。這真是難以置信！

治療師：妳認為妳**為什麼**可以在此時獲得妳原本想要的？

個　案：因為我最後有伸張我自己的權益！你不會相信的，我可是花了好久的時間才做到的！

執行步驟五的治療師守則

1. 在治療初期，治療師向個案說明步驟五背後的原理。

例如，治療師可以這麼說：

「我會要求你在情境分析的過程裡從整體來描繪（formulate）一項『渴望的結果』，以便幫忙你評估實際所得結果的適當性。一旦你為你自己找到一個目標，我們就可以仔細來看看你是否有達到，如果你沒有達到，那麼我們至少可以知道為什麼。在情境分析，我們將這個渴望的結果稱為'DO'。它扮演一個非常重要的角色，可以幫忙你改變生命裡一些會阻礙你獲得你所想要事物的事情。」

2. 治療師教導個案學會每一個情境只建構一項 DO，並以行為學詞彙簡潔扼要地描述它。

有些個案對一個情境就提出好幾項DO，就像他們在建構AO時那樣。這麼做的個案會被要求依據自己的渴望程度（desirablility）來將這些DO加以排序，然後**只**處理第一順位的DO。若是允許納入好幾項DO，情境分析的練習就會變成難以處理且令人混淆不清。

另一項要謹記於心的考量是，不允許個案建構不是屬於行為層面的 DO（nonbehavioral DOs）。就和以下的例子一樣，這樣的錯誤總是造成問題：

治療師：妳希望這個情境會是什麼樣的結果〔AO〕？

個　案：我想在準備工作有任何的進展之前，先停止這項藝術表演的計畫。另外，我也想要能夠向Mary表達我自己的觀感，而感覺到有自信。

治療師：現在妳已經有了兩個渴望的結果；也就是，停止計畫，以及向Mary表達妳自己的觀感，而感覺到有自信。我們只能採用其中一個。哪一個是妳想要採用的？請妳選出接下來想要處理的那一個。

個　案：我想要能夠向 Mary 表達我自己的觀感，而感覺到有自信。

治療師：那麼我們就使用「向 Mary 表達妳的感受，而感覺到有自信」當作妳的 DO。

當治療師要個案將兩個 DO 排序並選出第一順位的時候，治療師做了一個正確的反應。還是有個地方有問題，就是這個第一順位的 DO 是以情緒詞彙來描述的。如果心理治療師已經有要求個案改用行為學詞彙來形容 DO，以便將原本使用的詞彙加以操作型定義化（operationalize），那麼，就可以接受個案使用類似「感覺到有自信」這樣的 DO。或許一些像是「感覺到有自信」之類的說法，可能可以改成像是「維持良好的眼神接觸」、「用清楚簡單的句子說明我的狀況」等等屬於操作型定義的說法。可是，因為沒有從行為的角度來將 DO 加以操作型定義化，心理治療師微妙地將個案送往失敗。為什麼呢？因為這名個案就像其他的長期性個案一樣，通常不具備伸張自我權益的技巧來向Mary伸張自己的權益，而感覺到有自信。她首選的DO是假設她有適當的自我肯定技巧（assertive skills），但實際上卻不是如此。一個比較合乎真實狀況的DO可能是，只要將她想說的話告訴Mary就可以了。理想上，在培養出自我肯定技巧之後，情緒上的感受（如：有自信）不久將會充滿希望地浮現出來。

不鼓勵採用情緒性 DO 的另一項理由是，要在棘手的人際關係裡製造出特定的情緒反應，似乎是不可能做到的。在治療裡被分析的大多數事件，都是很棘手且有問題的。因此，很容易被引誘去從「想要感覺有自信、勇敢、快樂、滿意和平靜；想要優雅和泰然自若的行為舉止；以某種寬容的態度離

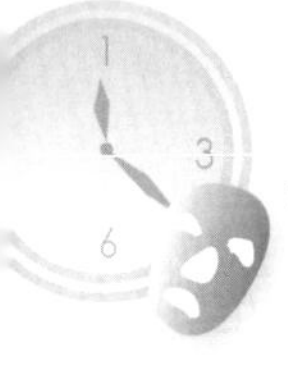

開情境」的角度來建構一個 DO。現實的情況是，隨著熟練了如何處理困難的任務或情境，正向情緒通常就會接著而來。自信、勇敢等等，鮮少會比熟練更早到來。這點對長期性憂鬱個案來說尤其為真。在 DO 沒有達成的情境裡，首先要辨認出必要的行為技巧，然後加以學習，最後要一直練習到熟練為止。當技巧方面的不足被揭露之後，便可進行矯正。

133

3. 治療師教導個案學會建構出**可達成**（attainable）且**切合實際**（realistic）的 DO。

在此先不說明針對不良適應之 DO 所進行的矯正程序，留待第七章再詳細介紹，不過為了讓讀者有個清楚的概念，以下將簡短定義出有關具適應性之 DO（adaptive DOs）的準則。

可達成的渴望結果

當個案在建構渴望的結果時，有兩項準則要銘記在心。首先，環境方面是否給得起個案渴望的東西？強調 DO 是「可達成的」，意思是環境方面有能力提供個案想要的東西。就人際關係層次來說，這表示要去評估互動的另一方有多少程度的意願和能力，可提供個案想要的東西。

遵循「可達成」這項準則，對許多長期性憂鬱成人來說是很困難的。許多個案在開始接受治療時，不太有能力決定什麼是在人際關係方面可以得到和無法得到的。這很大部分是因為個案過去沒有「其他人在互動時用他們自己的方式來表達關心和善意」的相處經驗。因此，也就不訝異他們會那麼難以對「可達成之人際目標」有概念。在知道他們過去的惡意對待經驗之後（maltreatment history），大多數個案一開始最能做出的 DO 就是想讓對方有所不同。接著來看下面這個例子：

治療師：Anne，對妳來說，妳希望（想要）這個情境的結果是什麼〔DO〕？
Anne　：我希望我的男友仔細聆聽我說的話。
治療師：妳有在這個情境中得到妳想要的嗎？

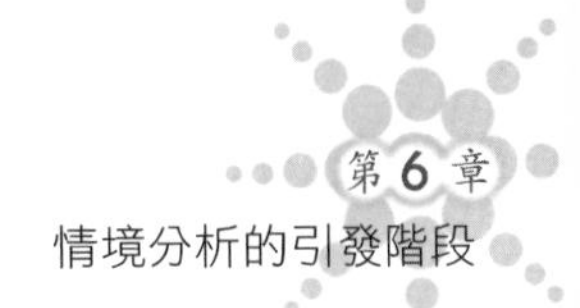

Anne　：該死，沒有！他打我，還推我去撞牆。我一直希望他將來有一天會改變。沒用的。他未來一樣是個性情古怪的傢伙！

Anne 已經和 John 住在一起五年。他的行為一直都是這樣，而且心理治療師知道John不可能會改變。Anne提出的這個DO顯然是**無法達到的**——也就是現實環境給不出Anne想要的東西。但Anne繼續和John一起生活，希望有一天他會改變。John長期以來對Anne的虐待，尚未對Anne的行為帶來明確的影響。到目前為止，她還沒有認真考慮要離開John。情境分析的任務是在矯正階段裡，以這個無法達成的DO為重點，並協助Anne面對此項DO具有的破壞性涵意。在矯正期間，治療師會持續詢問Anne，當她在某些情境裡所做的詮釋一直告訴她，她達不到她的DO時，她將要如何達到她的DO。在Anne 變得能夠接受「John 永遠不會變成她所期待的那個樣子」這個實情之前，這樣的場景可能會重複上演好幾次。在這點上，個案將面臨一個重大選擇：「如果我要一個會仔細聆聽我說話又不會傷害我的男人，那麼我就得去找另外一個男人！」

134

切合實際的渴望結果

「切合實際的」DO 都是那些「一個人自己有能力做出來」的目標。這些目標包括行為方面的各種技巧、智能上的成就、情緒上的反應、運動上的付出與努力等等。至於有關不切實際之 DO 的例子有：想要參加大學足球校隊，但卻沒有足夠的運動天分；渴望自己能夠在面對他人時維護自己的權益，卻沒有自我肯定的行為技巧；或者是在還沒有適當的感受浮現時，就渴望去愛某個人。在第一個和最後的例子裡，從最終的角度來看，這些目標都是不切實際的。第二個例子還涉及到某種可以被矯正的技巧缺陷（skill deficit）。

長期性憂鬱個案經常提出對他們自己來說不切實際的 DO。他們在人際上的僵化呆板以及有限的社交技巧，都讓他們不斷在社交場合裡走向失敗。如果沒有辨認出這些不切實際的 DO 並加以處理，這樣的失敗模式就會一直持續發生。

臨床實務工作提供許多個有關不切實際之DOS的例子。以下的一些例子都是那些對自己有著不可能達到之期待的個案：

(1)「我想要得到一份工作〔個案於當時顯然不具有必備的相關技能〕。」

(2)「我想要跟家人談談他們的種族態度對我朋友造成的影響，並且是用一種客觀的方式來做到〔當時在多次過去的討論裡，家人態度頑固並對個案出現失控的憤怒〕。」

135

(3)「我想要能夠不帶有情緒反應地跟極為粗魯的客人交談〔當時這份客戶服務工作已經使個案成為客戶攻擊的主要對象〕。」

(4)「我想要通過考試〔當時個案並沒有讀書〕。」

(5)「我不想因為我的中學數學課學生們給的一些負面評價而變得情緒沮喪〔那可得請老天爺幫忙所有的中學老師〕。」

(6)「我想考進心理學研究所〔當時個案只有中下程度的智能〕。」

這些例子都有個很顯然是不切實際的目標。在每個例子裡，治療師必須幫助個案修正自己的DO。其中有些DO正好是「個案因為準備不夠而無法達到自己渴望的事物（工作、考試）」的狀況，而其他的 DO 則是超過了個案能力所及的範圍（以中立的方式來回應固執的家人、中學的學生們、發怒的顧客）；最後，有個人沒有足夠的智能來達到自己渴望的目標（進入研究所就讀）。

大多數我所見過的情況是，在一或兩個主要的生活領域裡，無法達成或不切實際的 DO 一直默默地重複發生。此時有個例子是一位女性個案，她總是在和男性相處時扮演依賴的受害者角色（dependent victim）。個案學會如何透過告訴一位男性她要什麼以及不要什麼，來對這位男士展現她的自我肯定（維護她自己的權益）。然後這樣的關係很快就結束了，個案不久後便發現她吸引到不同類型的男人——那個過去令比較依賴的女性神魂顛倒的男人，突然間發現他們自己沒有了伴侶。

學會努力追求那些可達成的目標並避開那些無法達成的目標，以及學會對自己抱持切合實際的期待並且避開不切實際的期望，都是個案在步驟五裡的必要目標。

*4.*治療師必須瞭解個案在用來描述 DO 的句子裡所用到的每個詞彙。

治療師必須不去猜想個案的口頭禪、特有的表達方式或隱喻性的描述所代表的意思。個案應該被要求去澄清他們的用詞，如此在每一項 DO 裡的每一個字詞的意思才會清楚，如同以下的例子：

治療師：對你來說，你希望（想要）這個情境的結果是什麼〔DO〕？ 136
個　案：我想要他「把他的夾克放在桌子上」。
治療師：我不確定我是否聽懂了。你可以用其他的方式說說看嗎？
個　案：我想要 Robert 告訴我他想要什麼？
治療師：現在我瞭解這項 DO 的意思了。

5. 治療師一定不可以替個案做 DO 的建構工作。

再提醒一次，我之前提過了：心理治療師必須教導個案學會如何自己完成步驟五，而不需治療師來替個案做那些應由個案自己做的工作。就像之前提過的，建構一個描述 DO 的句子，有時是很難、緩慢且沉悶乏味的。誘惑總是在沒耐心時浮現，而使治療師接手承擔去做了應由個案自己完成的工作。相反的，治療師應該等到個案完成 DO 句子的最後建構工作，即使這表示在個案所建構的句子能夠符合第二條治療師守則所提到的準則（教導個案學會只建構一項以行為學詞彙來描述的 DO）之前，治療師得不斷要求個案進行修改。

6. 如果DO達成了，但個案（**或治療師**）在口語及非口語方面明顯對DO感到苦惱或不安，那麼這個 DO 就要重新修改。

這類 DO 發生在下面三種場合中。首先，有些個案很難對他人說「不」或對他人設限，而且他們的 DO 通常反映出某種使他們感到不滿意或不舒服的順從議題。在步驟五發生的狀況就是，這些個案順從了其他人的希望（因為他們想要「體貼親切」或「幫助他人解決難題」），而且因為他們的順從，他們提出那些令他們自己心煩的DO。治療師要在這類DO達成時敏察到這個問題，尤其是當個案明顯對DO的達成感到不舒服的時候。DO的達成通常是

一個正面的事情。如果不是，心理治療師應該提出問題來詢問個案，以瞭解個案對所想要之事物的渴望程度。例如：

個　案：此時我得到我想要的〔DO：我想要仔細聆聽我嫂嫂說的話〕。當她開始提到她和我哥哥之間的婚姻問題時，我對她很有幫助。我實際上不想聽她講這些事情，可是我又覺得自己應該好好聽她說。〔個案同時在口語和非口語方面表現出沮喪的跡象。〕

137

治療師：這裡有些不對勁。此時妳想要達到什麼樣的目標？妳是否想要對她說，不要告訴妳這些有關妳哥哥的事情，還是妳想要仔細聽她訴說？

個　案：我可能永遠不會告訴任何人我不想聽他們想告訴我的事。我的意思是，我要怎麼對她說：「不要再告訴我這些事了」，然後好好抱怨她一番？

在這個情境裡，個案缺乏自我肯定的能力，加上想對嫂嫂有幫助，結果卻導致一個自己不想要的DO。治療師必須暫時把情境分析程序擱置在一旁，先處理行為上的缺陷，然後幫助個案練習用某種適當的方式來對她的嫂嫂設限。只有這樣，個案才會準備好建構一個真正是自己所「渴望」（truly “desirable”）的 DO。

第二種場合出現在個案建構一個攻擊性 DO，以便反擊他人做出的某個傷害性行為。有位心理治療師是這樣處理這個問題的。在引發階段期間，一位女性個案提到，她的姊姊因為她沒有洗餐盤或是沒有完成其他家事，而走進廚房對她咆哮。兩個女人以髒話互罵，然後同時離開廚房。個案用以下的方式建構了她的 AO：「我能對我姊姊說她是個婊子，然後走出廚房〔反擊行為〕。」當被問到她希望這個情境的結果是什麼的時候，她說：「我想要告訴她我剛剛說的那些話！」

可是，個案接下來的說法是一種代表這個 DO 有問題的訊號：「我離開廚房時，卻因為我當下立即對她的回擊而感覺到抓狂、罪惡又高興。」治療師決定先將情境分析程序「擱置一旁」，以探索個案為什麼要這樣回應。在問完個案姊姊的行為如何影響到她，以及討論其他好幾次類似的事件之後，個案最後找到了自己何以會如此反擊的理由：「當她對我咆哮時，這深深傷了我的心。她總是這樣——我想要也讓她受傷。」一旦這個受傷的感受被帶入個案的覺察範圍內，心理治療師就得返回情境分析程序，並要求個案再次描述這個情境；可是，這次要從「被傷害了」這個有力的觀察位置來描述這個情境。於是提出了另一個 DO：「想要告訴我姊姊，她有多傷我的心。」

第三種有問題的 DO 型態出現在個案表示渴望故意傷害某人的時候。治療師通常會對這樣的目標感到不舒服，而且是因為很好的理由。「我想告訴我太太，我認為她是個該死的婊子，以便深深打擊她的心。」同樣的，最有效的策略是先將情境分析程序擱置一旁，一直到「復仇性 DO」背後的潛在傷害獲得探索為止。將個案的注意力集中在個案針對配偶行為所做出痛苦的認知—情緒性詮釋（painful cognitive-emotional interpretations）（如：「你恨我」、「你故意奚落我」、「你讓我心理不好過，你就很高興」等等），是一項很有建設性的策略。如以上所述，除非潛在的痛苦和傷害獲得承認且併入情境描述，不然，沒有一項 DO 可以解決人際方面的衝突。一旦這名個案承認了他所受到的傷害，他才能夠提出一個切合實際的 DO：「我想要我太太知道，當她這麼說的時候有多傷我的心。」

138

不滿地抱怨型、反擊型和復仇型的DOS之所以令人不滿，是因為它們無法解決在情境裡出現的人際問題。激發已經存在之人際衝突的 DO，都必須獲得仔細的檢查，以探索背後潛在的議題。

個案於步驟五欲達到的表現目標

1. 個案學會使用行為學詞彙來建構一個以一句話來描述的DO（a one-sentence DO）。

教導個案如何建構符合此準則的 DO，是非常值得我們努力去做的。現在個案可以依靠一項標準來評估他們在情境裡的表現品質。在治療尾聲，個案應該能夠從一種前瞻性的、以目標導引的觀點（a proactive, goal-directed perspective）來處理所有的人際互動。

2. 個案學會建構切合實際且可達成的 DO。

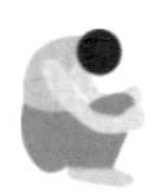 步驟六：比較實際的和渴望的結果

步驟六一開始，心理治療師會問個案的提示問句是：「此時你有得到你原本想要的嗎？」藉由這個問句可以將引發階段推向最高潮。個案現在必須評估他們在情境裡表現出來的行為的適當性，以便評判他們是否得到了 DO。對這個問句的回答以及回答的方式，通常正好說明了個案的苦惱程度（或沒有苦惱的程度）。**治療師應該不要催促個案完成此步驟**。相反的，個案需要直接檢視自己行為的實際結果（AO）和 DO 之間的關係。此種 AO 與 DO 之間的比對，可能會是個案第一次面對自己行為的結果。在治療的早期階段，常常可見的是，AO 並不令人滿意，得到的結果是負面的，DO 顯然沒有達成。藉由在這些階段裡要求個案將 AO 與 DO 進行比對，心理治療師正好要求個案去探索他們自己的不恰當行為——不是一個愉快的經驗。在這個關鍵時刻的個人評估，將使前運思型個案的注意力轉移到他們實際產生的因果上。

139

當個案對此問句提供了一些答案，步驟六就完成了。心理治療師不要花太多時間在檢視原因上，而應該只有興趣瞭解個案是用什麼樣的邏輯來看待自己的失敗。個案針對沒有達到 DO 而提出的理由，將會顯著改變治療的療程。隨著個案有更多行為上的調整，他們的回答將反映出人際關係上的改善，以及更敏銳覺察到自己行為的結果。情境分析的步驟六代表的是一個「能夠直接帶領個案進入矯正階段」的轉換步驟。

執行步驟六的治療師守則

1. 治療師應該清楚描述這個邀請個案比對 AO 與 DO 的問句，並且不要催促個案完成這個步驟。

還在受訓中的治療師注意到，在個案顯然沒有獲得他們原本想要的東西

時，去問他們是否得到他們原本想要的，會覺得自己真像是個傻瓜一樣。在這類狀況下，治療師不是自己做了比對的工作，就是太急於催促個案完成AO與 DO 的比對。就所有的可能性來說，他們減輕了自己的焦慮，卻沒有將焦點集中在個案的不舒服。新手治療師在這類狀況裡常有的一個反應如下：「顯然此時你沒有獲得你原本想要的。那麼，為什麼你沒有得到呢？」個案會從一個完全不同的觀點來思考治療師提出的問題。減少治療師的焦慮不是此時的目標，而且粉飾了這個問題，將使個案喪失機會去面對自己行為的結果。 140

2. **只有**在讓個案有充裕的時間去比較 AO 與 DO **之後**，治療師才能詢問個案**為什麼**他／她沒有達到 DO。

再一次，還在受訓的治療師經常花太多時間去仔細聆聽何以失敗的理由，或是去暗示他們的個案為何沒有獲得他們的 DO 的其他理由。就像之前提到的，只有在基於評估的目的下才會提出「為什麼」的問句；也就是說，治療師想要瞭解的是，個案對於自己無法達到 DO 是抱持什麼樣的因果觀點。當個案給了一或兩個理由之後，治療師就應該直接進入矯正階段的步驟一。最理想的狀態是，在個案表達出理由之後，治療師只要給一點點評論，甚至不給評論。但是，新手治療師通常會在此時針對「為什麼個案沒有達到 DO」進行過長的討論。我通常會建議他們：「別這麼做！請進入矯正階段。」

個案於步驟六欲達到的表現目標

1. 個案學會根據AO與DO之間的比對來評估自己在情境裡的行為表現。

學會自行評估自己的人際行為，是 CBASP 方案的其中一項主要目標。以情境為焦點、個案的自我評估，以及受目標導引的行為，全部都是情境分析練習主要的辯證性目標（didactic goals）。一段時間後，個案將逐漸培養出更好的自我評估技巧，就像在他們針對「為什麼」問句所給出的因果式說明所展現出來的那樣。下面的兩段對話，示範了自我評估技巧的養成。第一段對話是個案治療早期的反應，而第二段對話則是個案在最後一節次治療時的

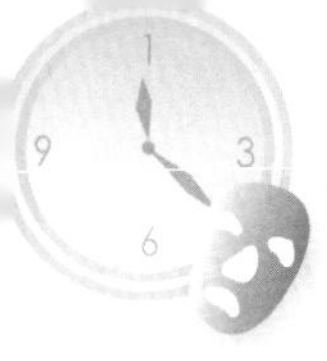

反應：

治療師：此時你有得到你原本想要的東西嗎？

個　案：沒有！

治療師：為什麼你沒有得到你原本想要的東西呢？

141 個　案：還不就是老樣子。她對我說「不」，因為我的生命故事就是如此。我應該知道她是不會再跟我一起外出的。從來就沒有女人會在和我約會一次之後，再跟我一起出去玩的。

在最後一節次治療，治療師詢問個案為什麼他沒有達到他的 DO。結果很相似於上面那個情境分析的結果，情境是個案已經和另外一位女性外出約會好幾次了，這次想要約她星期六見面。

治療師：你有獲得你原本想要的嗎？

個　案：沒有，而我可以告訴你為什麼。三週來，Sharon 和我一直都有見面。她和我之間有一些無法解決的差異。我也正在考慮要中止這段感情，但是我沒有勇氣說出來。在違反我最好的判斷下，我約了 Sharon 星期六見面。結果她告訴我一些我真的認為對我們彼此都好的事情——也就是我們不該再見面了。真希望我能夠先說出口！

我現在要轉而介紹情境分析的矯正階段，在此階段，個案被教導學會如何矯正他們於引發階段裡，在認知和行為上所犯下的錯誤。

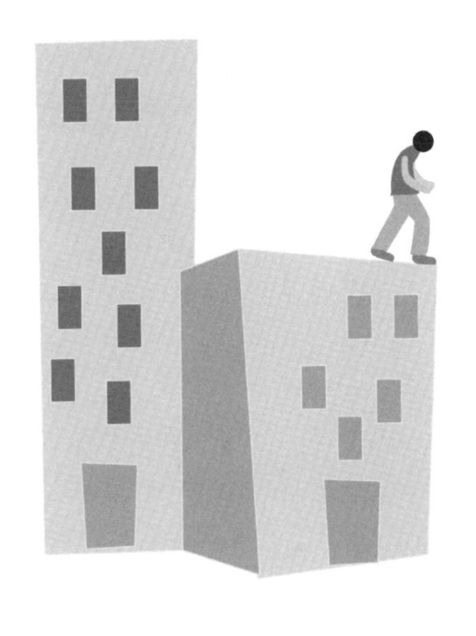

情境分析的矯正階段

……可能透過治療性的介入而提升了形式運思結構（formal operational structures）的發展……形式運思為個體開啟了假想的世界（hypothetical world），而真實性（reality）變成次要於可能性（possibility）。

——D. E. Gordon（1988, p.67, 56）

142

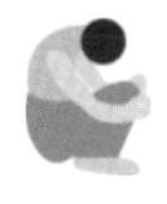 矯正階段簡介

在情境分析之引發階段的步驟六，個案被問到他們的 DO **為什麼**沒有達成？此一詢問為矯正階段揭開序幕。大多數屬於生手的個案因為因果推論上的缺失，而無法以寓意深遠的方式來回答這個問題。對於「為什麼」問句的典型回答有「沒有人喜歡我」、「事情從來沒有解決過」、「每一件我試著

去做的事情就是會失敗」、「我是個笨蛋，沒有什麼優點」。一旦個案學會正確評估他們在情境裡的表現，對於「為什麼」問句的回答，將會反映出他們在知覺上已經朝向更為複雜深入之因果思考改變了。這類回答將是更緊捉住時間這個要素，並且更與該情境真實發生的事件有關。

矯正階段的序幕拉起時，治療師與個案必須好好處理一項該解決掉的謎樣難題。這個問題將會決定個案必須做哪些不同的事情才能得到 DO。情境分析給個案一個機會回到過往進行檢視，並且「修理」一項沒有好好管理的人際事件。如先前所述，情境分析的練習並不是屬於情緒中立的（not emotionally neutral）。個案不僅要在治療師的面前詳細檢視高度個人的資料，而且該事件非常可能因為含有失敗的意味，而令個案極為苦惱。然而，在此時的不舒服正是一種我們所期待的狀態，因為這是改變所必要的一項前兆。

在沒有感到不舒服，或是當個案在情緒上仍舊顯得疏離的狀態下，就進行矯正階段，個案不可能有所改變。長期性個案有時無法找出一項令其在情緒上非常苦惱的情境，或者，他們在情境分析期間只顯現出一些或甚至沒有表現出的情緒。若這些情況是反映了他們的特質模式（trait patterns），那麼有關獲得良好治療結果的預後，通常是比較不好的。同時又罹患類分裂病型人格疾患（schizoid personality disorder）的個案，因為在人際互動方面極為疏離，並且情感表達的範圍十分有限，通常也會出現這類的困境。

我現在要回頭討論矯正階段的四個步驟。在每一個步驟裡，先是簡介與評論，接著是大致介紹執行守則，以及個案在表現上欲達成的目標。

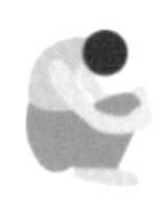

步驟一：修正不相關且不正確的詮釋

在早期就以行為學詞彙將 AO 與 DO 操作定義化，其重要性在第一項矯正步驟裡顯而易見。AO 與 DO 之間的對照具有經常提醒個案其行為無效的功用。DO 如同情境的「靶心」（bull's eye），將個案的注意力集中在他們**想要**的是什麼樣的情景（where they want to be）。另一方面，AO 代表他們欲打中靶心的初步嘗試，具有提醒他們離目標有多遠的功用。針對這兩者做出清楚的行為定義，將使此一對照工作更容易。

在矯正階段的步驟一，治療師聚焦在每一項詮釋，一次一項，並且每次詢問相同的問題：

「這項詮釋如何幫助你得到你原本想要的東西？」

透過評估每一項解讀對於「達到 DO」這件事所做出的貢獻，這個問題要求個案以「如果這樣……然後就會那樣……」的方式來思考。就如第六章的討論，每一項解讀的適當性都是從**正確性**與**相關性**來評估的。屬於相關性的解讀，將個案固定在許多分散的「時間片段」裡，並且專注在他們對於手邊問題所做的努力。屬於正確性的解讀，使人正確評估在展開的互動歷程裡究竟**發生了什麼**，然後將「達成 DO」的可能性提高到最大。簡言之，相關且正確的詮釋經常導致以問題為焦點的計畫性行動（Folkman & Lazarus, 1988），以及 DO 的達成。

144

長期性個案所做的許多詮釋都必須修正。讓我舉個例子來說明，如何在不相關且不正確之解讀下進行矯正歷程。個案想要和同事 “Bill” 討論他們之間意見不同的情形（DO）。「我們從未討論過我們之間的意見不同，過去我都是放棄的」，這個 AO 令個案十分苦惱。

治療師：仔細想想你起初的詮釋，然後看看這個詮釋對於你想要達成 DO 這件事帶來什麼貢獻。你首先的解讀是「我又再一次失敗了」。而你原本想要的〔DO〕，是討論你和Bill之間的意見不同。這個詮釋如何促進你和 Bill 討論你的觀點？請幫助我瞭解「這項詮釋」和「獲得你原本想要的」之間的關連。

個　案：我不知道。我以為一點幫助也沒有。這就是當每次我面對困境時，腦海裡所浮現的東西。

治療師：這個詮釋是根據這個情境（grounded in the situation）而來的嗎？也就是說，這個詮釋是**相關**的嗎，而且反映了你和 Bill 之間**真實發生**

的事情嗎？

個　案：不是，這只是當我和某人之間有衝突時，我自己會有的一個想法而已。

治療師：我們此時的目標是找出一項「能將你的根堅固地紮在這個事件上」的詮釋。顯然這項詮釋並未如此。讓我們看看可以如何修正此項解讀，以便反映出你和 Bill 之間真實發生的情景。

個　案：我會試試看找出這樣的詮釋：Bill 曾說他很忙，想要之後再討論意見不同的情形。

治療師：現在你抓到竅門了。那麼這項解讀有定錨在（anchored）此情境裡真實發生的事情？

個　案：有的。

治療師：那麼，有正確反映出你和 Bill 之間所發生的情景嗎？

145

個　案：有的。

治療師：如果這項解讀正是你們兩人間所發生的情景，那麼對於你想達成DO這部分，這項解讀提醒了什麼？請仔細想想這點。

個　案：這意謂著他不會在當下和我談論，但之後就可以。〔詮釋的修正，使原本的 DO 變成是達不到的。〕

治療師：那麼此時對你來說，什麼是比較可行的呢？

個　案：安排一下時間表，找出Bill和我可以討論的時間。〔根據新的詮釋，這個 DO 現在是可以達到的。〕

治療師：做得好！

一開始的詮釋經過修正後，使原先的 DO（想和 Bill 討論彼此間意見不同的情形）的問題暴露出來。當 Bill 此刻不想討論，個案如何能夠討論彼此間的意見不同呢？環境方面（Bill）並沒有釋放出如個案所期待的結果，因此，DO 當下是無法達成的。

除了可達成性之外，也要從其他的觀點來評估 DO。個案必須有能力提出他們想要的是什麼（一項**符合實際的**DO）。有時候個案就是無法提出DO；因此，想要從其他觀點來評估 DO，可能是不切實際的想法。另一項摘錄的例子說明了這點：

治療師：在這個情境裡，你自己希望（想要）獲得什麼樣的結果？
個　案：我想要感受到這位女士真實的愛〔DO〕。她就是我一直認為我所想要的一切。我不瞭解為什麼這些感受沒有出現。我應該是有能力愛她的。

這個 DO 有兩項錯誤。首先，這個 DO 不是以行為學詞彙來陳述的；再者，也是比較重要的，這是一項不切實際的目標。這個男人不愛這個女人，他沒有情緒上的感受。這類個案經常建構出不切實際的目標，結果，他們表示經常對他們自己感到失望。

在矯正階段步驟一的時候，一旦渴望的 DO 顯得不恰當（無法達成或不切實際），就必須在繼續進行下一步的詮釋修改工作之前，立即修改 DO 以符合「可達成」與「切合實際」的準則。

回到我們一開始的例子，請注意不恰當的 DO 是如何被修改，以及治療師如何運用這個修改過程，來教導個案學會「如果這樣……然後就會那樣……」觀點。 146

治療師：你已經修改了你的解讀。Bill 想在其他時間才來討論你們之間的意見不同。這個相關且正確的詮釋，會如何促進你獲得你原本想要的？
個　案：並不會。Bill 不想在那個時刻裡，討論我們之間意見不同的狀況。
治療師：這個情境已經帶給你所有可能的學習了。看看什麼是你此時想要的。你渴望的結果在這個情境裡可以達成嗎？
個　案：不會，他那時並不想和我討論這個部分。
治療師：環境方面，或Bill，沒有釋放出你當下想要的。這點很清楚。現在，我們對於 DO 要做的就是建構出一個在當下這個事件裡，你可以達成的渴望結果？

個　案：（一段時間的深思）我必須想出另外一個目標。我可以要求 Bill 安排一個我們可以討論的時間。

治療師：好極了！現在用一個句子來描述這個新形成的 DO。

個　案：安排一個我們可以討論彼此意見不同的時間〔一項可達成的DO〕。

治療師：Bill可能會同意你的要求嗎？〔治療師再次針對可達成性進行核對，因為他不認識Bill——Bill也許會說他願意，但或許他的話是不可靠的。〕

個　案：會，他真的是一個好人。

治療師：那麼我們現在就有了一個實實在在的 DO 來工作囉。在我們已經知道了 Bill 對你的回應之下，你有瞭解到你修正過的詮釋，是如何將我們帶領到一個可以達成的 DO？這就是為什麼你學會相關且正確地詮釋情境是如此重要的原因。

個　案：是啊，但是我很難很快就這樣來思考事情。

治療師：我們將會持續這樣的做法——練習、再練習，直到你熟悉為止。讓我們接著來處理你的第二項詮釋，看看第二項詮釋可能會如何幫忙安排出特定的時間點來和 Bill 討論。

就如上面所描述的，若想在詮釋方面變得熟練，長期性憂鬱個案一般都需要好好地練習情境分析，並且經常依據個案的表現來給予回饋（Bandura, 1977b）。若要學會在與另一人互動的同時，修正自己那個被詮釋過的行為以獲得 DO，就需要個案在互動期間持續集中在焦點上，並採用形式運思的思考方式。當原本的目標無法達成，個案就必須學會很快地重新調整自己的目標。教導個案將他們瞄準的「標的」維持在 DO 上，瞄準靶心是第一步。

147

很容易就可以瞭解為什麼前運思型個案會在社交方面失利。上述的例子說明了「自我中心式且原始的思考方式」（「我又再次失敗了」）正是這群個案的特徵。起初，這類個案因為無法以「如果這樣……然後就會那樣……」的方式來思考，所以沒有能力思考自己可以如何修正結果。這個例子也說明了為什麼環境方面的結果（AO：「我們無法討論我們意見不同的情形」），無法在形式上影響個案，以便試著安排另外的討論時間；個案太忙於專注自己本身，而沒有聚焦在已經發生的真實事件上。他也因為自己（錯誤地）下結論認為，這又是一個證明自己無能的例子，而放棄了原本想要的目標（討論彼此間的意見不同）。然後，實際上結果就是，「放棄自己的目標，然後接著一長串的自我斥責」，已經成為他長期以來的一項習慣模式了。

AO = DO 時的成功情境管理

矯正階段也允許治療師在個案達成他們原本所想的時候（也就是當 AO = DO）強調個案的成功。如第六章所說的，這總是我們慶祝的理由！這時候正好適合正向地強化具有適應性的行為，並抑制任何一個「想聚焦於可能已犯下的錯誤」的衝動。此時治療師的反應非常關鍵。有趣的是，有些個案對自己的成功感到困窘；其他個案則是輕視自己的成功；有些個案則將自己的成功歸功於天空沒下雨且太陽出來了（「好天氣就會讓人們覺得好多了」）。可是，大多數個案在自己的成功時刻都會真心以自己為傲。情境分析短暫地聚焦在這點上，就足以提供一個美好的機會，將個案的成就帶到舞台的中心。如同情境分析阻斷了那些（想避開自己何以失敗之特定理由的）個案試圖採用的逃避表現，情境分析也防止了個案想要逃避承認他們成功時做對的事情。慶祝的機會一定不可以被遺漏或倉促進行。

下面節錄的對話說明了 AO 首次成功地與 DO 畫上等號有多麼重要。

個　案：我必須告訴你那時的狀況！你知道我們上週一起完成的情境分析，當時我無法告訴男友，他說的話對我造成多大的傷害，以及我有多麼想要他停止那麼做？我很清楚他並不知道他自己當下對我做了什麼。你和我一起練習該說些什麼，以及如何說。在上次會談時，我覺得自己一定做不來。可是實際上我卻做到了！我昨天晚上做到了！並且我得到我原本想要的！他停止用辛辣的語言嘲諷我！這真的有效！他開始聆聽我說話，這可能是打從我們開始約會以來的第一次！ 148

治療師：請帶我重新回顧一次這個情境分析。不要遺漏任何事情！我想要聽到所有的事情。真希望此時我有香檳，我會立刻打開來慶祝！首先，請告訴我在昨天那個情境裡發生的情形。讓我們一步步回顧這個過程。

這類的突破非常美妙，通常會導致改變的動機提高。這名個案明確地向自己證明了**她的行為是有後果的**（在這個例子裡，行為的後果就是產生了一個自己渴望的結果）。情境分析這個方法強化了個案在人與環境之間所覺知到的關連性。Skinner（1953）是正確的，他曾說過，後果在形式上是會影響行為的（consequences formatively influence behavior）——只要我們能辨認出在我們自己本身和我們帶給其他人的影響之間的功能性關連。

執行步驟一的治療師守則

1. 再次提醒，治療師不應替個案做步驟一的工作。
2. 治療師依照在引發階段裡所提及的順序來回顧每一項詮釋。

有些治療師有個錯誤的觀念，誤認為進行矯正階段時，他們應該根據每一項詮釋對個案的重要性，來重新編排引發階段步驟二所得出的各項詮釋。我衷心建議這類治療師：「不要這麼做！就根據被個案提及的順序來回顧每一項詮釋。」這些詮釋應該正確描述了展開的互動過程，因此使個案的注意力持續聚焦在該情境上。如果所做的詮釋跳離了當下的脈絡（temporal context）——此脈絡正是各項詮釋當初被排序時的脈絡將危及到個案與該事件之間的關連性。

3. 治療師回顧每一項詮釋，以決定其相關性和正確性，然後幫助個案瞭解到，該項詮釋阻礙又會如何促進 DO 的達成。

149

面對慣用前運思型的思考者，要慢慢開始，然後要求他們仔細想想他們可能可以如何合乎邏輯地從一項自我中心式的詮釋，變成一項牽涉到其他人的 DO。請回想較早提及的一項情境分析案例，當中的個案想要和 Bill 討論彼此意見不同的情形。個案起初的詮釋是「我又再次失敗了」。已知他的DO是想要和 Bill 討論彼此之間的意見不同，他起初的詮釋是不相關的，並且沒有直接反映出 Bill 真實說過的話（「我們稍後再說」）。有些新的東西必須加入這個前運思型建構物（preoperational construction）。當我們協助個案聚焦在 Bill 的行為，然後據此修改起初的解讀，改革便發生了。步驟一的矯正工作是緩慢且共同合作的，治療師這一方必須有耐心。當治療師在方法學上論證了每一項詮釋的不適當性，以便成功地驅動個案朝向 DO 移動時，這種修改的工作要重複許多次。可是，一段時間後，個案便學到了「透過專注在自己和他人之間真實發生的狀況來定錨自己所做詮釋」的能力。

*4.*治療師不應將「認知上的詮釋」（cognitive interpretation），從這些詮釋在情境裡的停泊點，或是從 AO 或 DO 裡分離出來。

必須教導個案懂得，他們在認知上所做出的詮釋，總是和情境方面的結果（situational outcomes）有關。接受Beck倡導的治療方法（Beck et al., 1979）的治療師們，有時在執行步驟一時會遇到困難，因為他們會自然專注在每項詮釋裡那些會造成功能失常的內容（dysfunctional content）。下面的對話是節錄自剛學習情境分析的 Beck 取向治療師所做的治療過程：

治療師：你最初的詮釋〔「我不敢面對我媽，不敢讓她知道我在想什麼」〕會如何促使你告訴母親，她對待你妻子的方式過於粗魯〔DO〕？

個　案：我不會得到我原本想要的。

治療師：你是否在好幾個情境裡都有過這樣的想法？這是一個回應母親時相當自動化的反應。這樣的想法給你什麼樣的感受？

個　案：無助和無能。

治療師：就在此時，另一個你可能會對你自己說的想法是什麼呢？我們稱它為「想法 B」，這將帶你看到另一種回應母親的方式。

150

個　案：我不知道。

治療師：試著找出另外一個可能的想法，有關 B 計畫的想法會讓你在面對母親時有更多的彈性，不會讓你感到無助。

個　案：我可能會對自己說：「我可以告訴她我的想法。」

治療師：這樣的想法可能會帶給你什麼樣的感受呢？

個　案：會好很多，好像我可以有所選擇。

治療師：好的。現在你有個選擇。你可以用過去舊有的方式來回應，或者，你可以嘗試B計畫的回應方式。選擇完全操之在你自己身上。現在讓我看看你的第二項解讀是如何促使你得到你的DO。

當此策略將焦點從環境轉移到個案在認知與情緒上的反應時，便巧妙地將「認知性的行為」（cognitive behavior）從情境脈絡（situational context）裡分隔出來。以這樣的方式聚焦在已跳脫出情境脈絡的各項詮釋內容上，將會產生兩種分歧：⑴治療師不小心從個案的手裡奪走了改變的責任而攬在自己的身上；還有⑵他們也將個案悄悄推入了「不是順從就是抵抗」的位置上——因為此時是治療師決定要證明個案的思考錯誤，個案沒有選擇的餘地，只能贊同或反對治療師的邏輯推論。

不僅行為的後果（AO）在任何一種駁斥性策略裡（disputational strategy）變得晦澀不明，DO也喪失驅動個案改變的力量（motivational power）。後者的發生是因為行為一旦跳脫了環境脈絡，改變的動機就被連根拔除。每當個案被允許不再聚焦於自己行為的後果上，個案就會變得依賴治療師那如教主般且具說服力的影響來激發自己的改變。只有非常少數的長期性憂鬱個案會公然抵抗治療師的駁斥性手法；相反的，他們傾向贊同治療師所給的結論而持續感到憂鬱。

經過數年的嘗試錯誤，我發現以下的做法會讓治療跳離艱困的路程；也就是，讓長期性個案和自己不合邏輯的思考結果好好糾纏一番，並為達到DO而努力「修理」他們對情境的詮釋，這才是矯正前運思型認知結構的最佳方法。步驟一是設計用來防止個案逃開他們自己那不合邏輯的「熱椅」。此步驟使個案有機會建構出適當的詮釋，而得以減緩他們的苦惱。

151

5. 每當個案的問題情境是涉及配偶、愛人、老闆或友人，治療師在做出

「某個 DO 無法達成」的結論之前，必須小心行事。

在矯正階段步驟一，治療師要判斷DO是否**可以達成**。在下面的例子裡，“Sharon”的DO是想要她的丈夫“Tom”幫忙做家事。在先前的情境分析期間，Tom 拒絕和 Sharon 合作的事實讓治療師下結論認為，Tom 在任何情況都不願意幫助他的妻子（因此 Sharon 的 DO 是無法達成的）。DO 的可達成性就成了這個情境分析的一項重要關注點。

治療師：讓我們一起評估看看，為了達到妳原本所想的結果，妳最初的詮釋是否恰當。將妳丈夫的行為解讀為「Tom是懶惰的混蛋」，會如何幫助妳使他幫妳做家事？

Sharon：我不確定他會不會因此來幫我，但我知道我的詮釋是正確的。

治療師：這樣的詮釋描述了你們之間哪個部分的互動？

Sharon：嗯，當我要求他幫我的忙，他只是望著我，然後抿起他的嘴。接著他跟我說，我是個不快樂的女人。

此時有些地方說不通，應是遺漏了什麼。治療師知道個案有挖苦人且唐突的口語表達風格，甚至有時候聽起來像是辛辣的諷刺和感覺遲鈍（insensitive）。他也知道個案在這類情境裡，都沒有獲得 Tom 的合作。試著針對「在口頭上挖苦對方」這點提出問題，以便判斷是否可能是因為 Sharon 的口語表達風格，而造成 Tom 拒絕合作。

治療師：告訴我那個早上妳對 Tom 說了什麼，試著用妳對 Tom 說話時同樣的方式來說。

Sharon：「請停止你正在做的，幫我將這個狗窩清乾淨！這要比擦亮你的皮鞋更重要。」〔Sharon的口語表達風格是唐突、感覺遲鈍且挖苦人

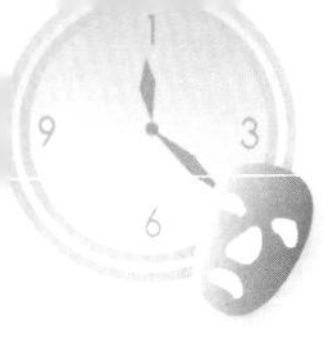

的。〕

治療師：現在妳是Tom，想像妳正在擦妳的皮鞋。然後我來扮演妳，而妳是Tom。我將會像妳要求Tom的方式那樣來要求妳幫忙我。〔治療師採用Sharon在口語及非口語方面的慣有風格來提出這個請求。〕現在請告訴我，妳從中看到了什麼？

152

Sharon：這樣的表達方式聽起來非常狂妄。

治療師：我能邀請妳為我做些事情，而用這樣的表達方式嗎？這樣妳會照我的請求去做嗎？

Sharon：可能不會。妳是認為，這就是為什麼Tom不想幫我忙的原因嗎？

治療師：我不確定是否真是如此，但卻值得好好澄清這一點。為什麼妳不和Tom就這點來談談？現在妳已經認識到自己慣有的口語表達風格——而我們還不清楚這點對妳婚姻的影響有多廣泛，妳將會在妳的詮釋裡添加什麼，好讓妳在這個情境裡能夠獲得Tom的協助？

Sharon：我必須用比較溫和的方式來邀請Tom幫忙我。

治療師：我們稱這個為「行動式解讀」（action read），也就是有個修正過的詮釋或解讀，被**添加**到這個情境當中，而直接將妳帶領到DO。若沒有了這項額外添加的行動式解讀，妳的行為不會改變，而妳獲得Tom幫忙的機會就不怎麼樂觀了。

在這個案例，當治療師透過角色扮演，來精確指出Sharon在口語表達風格方面的特色，Sharon逐漸敏察到自己在這類情境裡的刺激價位（stimulus value）。在她軟化自己請求協助的方式後，她表示Tom變得比較合作。於是，Sharon的DO就達成了，可是也只有在她的口語表達方式有改變的時候才如此。本案例正好說明了做出「是因為**其他人**的行為才無法達成某項DO」這類結論所具有的危險性。在認定某項DO無法達成之前，治療師必須好好調查個案採用恰當之行為舉止的能力如何。

根據經驗法則，在任何一個「個案可能不小心破壞了自己的努力」的例子裡，是因為治療師過於保守，而在好幾次與某位標的對象（target individual）有關的情境分析裡，讓個案成功說服你問題出在其他人沒有或無法提供個案想要的。如果已經證明即使個案採用了適當的行為舉止，也無法從配偶、友人、同事、督導或父母那裡獲得某項DO，那麼就表示這項DO是無法達成而必須修改。

6. 治療師教導個案如何在身處壓力情境時建構出「行動式解讀」。

當個案在試圖和對方慢慢找出事情的解決之道時，覺察到當下的行動沒有用，並且需要一項比較特殊的策略，來促使彼此的互動朝向某些目標移動，此時個案就必須學會如何建構行動式詮釋（action interpretations）。這類詮釋通常就是自我肯定行為的前身，並且就這樣，這些詮釋在矯正階段步驟一裡扮演一個相當重要的角色。當個案開始體驗到，此技巧幫助他們在人際互動上獲得成功，就會開放心胸地學習此一技巧。下面由個案做出的行動式詮釋，正好說明了這些身為自我肯定行為之前身的行動式詮釋所具有的重要地位。 153

「我必須大膽說出來，不然我關心的部分就會被忽略。」

「我必須告訴 Rachel，她對我的意義有多麼重大——她一定不認為我在意她。」

「很重要的是，要反制這項作業指派，並且立刻著手——不能等到星期五。」

「我們已經爭執得夠久了。我必須再次提醒 Philip，我想要的是什麼。」

「這個會議一直流會，我必須將我的擔憂表達出來，我希望我們能開始著手工作。」

「我的治療師對我要求太多。我必須告訴她，她一直堅持要我照她的方式做，這對我造成了什麼樣的影響。」

「我必須請這對夫妻坐在位子上，他們聊天的聲音使我無法專心聆聽音樂會了。」

這些行動式詮釋使個案做好準備，要做出由目標來導引的前瞻性行為

（goal-directed proactive behavior），如果成功的話，這類行為將直接帶領個案來到達成 DO 的可能性；可是，這並不表示 DO 總是可以達成的。這只是說運用這些行動式解讀，個體可以讓自己處在一個能夠達成情境目標的較佳位置上——如果這些情境目標實際上是可以達成的話。

7. 治療師永遠都不該拋棄或修改一個相關且正確的詮釋，即便這類詮釋沒有「**直接**」促成 DO 的達成。

154

良好的情境詮釋使人「立基」於當下的真實情形，並將能量與注意力聚集在互動歷程上。這些解讀也幫助該人處理那些最終會導致某些結果的「當下每個片刻的互動交流」（the moment-to-moment exchanges）。不是所有的適應性詮釋都與 DO 有線性關係。互動的路徑有時候是迂迴循環的，充滿許多曲折與迴旋；其中可能有許多贊同與不贊同的點，一直到該情境在某些點上畫下句點。相關且正確的詮釋因為展開了當下的每個片刻，而得以使個體聚焦在事件上，並且這類詮釋也會促進充滿同理心的行為反應。

例如，有位個案想在有關公司之市場經營的議題上，和某位同事達成共識（DO）。個案與同事之間經過數次激烈的爭辯且意見不同，最後還是達成共識，但達成共識的過程卻很峰迴路轉。這位個案的詮釋正確地沿著這個過程。這些解讀最後總結如下：

(1)「在這個關鍵點上意見不同的情形非常嚴重。」

(2)「達成妥協的可能性，唾手可得。」

(3)「今日的互動加劇了另一項強烈的意見紛歧。」

(4)「我必須持續告訴對方什麼是我想要的〔行動式詮釋〕。」

(5)「我們都同意了如何來處理這個問題——哇！」

前三個詮釋都是相關且正確的，雖然並未直接幫助他們達成共識。關鍵的詮釋可能就屬行動式解讀（第四項詮釋），個案在這項詮釋裡對自己說：「我必須持續告訴對方什麼是我想要的」。第四項詮釋直接導向 DO，其他解讀則是幫助這名個案在追求共識的同時，繼續富同理心地回應他的同事。

我們想要個案學會「堅持到底」（hang in there）而不拱手交出 DO，除非已確定 DO 是無法達成的。做到這點的**唯一**方式就是，在持續鎖定目標的同時，仍精準地監督這個持續進行的過程。

8. 當個案所做的情境分析：(1)一直都與已知的問題範疇無關；(2)總是進行得很完美；或是(3) DO 總是能夠達成——治療師應該質疑個案所做之情境分析的效度（validity）。

這些狀況將是例外且不是常有的情形，但如果發生了，心理治療師必須將情境分析的**內容**當作一項議題。有些長期性憂鬱個案喜歡提到與問題無關的情境，藉此逃避重要的議題。例如，有位男士在情境分析過程裡，提到要去大賣場購買割草機的零件，以及要到商店裡買足食品雜貨清單上的每一件物品。治療師知道個案的婚姻關係才是一項主要的煩惱來源，因而鼓勵個案針對他們夫妻的互動進行情境分析。

那些使用完美主義來當作保護傘的人，在情境分析時總是花費大量的時間來描寫場景，以便擔保所有的步驟都完美無瑕。書寫時的文法、標點符號、句型結構以及拼字，全都是正確無誤的。將會被遺漏的是通常伴隨著引發及矯正工作的「**狂飆突進運動**」（sturm und drang；譯註：十八世紀德國文學界反對理性主義、主張感情主義的叛逆運動，以 Goethe、Schiller 等為中心人物）。如果受到質疑，他們通常會說一些類似下面的話語：「我不想因為自己愚蠢的問題來增加你的負擔。」敏銳的治療師必須處理個案完成情境分析之指派作業的方式，並且鼓勵個案開始「走出骯髒的洗衣房」（hang out the dirty laundry）。

第三種個案類型是只讓治療師看到成功的情境分析。同樣的，這些 AO ＝ DO 的場景是非常表面的，因為生活裡的問題仍被掩蓋。成功的生活並不是個案來到治療室的理由；可是，治療師必須提出質疑：「為什麼你（個案）要有所隱瞞呢？」在這些成功的場景裡，沒有顯露出來的人際問題應該攤在陽光下，如此之後，未來的情境分析才可以處理到真正的問題。

9. 當個案沒有改變且憂鬱持續存在，治療師必須將情境分析的焦點從「治療室以外的互動」轉為「治療師與個案之間的互動」。

有時候，只要情境分析的焦點持續專注在那些發生在治療室以外的人際事件上，個案就不會有改變。治療師往往會發現到，與治療室外發生的人際事件相似的人際問題，將出現在治療室裡的治療師與個案之間。透過要求個案將情境分析聚焦在治療室裡雙方的互動上，就可處理掉這樣的問題。一旦處理掉個案與治療師之間的人際障礙，並且個案的行為也有所改變，情境分析的焦點接著就可以轉回到治療室外的人際情境。有位治療師便是以這樣的手法來處理個案缺乏改變的困境。

156

治療師：我注意到你的BDI〔貝克憂鬱症量表（Beck Depression Inventory）〕分數，在過去四週以來一直都很穩定而沒有改變。你提出過好幾個情境分析，你似乎和某位朋友的關係到了某個程度就無法再進一步發展。當你和我找出其中的困難之後，重點不外乎是告訴其他人，他們做了什麼令你感到困擾。我這麼說對嗎？

個　案：沒錯！我似乎一直都無法在必要的時候說出自己的心聲。

治療師：那麼，讓我們將焦點轉到接下來這幾週有關情境分析的家庭作業。請想一想你我之間在先前會談裡的一些互動與交流——哪些事情是你想告訴我**卻沒有說出來的**。你想你可以做到嗎？

個　案：我已經想過了上週的會談裡我們之間的狀況。

治療師：那麼，我們今天這節的治療就用那個「時間片段」來進行情境分析。我想這個情境分析的結果，會有一些類似你和朋友相處時所遇到的困境。

然後，個案談到治療師曾問她本週的治療是否可以提早一小時。這樣的安排對她來說十分不便，但她卻明快地回答：「沒問題！」在她的情境分析裡的其中一項詮釋如下：「如果我告訴治療師那個時間我不行，她將會拒絕我或是生我的氣。」可預期的是，情境分析裡所描述的行為屬於順從性質的；實際的結果（AO）是今天在一個非常不方便的時間進行治療，而渴望的結果（DO）卻是將治療排定在一個比較方便的時間。當治療師詢問個案，為什麼她沒有得到自己想要的，可以預期個案的回答會是：「因為我沒有說出來！」

治療師接著幫助個案將錯誤的詮釋加以修改，並且轉換成一種行動式解讀：「我必須告訴 Smith 醫生，我不方便在這個時間來做治療。」在完成這個練習之後，並且個案也清楚知道自我肯定行為有助於 DO 的達成，治療師便機智地要求個案詢問她（治療師），看看她（治療師）現在有沒有生她的氣或是拒絕她。個案照做了，現在她看到了她們關係的真實面，沒有生氣也沒有拒絕。對「被困住」（stuck）的個案來說，此種策略通常很有效。如上所述，一旦在治療裡解決了改變的障礙，情境分析的內容就可以轉回到治療室外的事件。

10. 治療師教導個案在沒有治療師的協助下，可以如何修正自己詮釋上的錯誤。 157

治療不會永遠持續著。此處的重點是要逐漸減少有關個案表現的回饋。一旦個案瞭解了矯正解讀的各項步驟，治療師應該退回來（sit back），讓個案愈來愈能夠自行完成解讀的矯正工作。

個案於步驟一欲達到的表現目標

1. 個案學會建構出相關且正確的詮釋，並且能自己修正其中的錯誤。

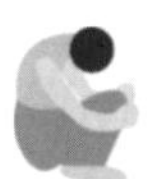

步驟二：修正不適當的行為

當步驟二完成，個案將能「修理」（fix）處理這個管理不當（mismanaged）的情境。現在他們可以對照原本的和修正過後的情境版本。當步驟二討論新的行為策略時，我們通常會聽到如下的說法：「**我從來都沒有辦法**將我真正的想法告訴我的先生」；或是「**我從來都不能夠**面對我的督導」。治療師必須嚴肅看待這類的說法，並且不予以挑戰。治療師**不要**催促個案立即行動。其實有個比較好的方式。如果個案想要達成 DO，行為就必須有所改變。情境分析將使這個觀念變得更清楚。治療師可以在這類情況下提醒個案這點——例如，治療師可以說：

「嗯，如果妳厭倦了先生那些傷人的言語，那麼妳就會知道什麼是妳必須去做的。」

或是

「如果你厭倦因為老闆的不合理要求而被訓誡，那麼你就會知道什麼是你必須去做的。」簡言之，「如果你想要終止這個讓你在治療裡不斷抱怨的嫌惡情境，那麼你就必須改變你的行為！」

158 當長期性憂鬱個案沒有在第一次機會裡改變他們的行為，另外一項通常也會出現的問題就是他們害怕改變——特別是當情境分析明確指出某種成功的結果（a successful outcome）唾手可得的時候。突然之間，個案得面對「自己知道如何終止自己苦惱」的處境，而且這份理解可能帶來情緒上的強烈衝擊。治療師必須記得這些人已經憂鬱好長一段時間了，突然間理解到生活可以有所不同，可能使個案有些畏縮。

在訓練治療師的時候，我會談及一項有關長期性憂鬱症的全國性合作研究，我也參與其中，藉以戲劇性地指出這點，並要治療師耐心地對待他們的長期性憂鬱個案。在這項研究裡，六百三十五位個案在十二處門診接受治療（Keller, Harrison, et al., 1995）。**平均**的憂鬱**持續年數**（mean durations of depression）為 17.8 年（標準差為 11.2 年）。換言之，這些個案憂鬱的平均長度將我們帶回到美國總統卡特施政的晚期時光！長期性憂鬱個案通常會忘記「感覺自己正常」（feeling normal）是什麼樣子。當恢復正常的機會來臨——也就是，當改變之門開啟（Sartre, 1961）——他們在跨出門檻之前有所遲疑或耗費一些時間，其實並不是不常見的。可悲的是，有些個案會選擇不走過這扇「開啟的門」。

當要針對「改變他們的行為是不可能的」這個看法所造成的影響說些什麼的時候，治療師會試圖減少個案的害怕，同時透過類似以下的說法順帶強調個案有改變的需要：

「你不一定要回家做出這些我們在此所討論的事情。我們可以在這個安全的治療室裡討論解決之道，並演練如何解決你的問題。沒有其他人會知道。我們只是知道當你準備好要停止這些痛苦時，你可以做得到。現在請你放輕鬆、慢慢來！」

這類說法創造出強烈的認知失調（cognitive dissonance）（Festinger, 1957）。因為知道有哪些行為可以用來解決問題，所以這些個案現在知道可以如何停止自己的苦惱；他們也知道因為自己沒有作為，而延長了自己的困境。必須得做些什麼才行！當治療師表現得彷彿我們多的是時間，個案經常在下一節次治療時提到，他們已經嘗試了新的行為。此項策略將改變的責任留給個案自己來決定；治療師仔細描繪了事情的可能狀況，所以個案知道什麼樣的行為會導致什麼樣的結果（Skinner, 1969）。

執行步驟二的治療師守則

159

1. 治療師教導個案懂得，他們的認知詮釋和他們在情境裡的行為表現具有功能上的關連性。

個案不需多久就可以瞭解詮釋和行為之間具有功能上的關連性。讓我們看看以下的例子：⑴「如果我將其他人的行為解讀成拒絕，那麼我就會退縮或反擊」；⑵「如果我將其他人解讀為對我不感興趣，那麼我就會噘起嘴並板起臉孔」；還有⑶「如果我將自己的想法、感受或行動，詮釋成沒有價值或愚蠢的，那麼我就會做出自我傷害的行動」。個案也學到了，不相關或不正確的解讀所帶來的結果，就是那些會阻礙 DO 之達成的行為。

修正完解讀上的錯誤之後，治療師可以用以下的話帶入步驟二：

> 「現在你已經修正了你在解讀上的錯誤，請試著回答下面這個問題：如果你是以這樣的方式來解讀那個情境，那麼你將會採取什麼樣的行為來獲得你原本想要的部分？」

這個問題暗指從功能上來看，認知解讀和行為是有關連的。並為個案設定好舞台，得以評估自己的行為，並將那些達成 DO 所必備的行為反應鎖定為自己的目標。

2. 治療師與個案精確指出有哪些行為會直接促成 DO 的達成。

個案也必須瞭解到，他們的行為和 DO 的達成之間有直接的關連性。下面的範例說明了一位新手個案在成功完成情境分析之後所產生的困惑：

個　案：我真的不清楚為什麼事情好轉了。我猜我是處在不同的境界了，但我真的不清楚有什麼地方不同。

治療師：很重要的是，你學到了哪些才有助於你得到原本想要的。我們將會持續地精確指出和演練，直到你能夠說清楚是什麼導致了你原本渴望的結果。

160

一開始，個案前運思期型的世界觀使他難以瞭解人際互動方面的因果關連。透過不斷地演練這些練習活動，治療師讓個案持續「嗅著旋轉研磨機」，直到個案學會辨認出自己行為的後果。

3. 治療師與個案將為了達成 DO，而必須**矯正**及**加入**的那些行為鎖定為個案的目標。

步驟二將使個案在行為方面的不足部分顯露出來。工作的第一要務就是談論在個案既有的行為儲藏庫**必須做哪些改變**，才能達成 DO。例如，個案可能學到要軟化自己提出要求時的口語表達方式，如同 Sharon 在需要 Tom 幫忙做家事時她對待他的方式。此外，為了達成 DO，可能還需要再加入某些行為。一位發現自己不可能對其他人的請求說「不」的順從型個案，必須在他／她的技巧儲藏庫裡加入自我肯定行為。

4. 只有在完成情境分析的練習**之後**，治療師才在治療裡教導個案新的行為技巧。

在完成情境分析的練習活動**之後**，個案才會接受那些需要透過自我肯定訓練、放鬆、會談及同理心來習得的新行為。有關「修正過之詮釋」與「情境裡之必備行為」間的對照，必定是步驟二的主要焦點。

一旦完成情境分析，就可以開始進行技巧訓練（skill training）。個案學到了「行為都會帶來後果」——情境分析的一項核心議題，而使個案準備好接受行為方面的訓練。只要個案仍舊抱持「不論自己做了什麼都沒關係」的不實觀念，訓練和演練策略很可能就會猶如馬耳東風（還記得第一章的 Ken）。一旦個案學到了「他們做了什麼**真的很有**關係」，那麼，他們才算是做好準備要認真討論如何改變自己的行為。

5. 治療師教導個案評估自己在情境裡的行為表現和 DO 之間的關連性，以及如何自行矯正有問題的行為。

如上所述，個案必須學會在努力將焦點維持在 DO 上的時候，監督著自己對待他人的行為舉止。步驟二教導個案要精確指出有問題的行為，並辨認出何時需要採用新的行為技巧。到了治療的結束期，個案應該能夠獨自完成這項步驟。 161

個案於步驟二欲達到的表現目標

1. 個案學會如何評估自己在情境裡的行為表現，以及自行矯正錯誤。

成功的治療必備的條件之一，就是預期個案能學會如何表現出有效的行為，以及如何自行矯正不恰當行為。一旦有問題的行為在治療早期被鎖定為

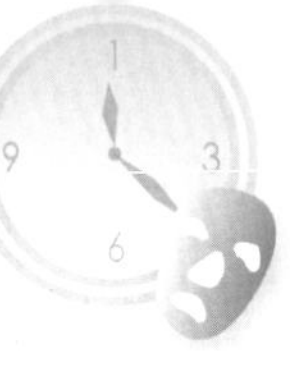

目標並加以矯正，接著就應該鼓勵個案獨自去做更多這類自行矯正的工作。治療師可以使用類似下面的話語來傳遞這個觀點：

「我期待你能學會如何自行矯正你在行為上的錯誤。一開始的時候，我會從旁協助你，但是只要你開始看見在許多次的情境分析裡都冒出來的相同錯誤，那麼請不要等我——請你自己主動開始來解決步驟二的問題。」

2. 個案學會表現出那些達成 DO 所必備的行為技巧。

先前已經說明過這點了。表現出新的行為，而不是只在口頭上討論可能的解決之道，才是步驟二最終追求的表現目標。

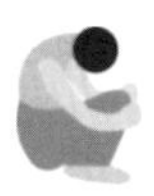

步驟三：完成並總結在情境分析裡所學到的東西

完成了步驟二之後，治療師請個案總結一下自己從這個練習裡學到什麼。這項工作對新手個案來說，通常會比較困難，他們可能需要好幾回的練習，才能夠辨認出許多情境裡都出現相似的認知及行為議題。步驟三的總結工作所強調的是，什麼樣的改變是個案想達成 DO 時必須開始在生活中去做的。

執行步驟三的治療師守則

1. 治療師應該退回來，並讓個案評估自己從情境分析學到什麼。

通常我會建議正在接受訓練的治療師：「不要急！讓個案總結並反芻一下剛剛完成的情境分析。循著個案的帶領，以瞭解他們學到了什麼。」

2. 治療師讓個案先開始進行摘要與回顧。

治療師必須避免由自己來告訴個案，他們從此步驟中學到什麼。不須訝異，有些治療師很難克制自己這種開始說話及幫忙總結的衝動，他們反射性地強調著他們認為個案應該記得的重點。一位充滿熱情的受訓學員採用下面的評論來開始這項步驟：

「我們已經完成了情境分析的許多基本工作。例如，你已經知道你是如何很容易就做出一些無法幫助你達成 DO 的整體型詮釋。修正你的詮釋，並聚焦在你原本想要的部分上，都是非常重要的工作。然後，我們加入了一項行動式詮釋，內容是你必須將自己的意思說出來，告訴朋友你並不想去。在行為上，你還是逃避而沒有告訴她你不想去看電影。你應該看出來（瞭解到），此時自我肯定技巧將會如何幫助你。」

如果敏銳地加以運用，步驟三將可提供一個「窗口」，讓我們得以明瞭個案認為剛剛完成的情境分析有哪些部分才是重要的。「停、看、聽」，是治療師此時的經驗法則。在治療過程裡，這些總結的內容將有明顯的改善。和此處觀察到的改善相似的進步，也將明顯出現在個案針對引出步驟六的問題（「為什麼你沒有獲得你所想要的部分？」）所做的回答中。如同個案習慣了如何評估他們的情境表現，以及如何評估那些與 DO 之達成與否有關的因果要素一樣，他們也會習慣將某個剛完成的情境分析裡的最重要行為鎖定為自己的目標，不然就是還不習慣。

3. 如果個案沒有提到情境分析裡治療師認為很重要的部分，**只有在這個時候**，應該讓個案注意到這些行為。

例如，治療師可能說：

163

「關於這個部分，你有什麼觀感呢？似乎是當老闆的要求讓你感到不舒服，你練習使用自我肯定行為來維護自己的權益。你從中學到了什麼？」

請注意，治療師的提示語是採用疑問句的方式，而不是以一種「事實」的說法來指明，什麼才是該情境分析裡「正確」或「重要」的面向。像是「這個部分如何呢……？」（How about this part...?）這類的有效問句，能將個案帶到必要的焦點上，同時將球持續留在個案的場地裡（譯註：這表示個案就必須去處理）。在個案回答以這種方式來表述的問題時，個案的回答也讓我們得以瞭解，個案是否注意到某些情境分析面向的重要性。如果個案遺漏了某個要點，那麼治療師就可以予以強調。同樣的，治療師想要告訴個案任何事情之前，應該停、看、聽；長期性憂鬱個案不會因為順從而去做任何事情，他們只會為自己做。

個案於步驟三欲達到的表現目標

1. 個案學會聚焦在情境分析練習裡，那些會帶領個案達成 DO 的相關要素上。

對個案來說，步驟三正好是一個時機，讓他們從情境退回來好好評估自己的表現、從錯誤中學習、吸收自己新學到的部分、在 AO ＝ DO 時加以慶祝。當然，以此種方法評估某種情境事件，就需要運用到形式運思的能力。

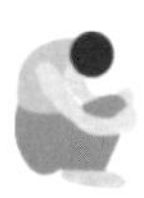

步驟四：將所學類化並加以轉換

情境分析的一項關鍵部分是，教導個案如何使用學到的東西，並類推運用到生活中的相似事件上。這些事件可能是發生在過去的、當下的，或預期未來會發生的。可是，最好的做法可能是從過去事件開始著手，因為可以使個案將從自己治療裡新學到的東西，運用在過去不久才發生的類似情境上，並且著手修正任何可能有問題的人際行為。

164

能夠辨識出過去發生的一項困難情境哪裡出錯而加以「修理」，並知道有哪些技巧能夠更有效管理未來發生的相似情境，這帶給個案自己有能力或有能量的觀感（empowering）。個案學會如何辨認出自己過去為什麼會失敗，並且也學會如何根據新習得的技巧來重新建構過去的事件。試著將步驟四裡所獲得的洞察（insights）轉換運用到其他的情境，就是表示個案得打破那些「曾使個案因缺乏適當的技巧及行為而無法妥善處理好生活事件」的無用的自我責備循環。

執行步驟四的治療師守則

1. 治療師要求個案精確指出與情境分析之情境相關且相似的其他人際事件。

例如，治療師可能會問：

> 「你從治療裡學到的東西，如何運用到你和同事間類似的情況？請描述一個類似的情境，然後根據今天早上你在這裡學到的東西，討論一下哪些是你可能會做的事情。」

治療師必須力邀個案舉例詳細說明，以確定個案能夠轉換運用自己從治療裡學到的東西。如果個案只是說：「我所學到的東西可以運用到我的社交生活和工作上」，這樣並不夠，因為除了整體式思考之外就沒有特別說明到什麼了。請試著再往前一步，並要求個案特別描述另一項問題情境，然後將新學習到的部分運用到這個特別的情境裡。請注意下面這名個案的反應具有的特定性：

個　案：這個狀況就好像週三晚上我和女友之間發生的情形一樣。我們又吵架了，而我變得退縮、什麼也沒說。最後我們一起去看了一場我並不想看的戲劇。根據我在這裡學到的東西，我必須練習自我肯定行為來維護自己的權益，也就是要讓女友知道我自己想要的是什麼。我在工作上也有相似的問題。昨天，我辦公室的同仁打開她的收音機，而打亂了我的思緒，所以我沒有辦法專心做我的工作。當時我做了什麼呢？我什麼也沒說，只是在心裡生悶氣。其實請她關掉或調小聲一些，都可以讓情況有所不同。我清楚看到因為自己只是退縮而什麼也不說出來，會如何讓自己的狀況變得更糟。

165 治療師：現在你已經能夠以建設性的方式來運用你從情境分析裡學到的東西了。

我再提醒一次，有效的類化（generalization），以及將某一情境裡學到的東西轉換運用到其他類似的事件中，都需要使用到形式運思的能力。

個案於步驟四欲達到的表現目標

1. 個案學會精確指出有哪些治療室外的相似事件，可以套用從情境分析裡學到的技巧。

個案愈熟練步驟四的練習活動，他們愈可能擁有更好的能力來管理日常生活壓力。唯一要做的事情就是，在治療室跟治療師討論某項棘手的人際解決策略。個案能夠將從治療裡學到的東西，轉換運用到與其他人的「真實」互動中，也就是治療工作對一個人的生活產生了廣泛的治療效果的強烈證據。

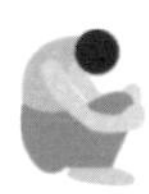

針對預期會發生的未來事件進行情境分析

透過情境分析的手法，可以規劃且演練即將發生的重要事件。一項可能的工作面試、邀請配偶討論一項重要事物，或是邀約一位想追求的人，都可以透過情境分析來處理。針對這些預期事件的情境分析，是一種包含四項步驟的方法：

1. 個案（以行為學詞彙）精確指出該事件的一項 DO。
2. 個案（以行為學詞彙）精確指出該情境裡最可能的 AO。
3. 個案大致描繪為了達成 DO 而必須採取的行為。
4. 個案找出哪些詮釋（尤其是「行動式解讀」）可能是達成 DO 時所需要的。

166

有位男性個案“Lathan”，針對自己和部門督導已於未來安排好的某次棘手的約見，進行了一次情境分析——這位督導難相處、說話諷刺，且粗魯無禮，經常對下屬發脾氣。個案想要詢問督導下週五是否可以因為教堂的靈修課程而提早離開。DO 是「獲得允許在下週五提早兩小時下班」。AO 是「獲得准許提早兩小時下班」。可是，個案對於 AO 附加一項警告。個案感覺到，**只有**自己避免以充滿敵意的方式，來回應該名督導在聽到他提出的要求時可能說出的任何批評（如：「你們教堂的人全都一樣；你們全都是偽善者」），他才有可能獲得該名督導的許可。經過討論後，他必須做到的行為包括：(1)清楚說出自己想要什麼；(2)慢慢地說；(3)維持良好的眼神接觸；以及(4)全程持續正常的呼吸。這些詮釋大多屬於行動式解讀：(1)「要將焦點集中在 DO 上」；(2)「不要因為督導對我教友們的諷刺評論而採取防衛性的回應」；以及(3)「確定督導瞭解是下週五的下午三點」。

若個案能夠以此種方式完成一項針對未來可能發生之事件的情境分析，就應該是充分準備好要在未來情境發生時好好處理。Lathan 最後獲得他的 DO 而參加了教堂的靈修課程。

下一章將談論 CBASP 方案裡的人際面向，會詳細說明治療師如何運用自己和個案之間受訓過的個人關係（disciplined personal relationship）來矯正個案的行為。

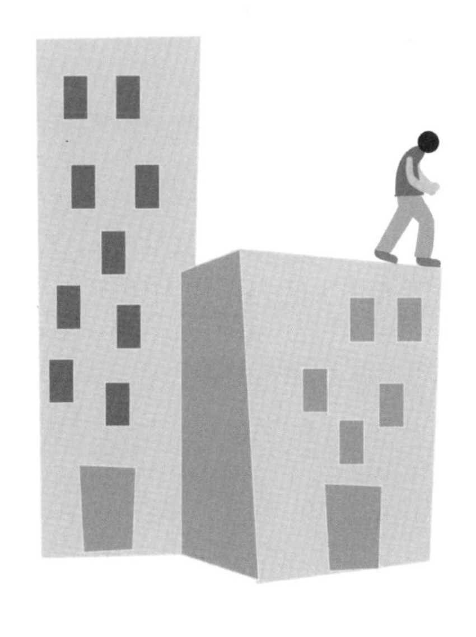

運用治療師—個案關係來矯正行為

> 因此，能夠使個案獲得理解的（並且最後使個案可能有所改變的）唯一事情就是，充分且深入地體驗到「就在這個真真切切的時刻裡，她確實對著一個真實的人（就是我這個人）做了當下這些事」。
>
> ——R. May（1960, p. 83）

167

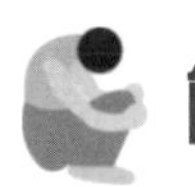

簡介

那些願意以**受訓過之個人性涉入**（disciplined personal involvement）來與個案互動的治療師，比較能夠幫助到長期性憂鬱成人個案，尤其是那些過去曾被惡意對待的個案。透過以人際層面可能的「熱點」為目標的移情假設（transference hypotheses）（第五章），以及由影響訊息問卷（Impact Message

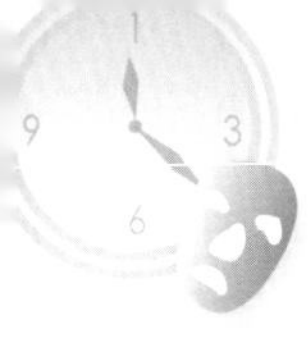

Inventory, IMI）（Kiesler, 1987）所測得的個案人際風格（interpersonal style），我們可以知曉這樣的關係。以一種受訓過的方式（disciplined way）與個案進行個人性涉入，意謂著治療師必須願意表露自己個人的正面與負面感受，並且在回應個案時不能變得有侵略性、不能變得無禮，或是將個案當作滿足治療師本身需求的對象。當一位具有良好情緒成熟度且對自己的自我意象感到自在的治療師，能夠機智地運用個人性涉入時，個人性涉入便成為一種有益健康的治療工具。

168

受訓過之個人性涉入將好幾項元素帶入治療歷程中：(1)一個定義清楚的治療師角色；(2)一個使過去傷害性的情緒經驗得以獲得療癒的管道；(3)一個能增加個案改變潛能的變項，因為這表示有將那些具有「增強」效用的行為後果直接傳遞給個案；以及(4)一個「能使個案學會如何運用同理心」的人際背景脈絡。

下面的治療對話描寫一位男性治療師如何將個人性涉入正向運用在一位名為“Ben”的個案身上。Ben是一位四十三歲的雙重憂鬱症個案，從青春期早期就開始憂鬱了。在詢問重要他人史（Significant-Other history）（參考第五章）時，Ben 提到父親「對我冷酷又疏離，是那種與人相處時會感到害怕又退縮的人」。他也提到，在父親身旁長大，造成他一生都習慣在面對其他男性的時候，像是高中老師、教練、學校專業人員和職場督導，表現得比較懦弱與差勁，並貶低自己的長處與成就。治療師在第二節次治療後建構出下面有關親近／親密（closeness/intimacy）的移情假設：「如果我親近 Smith 醫師，那麼我就會變成一個懦弱的人，抑制並貶低我的優點與長處。」

Ben：我從來沒有被人像上週一執行長在理事會裡那樣讚美過。慈愛的上帝，他總是沒有忘記去告訴理事們我的表現有多棒。

Smith 醫師：真是太美妙了！聽到你這個經驗，我整個人都深受感動。〔治療師表達出聽到 Ben 的成功經驗所感受到強烈的高興情緒。〕在這裡跟我分享你在理事會議上的成功經驗，對你來說是什麼樣的感覺呢？

Ben：其實告訴你這件事，會讓我覺得很不好意思，感覺好像我做錯了什麼一樣。

Smith 醫師：為什麼呢？〔治療師知道他正處在某個移情熱點（a transference hot spot）上。〕

Ben：我不喜歡告訴別人我成功的經驗，或是我在工作上的表現。

Smith 醫師：如果你能夠告訴父親，剛才你告訴我的那件你在理事會議上表現優異的事情，你的父親會怎麼回應你？〔Ben的父親在多年前去世了。〕

Ben：他會說：「不錯喔！」然後就轉身走開。我會因為自己跟他說了這件事而感到罪惡，好像我做錯了什麼而使他離開一樣。

Smith 醫師：請你描述一下，在你告訴我這件事情的時候，我有什麼樣的反應。

Ben：你露出愉快的表情，彷彿像個聖誕樹一樣。你要我告訴你全部的過程。你很高興我在工作上表現得那麼好，並獲得認可。

169

Smith 醫師：對！我就是這樣回應你的。那麼，為什麼你會在告訴我這些事情的時候感到不好意思，好像自己做錯事情一樣？

Ben：因為我總是會有那樣的感覺。沒道理，對不對？

Smith 醫師：這讓我更瞭解你。我們都知道，我是真的為你的成功感到高興，而且我也沒有走開，那麼這對你來說有什麼樣的意義呢？——就在此刻，在你跟我現在這個關係裡。

Ben：我不需要再表現得好像我很懦弱那樣。我可以表現出強壯的我那一面而不必道歉。

Smith 醫師：在你和我的關係當中，你發現了一些你和父親之間從來沒有過的可能性。我不怕你成功。相反的，我感到非常高興。

Ben：是的，我有看見。

Smith 醫師：你現在還會因為跟我提及你在理事會議上的優異表現而感到不好意思嗎？

Ben：不太會了。

受訓過之個人性涉入正是在上述 Smith 醫師和 Ben 之間互動的特徵。透過從個人的立場來回應 Ben 的成功，治療師前瞻性地處理了（proactively addressed）一項重要的移情議題，因為他比較了「自己對 Ben 的正向回應」和「Ben 的父親的負面回應」。與上述所列的清單一致，透過治療師個人的涉入，有三件事情加入了治療者與個案之間的互動：(1)治療師定義了自己與 Ben（處於成功情境中）的關係，在品質上不同於 Ben 與父親的關係；(2)在人際區辨練習裡，治療師運用自己個人的反應，來直接矯正 Ben 過去跟父親分享自己成功經驗時所遭受到的諸多負面情緒；以及(3)藉由運用治療師自己對 Ben 的成功經驗而感受到愉快，治療師正向地強化了 Ben「對一位男性分享自己成功經驗」的行為。

受訓過之個人性涉入也會提升治療師和個案之間富同理心的互動交流。下面的例子展示出了一位 CBASP 治療師是如何運用他的個人性涉入式反應，來增強個案富同理心的行為。

個　案：你看起來好像因為我對妻子發脾氣，並告訴她我認為她有多低能，而對我感到很挫敗。

170 治療師：是的，我是對你感到挫敗。〔治療師揭露自己本身對個案的負面感受。〕

個　案：我的反應太強烈了，還說了一些使我們吵得更凶的話。

治療師：我同意你說的，但是你一定是看出我對你有一些挫敗反應。你是怎麼知道我現在的感覺？

個　案：就是在我跟你說我對 Jennifer 說了什麼的時候，從你的表情看出來的。你的眼神看起來就是這樣。

治療師：我很喜歡你剛才對待我的方式。你敏銳注意到我的反應。你可以將你剛才對待我的方式，用在下一次你和妻子吵架的時候嗎？

個　案：我會注意一下她對我說的話有什麼樣的反應。

治療師：我敢打賭你愈能夠敏銳注意到自己是如何影響到她的，就愈能夠影響你結束時所說的話。請跟我分享下次你們兩個又爭吵時，你所觀察到的。

總之，我強烈地相信，那些能夠以一種受訓過的方式來與長期性個案進行個人性涉入的治療師，將會比那些不這麼做的治療師更有治療上的效力。本章將會舉例說明在治療時段裡運用個人性涉入的各種方法。第十二章將會進一步探索這個主題。

我曾在第五章探討過 CBASP 治療師如何建構出「有助於明確定義出治療師在與個案互動時所扮演之人際角色的其中某個向度」的移情假設。現在我將介紹有助於明確定義出治療師所扮演角色的第二項要素。在第二節次的治療會談之後，就必須辨認出個案對治療師來說具有的「刺激價位」（意思是指，心理治療師很自然會偏好用來回應個案人際風格的方式）。

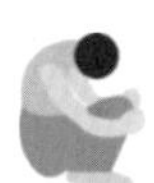

判定個案的人際「刺激價位」

Kiesler（1982, 1983, 1986a, 1986b, 1988, 1996; Kiesler & Schmidt, 1993）針對人際的研究為我們建議的這個方法（即 CBASP 心理治療師必須判斷個案對他們的刺激價位）提供了原理與架構。治療師在第二節次會談後要填寫 Kiesler 氏影響訊息問卷（IMI）（Kiesler & Schmidt, 1993）。對治療師來說，IMI 資料是有關個案之刺激價位的主要資料來源。CBASP 治療師的角色是根據以下兩個訊息來源加以設計的：⑴移情假設（第五章）；以及⑵從 IMI 獲得的資料。

171

IMI 是一種自填式工具，可以得出某種形式的概念性刺激（conceptual stimulus），而得以透過圖形來描繪一個人受另一人所「牽動」（pulls）（而在情緒、認知與行為上表現出來）的隱微反應。Kiesler（1996）曾說明：

> IMI 是根據以下的假設建構而成的：透過評估對方（B）於互動期間的隱微反應或「影響訊息」（impact messages），或是透過評估個體自己（A）的觀察，可以有效定義且測量出該個體（A）的人際風格或被引誘出的風格。（p. 28）

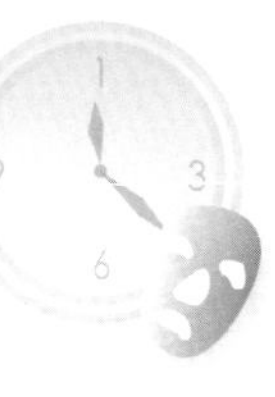

透過 IMI 圖形，正可示意說明有關人際影響的多種觀點（如：個案的、治療師的、獨立評分者的、重要他人的觀點等等）。可是，如前所述，在 CBASP，我們最感興趣的是，以圖形來呈現出個案對治療師具有的人際影響或拉力。辨識出一個人突出的人際影響，就可以表示出一個人可能對另一個人具有的刺激價位。一個人的刺激價位，代表他／她對另一方最顯著的人際影響，並可預測其他的人常會用什麼方式來回應個案。IMI 讓治療師辨認出在哪些（哪個）人際範疇裡可能產生最大的影響力，因而幫助治療師事先預期他們應該如何回應個案，就可能避開具有破壞性的自然反射反應。例如，如果治療師在面對表現出支配與／或敵意風格的長期性憂鬱個案時，不是怠慢輕忽就是仔細慎重地表達出他們自然而然的反應，這兩種自然反射的方式都會遏止個案改變。IMI 幫助治療師避免這些人際上的「危險區域」。

「互補」（complementarity）是 Kiesler 採用的標籤，用以描述在已知特定的人際影響或拉力下，我們自然而然會以某種方式來對待他人的自然傾向。例如，順從型人際風格自然會牽引出支配反應；相反的，支配型的人際影響力則牽引出順服行為，敵意則牽引出對方帶有敵意的反應，而友善的人際風格則容易讓對方採取友善的互動方式。如上所述，遇到了長期性憂鬱個案最突出的人際影響時，治療師最自然的反應傾向是「為了個案而去做治療的工作」（支配），或是以敵意來回應個案疏離的人際風格。

172

Kiesler 博士為了本章而特別建構一些例子，來說明 IMI（Kiesler & Schmidt, 1993）所測得的人際風格，以及這些人際風格基於互補所產生的拉力。Kiesler舉例說明了各象限所代表的影響特徵，如圖 8.1。每一象限旁邊列出含有豐富意涵的口語說法，以代表該象限的典型「特徵」。圖 8.1 的箭頭表示互補性拉力的方向，以代表治療師會傾向如何回應。如第四章所言，長期性個案一般會在「順從」、「敵意—順從」、「敵意」以及「友善—順從」等象限上得到最高的分數（McCullough et al., 1994b）。運用長期性憂鬱成人的影響模式型態（McCullogh et al., 1994b），以及 Kiesler 對於這些模式型態所提出的典型特徵（圖 8.1），可將大多數治療師對個案會做出的自然反應歸納如下：

173

- 「照我說的去做，你就會沒事。」（**支配型**）

172

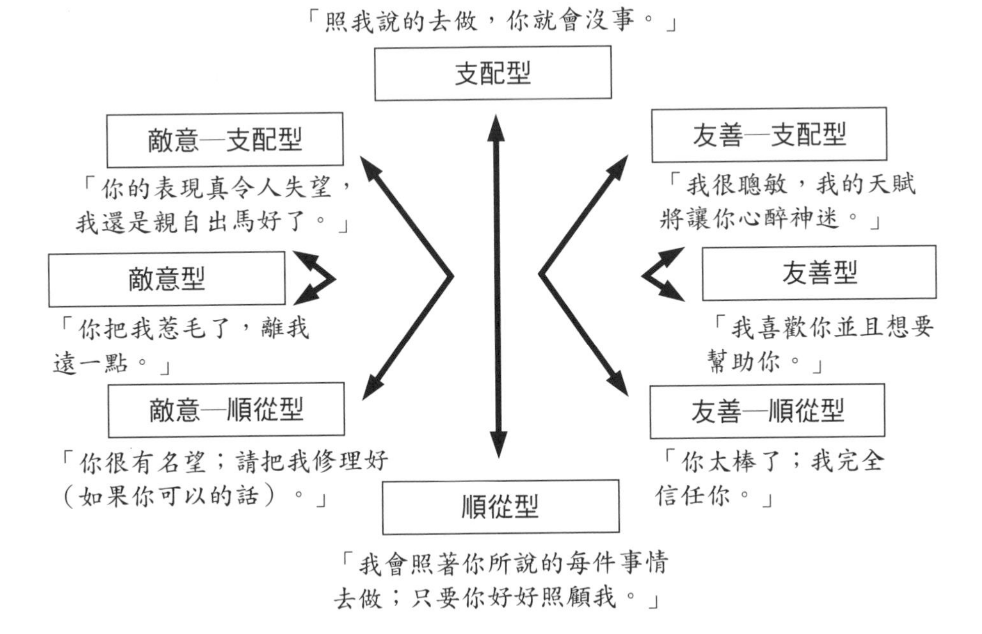

圖 8.1　Kiesler 人際環形圖的象限互補性「拉力」

173

- 「你的表現真令人失望，我還是親自出馬好了。」（**敵意—支配型**）
- 「你把我惹毛了，離我遠一點。」（**敵意型**）
- 「我很聰敏，我的天賦將讓你心醉神迷。」（**友善—支配型**）

要避免這些於治療期間會自然反射做出的反應傾向，需要相當多的訓練和平日的工作。

為了繼續介紹 IMI，我們接著看到將人際環形圖（Kiesler, 1982）分成八個區塊或八條半徑的象限版本（the octant version）（Kiesler & Schmidt, 1993），每個區塊或每條半徑都代表某種人際刺激的影響或行動範疇。就每個區塊來看，每個區塊都具體呈現了會在人類所有互動裡出現的兩種相互關連（直交）的基本變項——也就是，**控制**（control）和**結盟**（affiliation）——之間的混合影響。這八個區塊也彼此維持某種「循環關係」（circular relationship）（Kiesler, 1983, 1996），這表示每個區塊都與圓周上相鄰的區塊之間屬於正向的關連，與圓周上相距較遠的區塊，彼此的正向關連就比較小，與

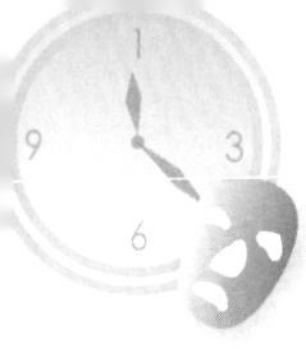

圓周上相對立的區塊之間則是屬於負向的關連（Gurtman, 1994; Kiesler, 1983, 1996）。

從結構上的空間來看，人際環形圖是由兩條彼此正交的主軸來定義或命名。每一條主軸都是代表兩種基本的人際維度：**控制**〔垂直軸：屬於支配—順從（dominant-submissive）的連續線〕與**結盟**〔水平軸：屬於敵意—友善（hostile-friendly）的連續線〕。我們已經發現有下列的人際象限，從垂直軸最頂端的區塊開始，依逆時針的順序分別是：支配（D）、敵意—支配（HD）、敵意（H）、敵意—順從（HS）、順從（S）、友善—順從（FS）、友善（F）、友善—支配（FD）。在表 8.1 所展示的另一種個人溝通情形裡，Kiesler 提供我們每一個區塊一項常見的內容範例，好讓我們品嚐及領會每一個象限的味道。治療師針對每個象限裡的七道影響力題目來評比個案〔1，「一點也不會這樣」（not at all）；2，「有一點這樣的情形」（somewhat）；

174

表 8.1　IMI 有關各象限之問卷題目的範例[1]

象限	IMI 題目範例
	「當我和這個人相處時，他／她讓我覺得……
D	好像老闆在旁邊一樣。」
HD	我想離他／她遠遠的。」
H	和他／她很疏遠。」
HS	我應該告訴他／她，和我相處時不要那麼神經兮兮。」
S	好像我在看管他一樣。」
FS	我會告訴他／她每件事情，而他／她都會同意我。」
F	他／她很感謝（賞識）我。」
FD	我可以放輕鬆，而他／她會承擔起責任。」

D ＝支配　　S ＝順從
HD ＝敵意—支配　　FS ＝友善—順從
H ＝敵意　　F ＝友善
HS ＝敵意—順從　　FD ＝友善—支配

[1] 個人通訊：經 D. J. Kiesler（1993）同意後複製。

3，「平常就是這樣」（moderately so）；4，「常常都是這樣」（very much so）〕，總共五十六道題目。治療師填寫完 IMI，就可計算出每個象限的平均影響力分數。接著，使用 IMI 剖面圖總結表（IMI Profile Summary Sheet）（Kiesler, 1991），在每個區塊畫出每個象限的平均分數，每個區塊就都有一個從 1.0（圓心）到 4.0（圓周）的分數。與圓心最遠的象限平均分數代表影響最強的範疇。將這八個點連結起來，可以得到有關人際影響力的環形圖。治療師最感興趣的將是那些得分最高（高點）的象限。 173 174

為了讓讀者瞭解我如何使用 IMI 來辨識個案的刺激價位，我提供我書寫的一個範例，那是我在一位長期性個案和她的治療師完成他們第四節次的治療之後所填寫的。此份評量是在我觀看治療錄影帶之後，基於督導的目的而填寫的。圖 8.2[1] 展示出此份 IMI 的剖面圖總結表。此圖正好呈現出一個長期性個案典型會有的剖面圖，以及一個我認為是最有助益且治療師要努力維持的最佳治療師剖面圖。此個案得分最高的象限落在「敵意—順從」、「友善—順從」以及「順從」。如果使用圖 8.1 裡所示範的互補性牽引力，治療師自然的反應傾向將是採用「敵意—支配」、「友善—支配」以及「支配」等行為來回應個案。相反的，受訓過的治療師則在整個會談期間保持在「友善」這個區塊裡，並且維持在代表「適度影響」（moderate impact）的 2 分上（也就是在「支配—順從」這個軸，以及在「友善—支配」和「友善—順從」等象限上的等距點）。在會談期間，他會明智地持續聚焦在任務上，以友善且具促進效果的方式來要求個案做治療工作。 176

[1] 表 8.1 與圖 8.2、8.3、8.4 及 9.3 都取得出版商 Mind Garden 公司的特別許可後，才得以從 Donald J. Kiesler 博士編寫的《影響訊息問卷：IIA 象限版本》（*Impact Massage Inventory: From IIa Octant Scale Version*）裡複製使用；該公司聯絡方式為 1690 Wooside Road #202, Redwood City, CA 94061: (650) 261-3500。

175

剖面圖總結表

影響訊息問卷：表 II A 象限版

Donald J. Kiesler 和 James A. Schmidt

個　案：CBASP 的個案

治療師：Smith 醫師

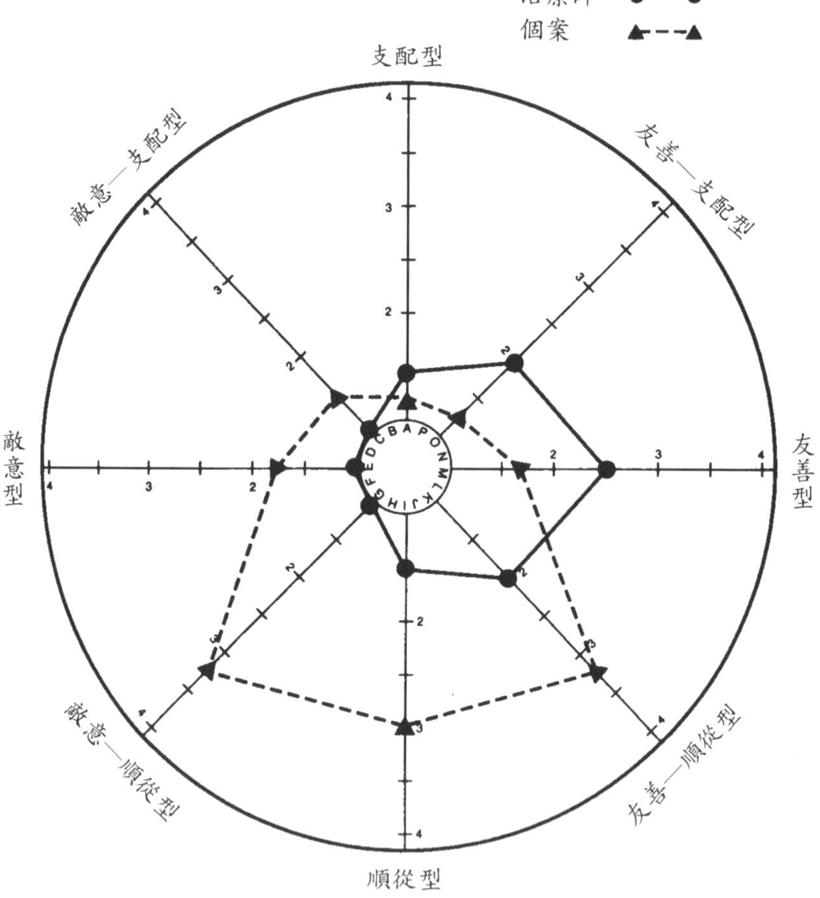

圖 8.2　個案於第二節 CBASP 治療期間的 IMI 剖面圖，以及於同一期間「最佳的」治療師 IMI 剖面圖（這兩個部分都由 JPM 負責評量）

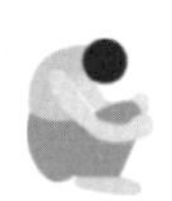

最理想的治療師人際風格

176

我曾經提過我認為最有效益的治療師人際風格：持續停留在環形圖裡屬於「友善」的這一側，也就是在「支配」、「友善」、「友善—支配」和「友善—順從」等象限上，都有適度的得分。治療師應試著避免所有將他們推向「敵意」那側的反應傾向。非支配性的友善姿態不是那麼容易達到。一開始，個案將會「需要」並努力引發治療師的支配性，好讓彼此的關係得以發展。支配便是所有他們從過去重要他人那裡所得知及經驗到的全部。就某種程度上來說，治療師必須允許自己在一開始被拉向某種支配角色，但是他們必須刻意減少在早期會談裡顯而易見的「指導性」（支配性）手段（如：扮演一個領導角色來決定何時會面、指導個案如何完成重要他人史、指示個案去閱讀《個案手冊》等等），然後逐漸扮演最理想的非支配性友善姿態。

如同先前一直不斷提醒的，支配與敵意對 CBASP 治療師來說都是「致命的」反應傾向，因為這些行為都對個案產生傷害性的影響。採取支配型人際姿態的治療師所產生的互補性牽引力，就是個案的順從型行為。治療師的目標是隨著時間來削弱與消滅順從型行為模式，而不是維持這些模式。我在第六章與第七章曾經警告過不要替個案做事情（這是一個「令你採取支配姿態的陷阱」），其實都是依據Kiesler的研究成果而提出的。大多數長期性憂鬱成人的極端順從型人際風格，引發了許多心理健康專業人員屬於互補反應的支配型姿態。若能避免被拉向屬於支配姿態的反應，便可以保護治療師不重複這些個案過去從重要他人那裡經驗到的破壞性人際模式。但是，即使在意識上決定好在面對個案時不要避免落入支配型角色，卻並非總是能成功做到。治療師必須不斷地下定決心，以避免承接且做出支配型角色，尤其是當個案擺明了就是要等待治療師的引導時，或是當個案老是說出「我不行」、「我不知道怎麼做」、「請告訴我要做什麼」、「你不能期望我能夠做到這點！」的時候。

177

其他的 IMI 資料證實了我有關最理想之治療師風格的觀點。在 Bristol-

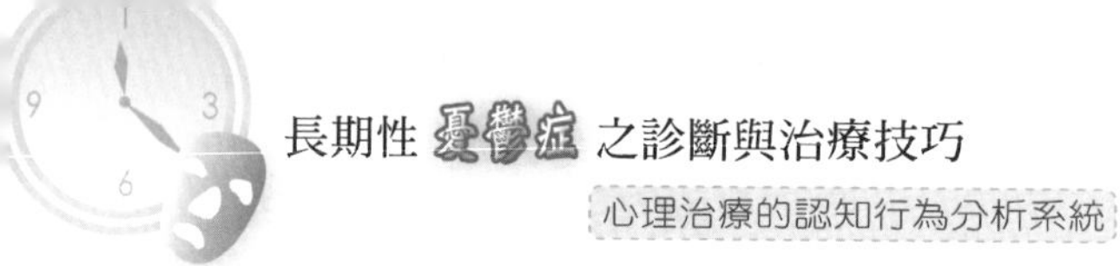

Myers Squibb（B-MS）的全國性長期性憂鬱研究裡（Keller et al., 1999, 2000; McCullough, Keller, et al., 1997; McCullough, Kornstein, et al., 1997），十二處的心理治療督導師接受關於「他們奉行 CBASP 程序的程度」的監督（見附錄 B），在研究頭六個月裡是兩個月進行一次，之後則改為一個月一次。所有的督導師都經過作者的 CBASP 認證。打從研究開始，是透過每節次治療的錄影帶進行監督。督導師將他們的治療錄影帶寄給本研究之心理治療部分的研究專員（coordinator）（即 McCullough 博士），他將負責瀏覽錄影帶、依據奉行 CBASP 的情形來加以評量，然後將錄影帶連同回饋寄還給他們。第六個月的時候，McCullough博士針對每一位督導師各隨機選出一卷治療錄影帶，然後使用 IMI 來評量十二位督導師。錄影帶上的個案全都是處於該研究所定義的急性階段（都是住院的前十二週）。從十二個 IMI 評分結果計算出各象限的平均數，然後標示在剖面圖總結表。這些資料展示在圖 8.3。督導師的象限平均分數代表了我所認為治療長期性個案最理想的 CBASP 治療師的 IMI 剖面圖。圖 8.3（如同圖 8.2）代表面對個案時一種以任務為焦點的人際姿態，也就是在環形圖屬於「友善」的這一邊有適度的得分。

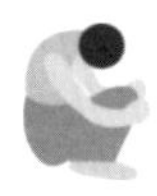

處理挫折與憤怒

不用說，挫折與憤怒，二者之一總是成為治療師面對長期性憂鬱個案的一部分反應。若治療師在治療裡將這些反應傾向衝動地化為動作表現出來（acting out），總是會讓個案感到更深的孤立。那麼，管理此類負面情感，以及緩和使治療師朝向敵意行為的拉力的最佳方法是什麼呢？為了回答這個問題，我回顧了我督導 CBASP 心理治療師們的經驗，他們在我上面提過的近期在多重地點進行的B-MS研究裡治療了超過四百位長期性憂鬱個案（Keller et al., 1999, 2000; McCullough, Keller, et al., 1997）。大多數治療師都是有經驗的老手，但他們大多數仍舊持續提到難以管理他們自己的挫折與憤怒。在側錄下來的治療裡，我看到他們以各種方式來面對自己的負向情感。

178

剖面圖總結表

影響訊息問卷：表 II A 象限版

Donald J. Kiesler 和 James A. Schmidt

治療師：十二位 B-MS 各處所的督導師

評量者：B-MS 心理治療部分的研究專員（JPM）

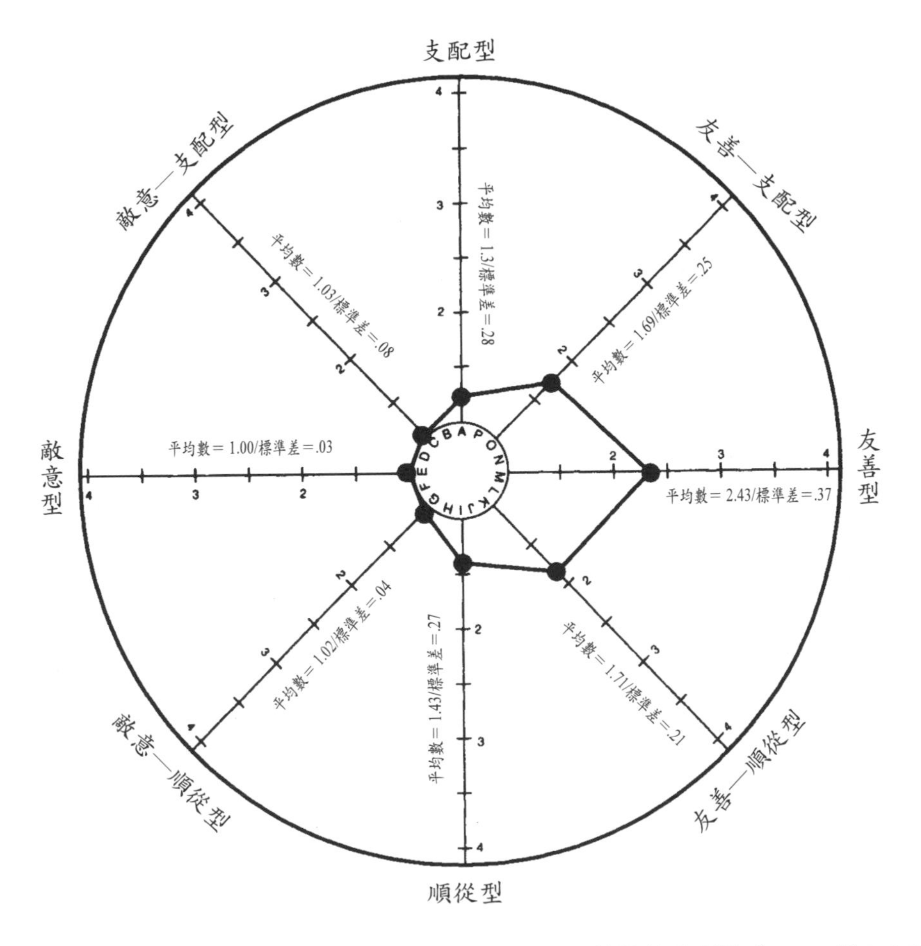

圖 8.3 「最佳的」CBASP 治療師 IMI 剖面圖，依據的資料取自 JPM 於 B-MS 全國性長期性憂鬱症研究期間對十二處督導師的評量結果的平均值

179 有些人拒絕處理這些情感，並且就當什麼都沒發生過地繼續進行治療。其他的治療師則承認在個案對他們表現出敵意的時候，會反射性地退縮回來。有些治療師則感到某種壓迫感，而催促他們更努力進行治療來幫助個案。還有一些治療師也提到他們試著多接納個案的所作所為，卻使他們感到挫折或憤怒。最後一種治療師的反應就是，告訴個案要做什麼以及不要做什麼；在此種情況下，多半是治療師在說話，且明顯接手承擔了治療工作。不管治療師採用哪種方式表達自己的負面感受，憤怒的處理仍舊幾乎是每一位治療師心中的痛。關於治療師可以如何避免自己變成環形圖裡屬於「敵意」的這一邊，仍是一個重要的疑問。因為在 CBASP 的督導工作裡，緩和治療師的支配性要比處理治療師的憤怒來得容易，以下就來討論一種處理憤怒的方式。

我在督導時，處理憤怒的策略是一種循序漸進的程序：

1. 在傾聽治療師描述情境之後（或是在觀看治療錄影帶裡的場景之後），我通常會向他們保證那樣的反應不僅是常態的，而且具有治療上的用途：

> 「你現在對個案有的感受是正常並且是大家可以理解的。你要試著學會，在回應時，將你的憤怒當作一種代表你們兩人之間有了什麼重要的事情發生的訊號。接下來，看看我們能否辨識出當中發生了什麼重要的事情。」

2. 然後，治療師和我開始依據兩項經常指引我在這類情境下進行督導工作的原則，來建構一份「串起行動後果」的計畫（consequation plan of action），以便處理治療師的憤怒。

> 憤怒通常是一種警告訊號，提醒治療師要注意到：是否是個案覺得和你脫節，或是個案沒有覺察到自己的敵意行為在人際上造成的後果。

我很少遇到長期性憂鬱個案是故意要傷害治療師的。通常是個案沒有覺察到自己當時的刺激價位，也沒有辨識到自己對治療師造成的影響。

若想要使「對個案感到憤怒」這類令治療師感到困惑的經驗，能夠達到某種治療性的成果，第二項原則是核心部分。 180

試著不退縮，也不攻擊個案。

通常大多數治療師的反應是忽略及躲避，或是（在少見的狀況下）採用被動性或攻擊性的敵意來制服個案的敵意。這兩種反應都沒有建設性。

3. 首先，治療師和我判斷引發治療師憤怒的誘發刺激是來自何方：引發敵意反應的行為是源自於治療室**內**還是治療室**外**？一旦確認了來源，督導工作便由此開始描繪「串起行為後果計畫」的細節。

4. 如果問題行為發生於治療內，我們就會試著精確指出憤怒的起因。例如，我可能試著詢問治療師：

「是不是因為個案沒有認真看待你所說的話？還是因為個案故意避免人際間任何可能的合作？還是個案攻擊你說的內容，或是狡猾地質疑你的專業能力？是拖延嗎？還是公然地躲避治療工作？」

在所有這些可能的狀況裡，個案的行為讓治療師感覺被忽略、受到人身攻擊，或是有不勝任的感覺。這些影響經常導致挫折／憤怒的反應。如上所說，這類個案並未覺察到他們對治療師造成的負面影響。

5. 然後，我幫助治療師形成一份特定的計畫，以強調個案那被鎖定為目標的問題行為所造成的後果。我通常會採用類似下面的說法：

「協助個案瞭解到：『如果我對治療師做了這些，那麼這就是我對他／她的影響』。根本的目標就是幫助個案辨識出為什麼他／她要這樣對待你。」

協助治療師催化此歷程的其中一種方法就是，詢問個案：「為什麼你想要這樣對待我？」治療師透過這個問句達到了四項目的：(1)他們透過口語，將自己負面的人際反應傳達給個案知道；(2)他們辨識出哪些特定的行為對他們確實有所影響；(3)他們創造機會來教導個案可以如何用不同的行為方式和他們相處，而不產生這些負面結果；(4)他們教導個案做出初步的**同理心行為**——也就是說，他們幫助個案變得有能力覺察到自己的行為對治療師的影響。以此種方法處理個案的行為，可以將個案透過以下說詞來企圖達到的任何離題或淡化，像是說「我不是有意要這樣對待你的」，或「我並不想要這麼做」，或「我沒有要讓你這麼難過」連根拔除。這也讓治療師得以位居在某種「幫助個案明瞭其行為所造成的麻煩後果」的位置。

181

此一策略有點像是 Kiesler（1988）提出的「後設溝通策略」（metacommunication strategy），在出現負向反應的時候，治療師會將所受到的影響回饋給個案。但 CBASP 的手法是在治療師所展現的個人性涉入程度上，有別於 Kiesler 的後設溝通。Kiesler 派別的做法是比較疏離或客觀的。CBASP 治療師則是首先藉由詢問個案：「為什麼你會想要這樣對待**我**？」使個案覺察到他們的行為以及該行為造成的負面影響。以這樣的措詞提出問題，可使治療師提出的疑問個人化，軟化了對個案造成的影響，也指出治療師變成個案行動的承受標的（後果），也清楚地將問題留在個案這一邊。

當個案與治療師互動時的刺激價位產生了敵意，治療師是處於一個「能夠在一種安全環境下讓人際後果變得清晰可見」的最佳位置上。將個案行為的影響加以個人化，可避免落入另一種狀況——就只是「談論」一個人對他人的影響而已。請思考下面的說法所造成的影響：

「當你這麼做的時候，讓我感覺到挫折且對你感到沮喪。」

相較於

「為什麼你想要讓我感到挫折，並對你感到沮喪呢？」

第一句的評論方式讓個案從觀察者的角度來「談論」行為的後果。第二句則透過引起個案注意到，就是他／她自己這個人令治療師感到沮喪，而將行為的後果加以個人化。那些學會敏察到自己如何影響到治療師的個案，最後會學到如何以同理心的方式來與人互動。願意以自己個人為基礎來參與個案的治療師，將促使這些重要的同理心技巧獲得發展。

182

6. 基於同樣的道理，我透過找出困擾行為，並描繪出某項特殊的串起行為後果計畫，來幫助治療師管理那些源於治療室**外**事件的憤怒。通常，治療師的挫折／憤怒反應都與個案生活裡的議題（已在過去的治療會談裡處理多次但仍舊是個問題）有關連。一項常見的議題正和某位已多次在情境分析裡描述他與愛人之間破壞性關係的個案有關。實際的結果一般會涉及情緒上的傷害、言詞上的攻擊，以及／或身體上的虐待。即使已經在治療裡矯正過去的情境分析，這類個案卻仍舊和那些壞傢伙持續接觸。謹慎的發問將明白揭示出，這些人對於愛人懷抱著某種特殊的希望式思考：「或許有一天 John/Mary 就會改變，懂得如何正確對待我。」對治療師來說，早已知道這個愛人不是也永遠不會變成一個合適的伴侶。然後個案會提到他／她「又這麼做了」；也就是說，他／她要不是同意再度離開這個人並實際去執行，不然就是再開始和愛人接觸。如果又開始持續接觸了，那麼若是他／她又再次提到自己被傷害，其實就不會那麼令人驚訝了。這些個案有許多都是那些經常抱怨什麼都沒有用的人。治療師自然反射的反應（雖然保持沉默）可能會是以下的情形：

「你這個笨蛋加白癡！你早知道會發生什麼樣的狀況；我早就知道會是這樣；你的朋友早就告訴你無數次要遠離這個懶鬼／女巫；但你就是要吃回頭草，讓你自己受傷！什麼時候你才會學乖呢？」

此處問題在於行為後果（受到傷害）並未矯正到個案的行為。相反的，個案仍希望會得到不同的結果（根據希望式思考），而某個隱微且無法達成的 DO，仍驅使個案持續接近愛人的行為。

一旦個案的行為被鎖定成就是導致治療師感到挫折／憤怒的原因，督導者必須幫助治療師將自己的敵意轉成某種串起行為的策略（a consequation strategy）。我經常鼓勵治療師使用白板或紙張，與個案一起在口語和視覺上回顧行為與後果。我建議在白板或白紙上寫下類似這樣的東西：

183

Jane 與 Bob 邂逅（**行為**）→ 結局是受到情緒上的傷害／言語攻擊／身體虐待（**後果**）。

接著，要求個案描述是**什麼樣的行為**（如：持續接觸）導致自己受傷這個後果，並將此句子寫到白板或白紙上。一旦個案注意到明顯易見的部分，治療師可以要求個案明確回答另一個問題：「Jane，妳的行為帶來什麼樣的後果？」個案再次透過口語來描述這些後果之後，治療師可以接著詢問更多的問題，以強調那些固執難拗的模式。以下有一些範例：

「妳認為 Bob 為什麼會那樣對待妳？」「為什麼他沒有改用不同的方式對待妳？」「為什麼妳無法讓他用不同的方式來對待妳？」「如果在這個禮拜裡，當他那樣對待妳之後，妳就離開的話，結果可能會是什麼樣子？」

透過這個方式，治療師讓個案額外練習如何區分真實情形和希望式思考之間的差別。換個方式來說，他們幫助個案區分出可達成和不可能達成的渴望結果。完成這個練習後，治療師可能會這樣說：

「根據妳告訴我的，我們清楚知道了妳是如何受到傷害的——就是因為和Bob約會。但是如果妳厭倦了自己受到傷害，那麼就必須做些其他的事情來幫助自己。當妳來到我這裡，告訴我妳受到傷害了，我真的感到恐懼而有些畏縮。但是如果妳想要讓自己持續受到傷害，我們都知道怎麼樣是最好的做法。」

將改變的責任留給個案，並不總是那麼容易做到的。此種串起後果的練習的目標，是將個案放置在一個「選擇點」上，包括要選擇更具適應性的行為方式在內（在本案例是拒絕再與Bob接觸）。在個案開始尋求其他的友誼關係之前，可能要與這些個案重複這個練習好幾次。

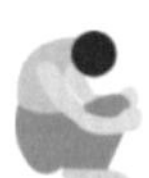

實現治療師的角色

CBASP方案提供治療師兩種高度特殊的人際背景，使他們在其中得以實踐他們的治療角色。第一項發生於情境分析（第六章與第七章）期間，第二項則發生於人際區辨練習（第五章）期間。在討論如何於每一種背景裡實踐治療師之人際角色時，我會額外再使用到第五章提過的C. H.這個案例。

184

我在第三章提過，人際發展的最終目的就是有能力與他人進行富同理心的交流——這是一項長期性憂鬱個案不具備的技能。治療師在第三節次治療時，使用一些工具來幫助個案朝向這個目標。例如，透過IMI的使用，治療師將可辨認出個案對治療師所具有的刺激價位，而且建構好的移情假設也使治療師更敏銳覺察到，自己對這特別的個案可能出現的負面刺激價位（negative stimulus value）。運用移情假設來辨認出可能的「熱點」，可幫助治療師調整自己進入一種「得以幫助個案暴露在一種新的人際展望裡」的位置。

情境分析

現在我將示範如何在情境分析的背景下完成這項目標。首先，圖 8.4 示範了由我的個案C. H.在第二節次治療之後的IMI分數所繪製的圖形。C. H.在「順從」、「敵意—順從」和「友善」象限上得到最高分。在「順從」象限上得高分，使我們明顯看到她想要我「好好看管她」（be in charge）。她對我極為順從的姿態，也是我預期她對每一個人都會有的姿態。她的順從特質也將「改變的責任」放在我的領地上，而此時有股強烈的拉力吸引我去接手承擔此責任，並且替她做這些工作。C. H.以「好社交」這個虛設的門面（在友善象限上）來增大她的順從性，而使我感覺到自己對她非常重要。在「友善」這個象限上得高分，通常是代表該人渴望某種關係。可是，在我們的治療期間，她明顯的神經敏感特質令我印象深刻。我懷疑她的不自在是源自於她對我的矛盾情感（同時有著敵意和友善兩股拉力），就如她在「敵意—順從」象限上得高分一樣。這種在「友善」和「敵意—順從」象限上都得高分的特殊型態，使我在每一次和C. H.互動時都小心翼翼。在這兩個象限上都得高分，給我一種「人際混淆」（interpersonally confused）的感覺，也就是我不清楚自己和她實際上是處在什麼樣的互動狀況裡。她的矛盾情感正是治療關係初期的主要特徵。

在情境分析期間，具有療效的角色是如何運作的呢？可以從「在情境分析期間，我應該如何回應個案」這個角度來理解角色的設定。我謹慎地和C. H.緩步前進——也就是，努力維持在環形圖屬於「友善」的這一邊，並且避免那種想要接手承擔的強烈拉力（如：面對她的順從行為時不採取支配性的回應方式）。我將努力對她保持耐心，或許比我一般在進行情境分析時所付出的耐心還要多。我會讓C. H.努力克服情境分析裡比較有困難的步驟，並且只在她顯然是困住的時候才提供協助。面對她的順從性，我會鼓勵她以治療任務為焦點，試著由她自己去完成這些治療任務。對於她的矛盾情感（同時有著敵意和友善兩股拉力），我也會放慢腳步，並認為除非我的假設都經過她明確的核對及確認，不然C. H.和我之間不會有正面的事情發生。

剖面圖總結表

影響訊息問卷：表IIA象限版

Donald J. Kiesler 和 James A. Schmidt

患　者：C. H.
治療師：JPM
日　期：第二節次治療後

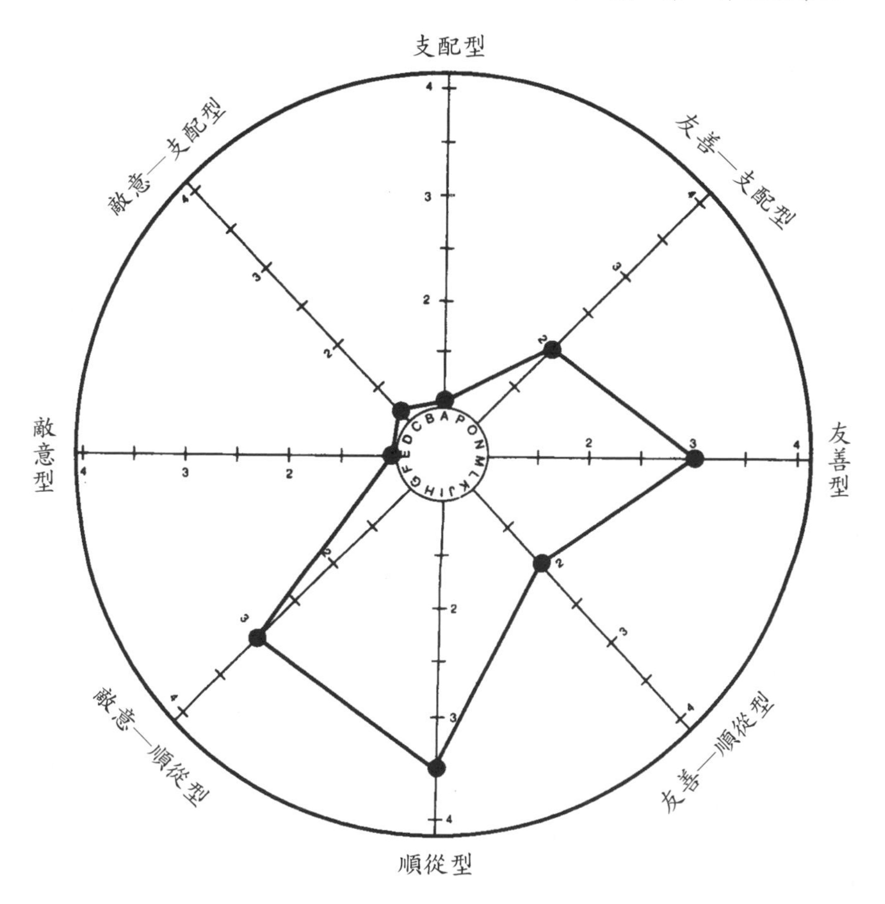

圖 8.4　C. H.在第二節次治療後由 JPM 進行評比的 IMI 剖面圖

186

人際區辨練習

第二種讓友善的、以治療任務為焦點的治療角色在C. H.身上起作用的方法，將會和此名個案曾於第五章辨認出來的兩項移情假設有關：

1.「**如果**我親近 McCullough 醫師，**然後**他就會想從我這裡得到些什麼（如：我會服侍他、照顧他，最後以我受到傷害收場）。」

2.「**如果**我真的對McCullough醫師坦白一切，並讓他知道我的感受，**然後**他就會對我所說的嗤之以鼻（如：讓我覺得自己又錯了或自己是個壞人）。」

在治療會談期間，我將渴望開始進行人際區辨練習。我將會透過人際區辨練習，將 C. H.的注意力轉向治療師與個案之間的關係。

一個得以處理第二項移情假設的機會出現在治療的第四週，當時C. H.打電話給我，並告訴我，她不想在某個特殊的時間點來進行治療，因為她害怕和我在治療室裡單獨相處。她和我一開始在安排治療時間時，原本訂在一個診所工作人員數量最少的時間點。我那時覺得這樣的安排不會有問題。在約定時間的前兩個小時，她打電話給我，並說她不想來；她進一步提到她害怕只有我們兩人在治療室，而我的秘書不在她的辦公座位上。我們安排了另外一個治療的時間。在跟她說話的時候，我瞭解到她正表露了她自己對我的真實感受，也瞭解到我們可以處在一個人際「熱點」上。

187

下次我們見面時，我要求 C. H.形容一下「打電話給我重新安排治療時間」像是什麼樣的情景。她回答時，囉哩囉唆地提到有多次都因為告訴某人她的感受及渴望，而讓她覺得自己被處罰或很愚蠢。顯然，她預期我會在她要求重新安排治療時間的時候，表現出帶有敵意的反應。她也坦露她認為，結果就是我會不想再見到她。

經過了第五章所介紹的程序之後，我先詢問C. H.如果她向母親坦露這類自己的感受，母親以前都做了什麼回應。接著，我詢問她父親在這類情境下又是什麼樣的反應，然後再問到她的前夫。對於坦露自己受傷的感受和眼淚，她回想起有好幾次身旁的重要他人都告訴她，都是她過度反應、太笨了或自我中心。沒有人曾經認真看待她的希望。

為了將 C. H.的注意力從重要他人的惡意對待轉向到我自己對她的反應上，我請她盡力描述一下我是如何回應她的請求。她說我很認真對待她，並且尊重地看待她當時的害怕。她也提到我沒有負面評價她、沒有對她所說的話「嗤之以鼻」，並且試著做些調整以配合她的希望。我們討論了她和我在目前的治療背景下的關係所具有的意義，並且對照了她與重要他人之間的關係。她瞭解到一種新（雖然是暫時性的）的觀點。她說：「或許跟你相處，我不需要再隱藏我的感受了——我是說或許。」

我們也談到「以同理心的觀點來傾聽對方說話」所具有的意義。她說她在那通電話裡有體會到我的關心；然後她又說在本節次治療裡，她感受到我為她的表現感到驕傲。我也提供一些確認讓她知道，在這兩個場景裡，她都正確解讀到我的意思，並且我也明確地強調了她這兩個富同理心的解讀。

在人際區辨練習裡運用移情假設，使治療師得以向個案強調新的人際實情（new interpersonal realities）。對 C. H.來說，當治療室裡的新經驗對照到舊有的惡意對待經驗時，將會充滿力道和重要性。而個案將清楚知道人際區辨練習背後的邏輯：「這就是妳過去和重要他人相處時的方式（隱藏、將自己的感受與意見放在心裡、退縮）；這就是妳對待我的方式（自我肯定）；而且這些就是後果——改變了這個原本令人害怕之情境的結果。」

試著在C. H.完成練習活動的期間保持在一個疑問的姿態（an interrogative mode），使我能夠不去告訴她剛才我們之間發生了什麼狀況。C. H.經歷了（在回想時所想起的）先前記憶裡的傷害。治療當下提供了可能的新關係型態而令人興奮，多少緩解了這些傷害。當情緒從受傷變成解脫及充滿能量而塵埃落定之後，我協助她探討「如果她讓其他人知道她的感受與渴望，那麼可能會是什麼樣的情景」所具有的意義。在這樣的做法裡，就可以同時在情境分析與人際區辨練習的背景下運作「受訓過之個人性涉入」這項要素。 188

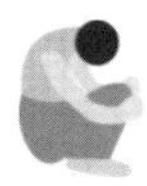 與個案進行受訓過之個人性涉入

如同本章一開始所提到的，「與個案進行受訓過之個人性涉入」是CBASP治療師角色的一個重要面向。基於以下三項理由，鼓勵治療師與長期性憂鬱個案進行個人性的互動是恰當的做法：

1. 除非治療師願意揭露自己個人的感受及反應，否則無法教導個案如何以富同理心的方式來與他們互動。
2. 治療師個人對於個案的反應，必須當作比較及對照「治療雙方關係」和「個案早年惡意對待之關係」的品質時的區辨準則。
3. 當個案持續採用原始的、敵意的或破壞性的行為方式，治療師可以透過揭露自己對個案的個人反應來教導個案，使他們覺察到他們所帶來的傷害性影響。

其實可以輕易且自然地就使個案能夠受益於治療師個人的感受及反應。接著請看下面這位 CBASP 治療師的反應，他輕易地使用自己的個人性涉入來當作一種促進個案改變的變項。

個　案：你今天看起來好像很疲憊的樣子。

治療師：是什麼讓你這樣想呢？

189

個　案：就是從你的臉上、從你的眼睛看出來的。你好像精疲力盡了。

治療師：你的解讀是對的，我很感激你注意到我很疲累。今天真是辛苦又漫長的一天。可是我得告訴你一些事情。聽到你這麼說，剛好為我注入一劑強心針。

個　案：你的意思是？

治療師：因為覺察到我的感受而拓展了你視覺的廣度。你有了多麼美妙的改變！

個　案：你是對的。而我也覺察到其他人的許多事情，那是我先前從未觀察

到的部分。

這名治療師的反應正好與「CBASP治療師欲教導個案學會做出同理心行為」的目標一致。其反應也同時肯定及確認了個案對非口語部分的同理心解讀。接著將此反應和我過去接受臨床訓練時期時所學得的反應方式相比較：

個　案：你今天看起來好像很疲憊的樣子。
McCullough醫師：我們在這裡不是要討論我的情形。你今天想要從哪裡開始談起？

我拒絕以個人（及坦誠）的方式和個案進行相互呼應的對話，因為我所學到的是，「有療效的反應」（therapeutic response）是要說一些話使談話的焦點重新集中在個案身上。我早期學會的策略因為沒有融會貫通，所以就削弱了個案的同理心行為。

一個人有能力在「使用語言來瞭解他人及被他人瞭解」的時候從事同理心的互動交流，正是人際發展的一項主要目標，如前所述那樣。治療師願意以個人的方式投入與個案的互動中，而不是採用單向的互動方式（焦點總是放在個案身上），將使人際間的施與受有可能發生——這正是做出同理心反應所需的必要條件。

在運用人際區辨練習時，CBASP治療師被鼓勵去將自己對於個案的正面與負面反應兩部分都「攤開在檯面上」（put on the table）。也就是，治療師必須願意讓個案去體驗及檢視他們對於接納、照顧及關懷等的正面感受，以及他們用以處理及表達他們對個案之負面感受的方式。一旦治療師揭露了自己的反應，他們接著就可以比較及對照個案的重要他人在處於這類互動時所表現出的負面反應。當個案從治療師那裡經驗到許多不同的個人反應，就能提升個案區辨出「治療師之健康反應」與「重要他人之破壞性模式」的能力。事實上，治療師與個案之間雙向情感交流的範圍愈大，個案就能從中擷取愈多的材料，來區辨治療師和重要他人的人際反應。 190

某些區辨的機會浮上心頭：

- 治療師可能會問個案，和從未在與個案相處時揭露任何情感的重要他人相比，治療師的情緒表達是如何隨著每個時刻而改變的。
- 治療師會讓個案比較一下治療師在語調上所具有的接納性質，和重要他人那苛刻、尖銳且拒絕的語調。
- 治療師可能請個案對照一下治療師溫暖、充滿接納的措詞，和重要他人那疏離的態度舉止。
- 在壓力期間，如果治療師請個案回想治療師充滿鼓勵的話語，然後比較一下個案年輕時處在類似壓力狀態下，所受到的處罰性及拒絕性的口語批評，將會有所助益。

最後，受訓過之個人性涉入是使帶有敵意且原始的個案變得更為社交化（socialize）所不可或缺的要素。表現出敵意或敵意—順從行為的個案（見圖8.1）非常難以一起進行治療工作，且幾乎是臨床工作上普遍不受歡迎的對象。我也曾觀察到，這些個案有系統地疏遠某家臨床機構的每一位工作人員，包括藥物治療師、護理人員、秘書以及接待人員。這類個案在口語及非口語上都是誇大且充滿傷害性的。最重要的是，他們總是忘記他們帶給工作人員的負面影響。

什麼是用來治療這類個案的最佳方法？我通常會鼓勵CBASP治療師「變成這類個案的一個問題」（become a problem for the patient）。這意謂著要將個案的注意力聚焦在個案的行為對治療師所造成的影響。我將以我從治療錄影帶觀察到的逐字對話來說明這點。

191

個　案：我確定治療這件事情，也就是和你會面，將會浪費我的時間。
治療師：你真是很清楚如何傷害一個人的心。
個　案：你的意思是？
治療師：那麼你認為我指的是什麼呢？當有人對某人說了那樣的話？
個　案：我猜當時他們受到傷害了。
治療師：你想為什麼我要用這樣的方式回應你呢？
個　案：我猜我說的話傷到了你。

治療師：你猜對了！現在，我必須詢問你另外一個問題。為什麼你會想要走進我的治療室，然後像那樣地傷我的心？在我們進一步談下去之前，我必須先知道答案。

個　案：我不知道，不過，如果你讓我傷到你，你一定是臉皮很薄的人。

治療師：你為什麼要這麼說呢？你難道沒有感覺到，你很有能力用你所說的話傷害我？

個　案：有，我想我是那樣的人。

治療師：那麼，如果你知道了，我打算再問你一次。為什麼你會想要那樣地傷害我？

使用這個策略（並且使用了好幾次），治療師變成了「一個問題」或「人際上的一個障礙」，個案必須花點時間學習如何克服這個問題或障礙。根據一項人際取向觀點（Kiesler, 1983），此種策略婉拒了推使治療師變得敵意（推開個案）與支配（控制個案）的互補性拉力（參考圖 8.1）。這跟個案說「去死吧，想要我照你所想的方式去做，得先通過我這一關才行！」是一樣的。如果治療師願意以個人的方式與個案互動，並因此協助他們學會更社交化一點，許多帶有敵意的人就會像下一個例子裡的個案那樣，學到了其他的人際策略。透過溫和地**串連**敵意式行為的後果（gently consequating hostile behavior）所達成的社交化：個案學會將治療師的坦誠回應當作指標，用來監視自己帶刺、輕蔑及率直的敵意評論。許多帶有敵意的個案最後得到一個常有的觀察，也就是實際上「沒有人曾經在我身旁待得夠久，來教導我學會採用不同的行為方式」。難以對個案揭露個人情感的治療師，可能難以有效治療帶有明顯敵意的個案。

有關個人性涉入的要素

192

我只將「以受訓過之個人性涉入運用到長期性憂鬱個案」的做法，推薦給高度成熟且有廣泛執行心理治療經驗的專業人員。de Jong 等人（1986）提出了相似的觀點，他們不鼓勵新手或不熟練的治療師為長期性憂鬱個案進行治療。我的看法與他們一致。不熟練的治療師可能尚未有足夠時間培養出必要的個人學養（personal discipline），以及必備的人際技巧，來扳倒我們在臨床上見過最難治療的門診個案之一。

不用說，我所建議的受訓過之個人性涉入禁止與個案之間任何形式的性接觸或諷刺話語。在一個親密但與性無關並且充滿同理心的關係之中，個案會獲得茁壯的成長與發展。

進行受訓過之個人性涉入時的困難

大多數讀者會想不出在他們受過的訓練當中，不管是過去還是現在，有哪個督導會議或工作坊／討論會的主持人鼓勵他們運用「個人性涉入」來改變人們的行為。事實上，我們鼓勵運用與個案之間的個人性涉入已經有一段時間了。大家很熟知在訓練治療師的時候，「關係變項」是備受爭議且處理起來相當棘手的一個層面（Lambert, 1983）。不幸的是，我知道許多臨床工作的督導者就是拒絕討論心理治療的這個層面。

Freud（1917/1950, 1917/1960, 1933, 1963）主張個人性涉入會干擾治療的根本目標。在訓練期間，精神分析師要經歷個人的分析，以「中和掉」（neutralize）可能的反移情議題（個人的事務或觀點），因為這些反移情議題可能會妨礙他們有效扮演「空白的螢幕」（blank screen）的功能，而無法讓個案投射他們的聯想。

儘管 Carl Rogers（1942, 1957, 1959）別出心裁地強調治療師的同理心具有的重要性，卻也不經意地在臨床訓練中維持了關於個人性涉入的禁忌。Rogers 對於個人性涉入的同理心做法深深影響臨床訓練長達四十年以上。根據 Rogers 的看法，只要治療師維持「適當的治療師態度」（proper therapist attitude），也就是持續提供個案「無條件的正向關懷」（unconditional positive regard），個人性涉入是可以被接受的。從以下的引述裡可以捕捉到他理想中的治療師態度：

193

> 如果我能以「沒有哪個自我經驗可以被認為比其他的自我經驗更值

> 得或更不值得待以正向關懷」的方式，來覺知另一人的自我經驗，那麼我就是正在以正向關懷來對待這個人。（Rogers, 1959, p. 208）

不僅對大多數心理治療師（或任何人）來說，要維持此種普遍存在之正向關懷的姿態是不可能的任務，要如此對待長期性憂鬱成人也將妨礙他們學會認識到自己行為的**結果**——這是修正個案行為時不可缺少的部分。

對於個人性涉入來說，不管是 Freud 主張的負面觀點，還是 Rogers 不切實際的觀點，也都主宰了二十世紀多數時間裡的臨床及精神醫學訓練方案。對於由 Freud 或 Rogers 所提出有關治療師的角色定義，唯一嚴肅的挑戰是來自於人際心理治療（interpersonal psychotherapy, IPT）運動（Anchin & Kiesler, 1982; Andrews, 1991; Kiesler, 1988, 1996; Safran, 1990a, 1990b; Safran & Segal, 1990）。在 IPT 取向，為了教導個案他們是如何影響其他人，而鼓勵治療師揭露自己的感受，並提供個人性的回饋（personal feedback）。如較早所提過的，Kiesler（1988）將這些改變的技巧稱為「後設溝通」：

> ……後設溝通式的回饋所指稱的是治療師提供個案一些口頭上的回饋，以明確指出發生於治療室裡兩人之間屬於核心的、重複的且主題性的關係議題。（p. 39）

後設溝通驅使治療師移向可能的個人性涉入。此策略也被用來提升個案表現出同理心。也就是，治療師也可以鼓勵個案以同樣的方式（透過與治療師進行後設溝通）和治療師互動。

關於個案與治療師之間相互進行後設溝通式回饋的情形，可能有點像是下面的樣子：

治療師：你何不給我一個例子，告訴我你最近何時在和妻子相處時有那樣的感覺？

個　案：你老是這麼嚴苛地催促我！你知道我並不清楚要怎麼來做這件事。當你要求我這麼做的時候，我真的很害怕，在這個剎那之間，我想

194 不到要說什麼。當你要求我給你特定的例子，你真的讓我感到很挫折。我不想再多談這個部分。

治療師：讓我試著對於你剛才對待我的方式，給你一些回饋。

個　案：我不瞭解你的意思。

治療師：當我請你幫我試著處理你和妻子之間的問題時，你變成生我的氣。我覺得只要我請你幫我處理某個問題，你就會告訴我：「帶著你的屁股滾出去！」或「退後！」這讓我感到和你相處時，我唯一可做的安全事情就是不要問你任何事情——你想要自己處理，你想要我離遠一點。

在這段對話，治療師最後的反應是將個案帶給治療師的負面衝擊或影響「回饋給」個案。所表達的意思非常清楚：**每次只要治療師邀請個案協助他處理某些問題，個案就會感到害怕、挫折及生氣，然後在口頭上變得退縮**。

CBASP治療師被鼓勵要聚焦在這段假設性對話的另一個層面。這段對話具有一個健康的、雙向的品質，也就是一方行為的後果都立即回饋給對方。治療師提出**請求**→個案感到害怕、挫折及生氣。個案表達害怕、挫折感與想要退縮→治療師感覺自己被推開。雖然個案可能沒有充分覺察到其中涵意，但這些彼此間相互往來的元素，仍可以在治療師及個案回應對方的方式裡清楚看到。不僅治療師可以在個案當下真的感到害怕時，教導個案更具適應性的行為，而且個案也可以學會辨認出自己帶給治療師的影響，以及兩人互動各自帶給彼此的影響。當個案在此項練習期間清楚了互動雙方各自帶來的結果，就能學得同理心的知能。

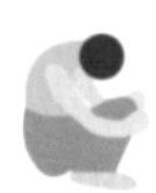

不要看輕治療師的角色

大多數我所認識的心理治療師都是非常真誠且充滿關愛情懷的人，他們致力提供個案一個豐富且敏銳的關係。因為知道這樣，所以我通常會想知道，195 為什麼我的同事會如此抗拒讓他們的個案清楚明瞭，他們對個案的生活帶來哪些重要的貢獻。我通常收到的回答是，將注意力擺在自己身上，那是很自戀的、自我誇耀的，或「自我標榜的」（tooting one's horn），就好像是在對個案說「看我有**多棒！**」一樣。這類反應遺漏了一項根本要點，並忽略了治療師與長期性個案之間那嚴肅且正在進行的人際議題。我一直不斷發現到，如果治療師有表現出親和、溫暖、持續的支持，以及充滿關愛的回饋，長期性憂鬱個案卻幾乎總是無法辨認出這些美妙的行為。他們也總是無法瞭解這些正向回應對他們以及對他們的人際連結方式，具有什麼樣的重要意義。關於為什麼會有這類失敗的理由，其實並不令人意外：在一個人能夠辨認出其他人所提供的「關係」禮物之前，必須先要有接收到這類正向關係禮物（positive relational gifts）的**前備情緒經驗**（precedent emotional experience）。個案當前的不幸處境會妨礙他們辨認出這些正面的回應。在這點尤其要特別注意到，許多個案還提到自己的過去生活裡缺乏助長性的關係（facilitative relationships）——沒有這些先前經驗的幫助，個案無法辨認出治療師所展現出的關係禮物。當被問及治療關係的健康品質時，大多數個案會承認自己從來沒有過這類正向的人際經驗。對某些長期性個案來說，他們甚至沒有能力回憶出一生當中即便是一個也好的正向關係！經常見到的情形是，這些已經成年的孩童就只是靜靜等待治療師的「拒絕」大槌落在他們身上，也不管治療師所有正面的人際互動方式。**必須不斷地使力讓治療師與長期性個案之間正向的人際互動實情變得清晰可見，不然，這個新的互動實情將不會被辨識到。**

在人際區辨練習期間，當長期性個案獲得前瞻性的協助，而得以瞭解到治療師不是一個冷酷又好支配的母親，不是一個虐待且嗜酒成性的父親，也不是一個老是拒絕人的配偶，屆時就會發生某種人際上的變革（interpersonal revolution）！治療師就只是幫助個案辨認出那些顯而易見的部分——也就是說，治療師實際上的真實模樣**是**：一位充滿關愛情懷而受到個案將自己幸福深切交託的人（who is deeply committed to their well-being）。CBASP 的人際方法學能有效確保，個案在治療結束時能夠正確知覺到治療師的**模樣**；個案對治療師來說具有**什麼樣**的刺激價位；在這份關係的範圍內，治療師為個案做了**什麼**；最後，治療關係（相較於個案與重要他人之間的負面關係）對於個案當前的能力發揮情形（current functioning）帶來**什麼樣的影響**。

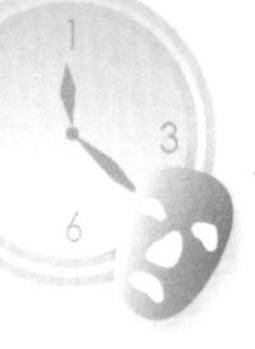

下一章，我將說明如何具體操作CBASP，而得以透過實證的方式來測量及描述個案的改變。

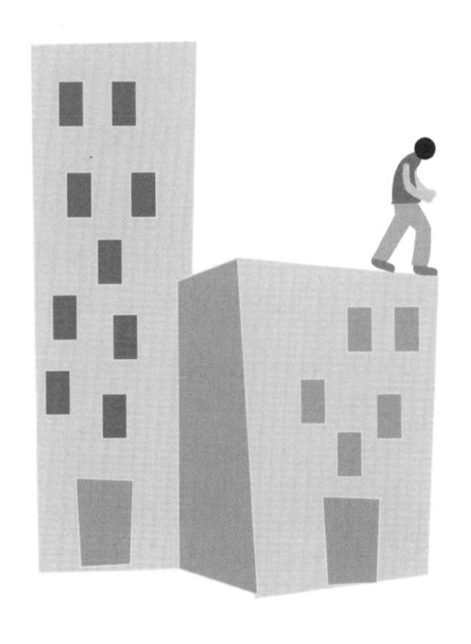

第9章

測量學習成效和療效類化程度

> 整個心理治療歷程是從理論上描繪一系列被設計用來使改變發生的最理想之前後因果條件（antecedent-consequent conditions）……個案在行為上的各種轉變，以及促使這些轉變發生的諸多規則，一起構成了一個解說某種特殊的心理治療（如：該治療系統的「歷程」）的舞台。
>
> ——S. Cashdan（1973, p. 5）

196

如果長期性憂鬱個案想要克服自己陷落在憂鬱經驗的情形，就必須在他們的心理資源儲藏庫（psychological repertoire）加入某些事情（McCullough & Carr, 1987）。換句話說，長期性憂鬱個案為了達到症狀緩解的狀態，他們必須學會某些他們在治療開始前並不會的知覺技巧及行為技巧。而測量這類新學習的成效，以及評估其療效類化程度（generalized treatment effects, GTEs），就是本章的主題。

CBASP 的根本目標是要個案學會能夠自己正確執行情境分析的整個程序。情境分析是這項治療的「主動元素」（active ingredient）；這也讓個案明白透過那些「對認知進行分析」以及「做出富有同理心的行為」等技能，可以如何解決他們的人際問題。個案能夠自己「符合準則地」執行情境分析（即個案連續兩次在沒有治療師的協助下自己執行情境分析），就表示個案發展出了一種覺知，知道自己的行為對環境造成的影響。就我的觀點來看，學到自己執行情境分析的能力，是成功的治療所不可或缺的，所以治療師應該透過測量個案能夠自行完成情境分析的程度，來監督個案的學習成效。

197

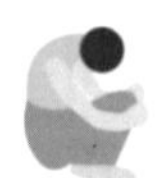

測量兩種依變項

CBASP 方案裡有兩種依變項：（與情境分析有關的）學習成效以及 GTEs。學習成效這個變項所反映的是個案學會多少情境分析。執行情境分析的能力具有「中介變項」（mediator variable）的作用（Baron & Kenny, 1986; Holmbeck, 1997），而會影響治療的結果。用來評估情境分析之學習成效的工具就是個案表現評量表（Patient Performance Rating Form, PPRF）（McCullough, 1995b）。之後我們將會多介紹一些 PPRF 的評量與計分。

第二種依變項GTE，受到「個案學會多少情境分析」的影響，並且還包含以下的量數：症狀強度的變化、知覺到的控制焦點（locus of control）、心理社會層面的適應情形與能力發揮情形（psychosocial adjustment and functioning）、因應風格（coping style）、歸因風格（attributional style），以及人際能力發揮情形（interpersonal functioning）。另一項「最後會影響到個案學會自己執行情境分析之成效」的 GTE 指標，就是治療結束時個案的 DSM-IV診斷身分別。我是假設在「學會自己執行情境分析」與「各種 GTE 變項的矯正」之間是一種因果的（中介的）關係，而非一種相關的關係（correlational）。

在 CBASP 裡，用來評估 GTE 之變化的工具，包括 Beck 憂鬱量表（Beck Depression Inventory, BDI）（Beck et al, 1979）、Hamilton 憂鬱評量表（Hamilton Depression Rating Scale, HAM-D）（Hamilton, 1967）、Rotter內外控量表（Rotter Internal-External Locus of Control Scale, I-E Scale（Rotter, 1966）、社會適應量表：自陳量表（Social Adjustment Scale: Self-Report, SAS-SR）（Weissman, 1975; Weissman & Bothwell, 1976）、DSM-IV整體功能評估量表（Global Assessment of Functioning Scale, GAF Scale）（APA, 1994）、因應方式問卷（Ways of Coping Questionnaire, WCQ）（Folkman & Lazarus, 1988）、歸因風格問卷（Attributional Style Questionnaire, ASQ）（Peterson et al., 1982），以及最後的DSM結構式診斷會談，像是DSM-Ⅲ-R之結構式臨床會談：個案版本（Structured Clinical Interview for DSM-Ⅲ-R: Patient Edition, SCID-P）（Spitzer, Williams, Gibbon, & First, 1990）。

使用上述工具蒐集到的資料來測量心理治療的GTE，其實也沒什麼新鮮的。可是，CBASP裡的新鮮部分正是其被稱為「主動元素」的技術——情境分析——的具體操作，所以，我們可以從實證上來證明個案學會多少治療的這個「主要事務」（subject matter）。

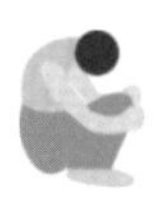

當前 CBASP 治療法的歷史

我在多年前提出心理治療的習得模型（acquisition model）（McCullough, 1984a, 1991; McCullough & Carr, 1987），測量個案對於治療之「主要事務」的學習情形，就是其中一項基本的特點。其中方法學的部分類似當前的方案，鎖定的目標人口群也相似（如：長期性憂鬱的成年人）。雖然同樣都評量了在情境分析之學習上的進步情形，但卻是根據六步驟版本的個案表現評量表（PPRF），來評比個案執行情境分析的表現情形，以便取代目前的五步驟版本。初版 PPRF 裡的一項步驟（後來被刪除了），就是要求個案精確指出在該情境當中所體驗到的最明顯情緒。當我瞭解到「要個案精確指出情緒」的做法並未促進個案學到「覺知到的作用關係」，於是我就將此步驟從情境分析程序**與** PPRF 評量表中刪除。本模型之早期及後期版本之間的另一項輕微差別在於，早期在執行 CBASP 時，會將治療歷程分成不同的操作階段。一開始的基礎線階段（在施行改變技術之前要先蒐集個案的資料）之後，才會進行認知及行為方面的訓練階段。在個案從某一階段轉換到下一個階段之前，他們必須符合預設好的階段準則。例如，在階段二（認知訓練），個案被教導情境分析程序，直到能夠符合準則地完成六項的情境分析步驟後（即個案連續兩次在沒有治療師的協助下自己執行情境分析），才能進入階段三。

CBASP的行為訓練是在第三階段中進行的。為了使用目標達成量尺（Goal Attainment Scaling）（Kiresuk & Sherman, 1968），要為個案預設好階段三的準則：個案的行為表現（通常是涉及在一到三個目標情境裡，或針對特定人士能夠表現出自我肯定行為）必須符合某項已經操作化的「預期成果水準」（expected outcome level）。根據目標行為在幾個時間單位內所發生的頻次來定義行為的目標（如：為期一週的時間裡，至少有三次能對不體諒他人的老闆主張或維護自己的權益）。當行為表現達到預設後的準則，階段三便結束，而 CBASP 治療也畫下句點。

199

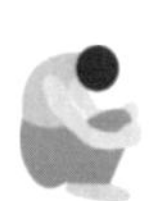

「執行情境分析」和「使用 PPRF 來評量個案表現」的重要區別

遍及全書，情境分析被介紹為一種多重步驟的程序，在引發階段要執行六項步驟（第六章），而矯正階段要執行四項步驟（第七章）。在某一節次的治療結束後，治療師使用 PPRF 來看個案在情境分析方面的表現。讀者必須分清楚「使用PPRF評量情境分析表現」與「執行情境分析」之間的差別，因為乍看之下這兩種任務似乎有所差異。例如，PPRF的五點評量量尺與情境分析的十項執行步驟（如果同時計算引發及矯正兩個階段的所有步驟）之間，並無一對一（步驟對步驟）的對應。為什麼在執行步驟總數和 PPRF 所評量的表現步驟數之間有落差？稍後將會詳細說明，這裡先簡單說明一下，PPRF是描述個案在沒有協助下，能自己正確執行引發及矯正兩階段裡最多（並非所有）步驟數的能力。PPRF 計分程序並未納入矯正階段的步驟三與步驟四

（總結與類化兩個步驟）。

如以上所言，PPRF的五點評量分數反映了個案「能夠自己完成整個情境分析作業，矯正在引發階段裡犯下的任何錯誤，並能符合每一步驟之表現準則地完成矯正程序」的程度。PPRF的評量步驟包括：製作出一份符合準則的情境描述（步驟一）、製作出相關且正確的解讀（步驟二）、描述與DO有適當關連的行為（步驟三）、以行為學詞彙描述一項AO（步驟四），以及整體描繪一項切合實際且／或能達成的DO（步驟五）。我現在會更詳細介紹PPRF。

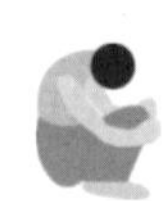

個案表現評量表

如以上所言，PPRF被用來評估個案的情境分析學得有多好。表9.1呈現了評量時使用的表格。如第六章的討論，個案在進行每一次的治療之前，要先填寫一份因應調查問卷（Coping Survey Questionnaire, CSQ）（參考表6.1），然後使用家庭作業的CSQ來進行情境分析。在每節次治療後，治療師使用PPRF評量個案在情境分析方面的表現。 200

可以用下面的方式，來描述在治療裡教導情境分析時欲達成的目標：

> 治療師最後必須退回來，雙手交疊在一起，然後採取以下的態度：「好，現在你開始執行情境分析，並為了我好好表現。」

情境分析的最終訓練目標是在沒有治療師的協助下，個案就能自己執行所有的程序。當個案能夠連續兩次符合準則地成功完成情境分析，那麼就可以認定個案學會了情境分析的操作。有關治療師的PPRF評量指導語如下。

表 9.1　情境分析方面的個案表現評量表

指導語：在每節次治療結束後，請使用以下量尺來評量個案的情境分析表現。只要評量那些在治療時段裡有完整含括到的情境。請根據個案真實的口語表現來進行評量。

計　分：只有當個案**不**需要治療師基於**矯正**而提供的**回饋**（no corrective feedback）時，或是只有個案在不需要治療師的協助下自行修正其錯誤時，才給予「有」的評量。

請圈選出適當的數字		有	沒有
1. 步驟一	情境事件和某一明顯充滿壓力的情境有關連，有明確的起始點和結束點。	1	0
2. 步驟二	個案針對情境製作出相關且適當的解讀。	1	0
3. 步驟三	行為與渴望的結果之間有適當的關連性。	1	0
4. 步驟四	個案以行為學詞彙精確指出一項實際的結果（或該情境的「結束點」）。	1	0
5. 步驟五	個案以行為學詞彙精確指出一項切合實際且／或可達成的渴望結果。	1	0
6. 總分（將「有」的分數加總，然後除以 5，並且轉換成本次作業的百分比分數）		例：2/5	40%
7. 實際的結果 ＝ 渴望的結果？（請圈選一個答案）		有	沒有
8. 如果沒有，為什麼會這樣？＿＿＿＿＿＿＿＿			

201

評量的目標是評量出有哪些部分是個案在治療時段裡可以自行做到的。完美的自我引發階段以及完美的自我矯正階段，是表示個案符合每一步驟的所有準則，且在沒有治療師的協助下，自己矯正了所有步驟上的錯誤。在評量個案的情境分析表現時，治療師被期待要保守謹慎。對於每個步驟，正確就給「1」分，不正確就給「0」分。很清楚的，個案的總分會介於0到5分之間。

如果治療師必須給予任何明確的提示或修正，那麼個案在這個步驟或其他相關的步驟上，就不應該得到分數。

每一步驟的評量指南：

步驟一

描述情境時必須清楚交代時間，一般都會持續一小段時間（如，幾分鐘或幾小時；可是，在某些案例，情境可能持續到一天或兩天）。也必須清楚說明情境的結束點。在這個步驟的期間，個案不必發表意見，像是說明為什麼他們要做這個或那個，或是推論其他人的動機。

步驟二

個案的解讀必須是**正確的**，並且必須正確地依循事件的發展過程。所做的解讀也必須是**相關的**或以真實的事件為基礎，並且緊繫著互動雙方之間持續進行的特定行為。所有解讀句子都必須是治療師可以理解的。

註：有時解讀都是正確且相關的，即使個案並沒有達到 DO。只要有一項解讀是正確且相關的，個案就可因此解讀而獲得分數，即使此解讀可能沒有直接促進 DO 的達成。評量某一解讀時的規則是，解讀必須正確描述該互動事件的某些部分。

步驟三

此步驟的評量是預先假定個案在引發階段或是矯正階段期間，有辨識出一項切合實際且／或可達成的DO。**只有當個案在步驟五（有關DO的步驟）也得到分數時，步驟三才可得到分數**。如果步驟五有得到分數，那麼步驟三的計分條件便是個案證明了他／她的行為是達成 DO 的一個手段，**或是**他／她在矯正階段有做出其他可能比較有效的行為。

202

步驟四

此步驟的評量是預先假定個案有清楚辨識出該情境的結束點。對應的 AO 必須是以一個句子，且採用行為學詞彙來陳述的（而不是以某種感受狀態或情緒語彙）。可是，如果個案是描述某項AO所附帶的感覺，那就可以接受。

步驟五

此步驟的評量是預先假定個案有清楚辨識出該情境的結束點。DO必須是以一個句子，且採用行為學詞彙（而非情緒語彙）來描述的，而且是切合實際且可達成的。如果某項不恰當的 DO 在矯正階段被正確地修改，那麼個案還是可以獲得分數。

以 PPRF 製作出情境分析表現曲線

每節次治療結束後，以 PPRF 評量個案的情境分析表現，最後將製作出整個心理治療過程的學習曲線。水平軸標示著治療次數，垂直軸標示著正確執行的情境分析步驟。圖 9.1 展示了一條取自舊版CBASP模型（McCullough, 1984a）的表現曲線，清楚說明了整個心理治療過程裡學習情境分析的情形。大多數 CBASP 個案的學習曲線很少如此有效能的。必須再次提醒，此圖展示的六項 PPRF 計分步驟是源自於舊版的 CBASP 模型。

情境分析表現與治療結果的關係

如前所述，個案學會自己執行情境分析的程度會後續影響GTE的變化，並且也會與所達到的治療結果程度有關。接下來的是，沒有學會自己執行情境分析的個案，從 CBASP 治療的獲益程度要少於那些學會的個案。因此，比起沒有適當學會情境分析的個案，熟練情境分析的個案應該會在GTE分數上有很大的改善，並且擁有較佳的整體治療反應。

203

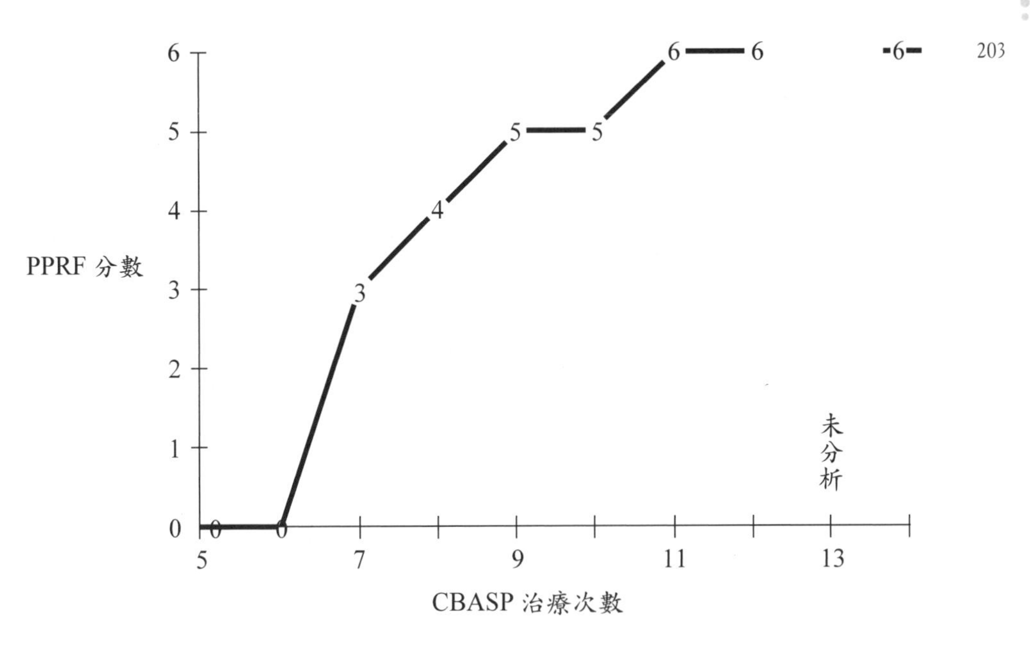

圖 9.1　一名接受十四節次 CBASP 治療的個案的 PPRF 分數

有關此假設的一部分支持來自於 B-MS 研究裡十二個場所所有個案的 PPRF 五點評分資料（Keller, McCullough, et al., 1999; McCullough, Keller, Hirschfeld, et al., 1997; McCullough, Kornstein, Klein, et al., 1997）。所有心理治療個案在每節次治療結束後，都要接受情境分析表現的評量。急性階段最後三節次治療的 PPRF 分數資料（此時要執行情境分析），讓我們得以將情境分析熟練程度與三種治療反應加以比較。 202 203

依據治療結果，十二個場所裡的個案〔只接受心理治療的個案組（n = 165）以及接受聯合治療的個案組（n = 177）〕，被區分成三種「受試者內」的結果組別（"within subjects" outcome groups）。每一個治療結果組的組成原則是：個案要完成急性階段，並根據該研究最後一個月的 HAM-D 分數，將個案安置於三種治療反應程度的其中一種。在 B-MS 研究裡，對治療反應的操作化定義如下：(1)**完全反應**（Full Response, FR）：急性階段期間最後三節次治療裡，有其中兩次的 HAM-D 分數≦8 分；(2)**部分反應**（Partial Response, PR）：最後三節次治療裡，有兩次的 HAM-D 分數＞ 8 分但≦15 分，並且比起基準線時期的分數有≧50%的減少；(3)**無反應**（Nonresponse, NR）：不符合完整反應或部分反應之準則的那些個案。

表 9.2 列出僅接受心理治療組和聯合治療組在（最後三節次治療的）PPRF 平均值的比較情形。透過變異數分析（ANOVA）（$F[2,162] = 2.84, p < .06$），得到了僅接受心理治療組其治療反應之主要效果的顯著水準。其中也使用最小顯著差異考驗〔Least Significant Difference（LSD）tests〕來進行配對組比較。FR 組（$M = 3.88$）和 NR 組（$M = 3.38$）之間有顯著的差異。PR（$M = 3.64$）與 NR 組之間沒有發現顯著的差異。第二次變異數分析用來比較聯合治療組在三種治療結果的 PPRF 平均值，並且發現治療反應之整體主要效果達到統計上的顯著水準（$F[2,174] = 5.52, P < .01$）。為了進一步辨認在三種治療反應裡，哪一組的兩兩比較結果有顯著差異，而執行了 LSD 之配對比較，結果發現 FR（$M = 3.95$）與 PR 組（$M = 3.46$）都與 NR 組（$M = 3.15$）有顯著差異，但 FR 與 PR 兩組之間並沒有達到顯著差異。

表 9.2　五點評量之 PPRF 平均值的組內比較結果：根據治療反應之三種程度來組織急性階段最後三節次執行情境分析的 PPRF 得分平均值

	只接受 CBASP 組（$n = 165$）		聯合治療組（$n = 177$）	
	M/SD	N	M/DS	N
完全反應	3.88/.92[a]	39	3.95/1.07[a]	74
部分反應	3.64/1.19[a,b]	48	3.46/1.27[a]	77
無反應	3.38/1.11[b]	78	3.15/1.30[b]	26

註：只接受心理治療的這一組有八名個案，而聯合治療組有兩名個案，因為欠缺資料而於分析時刪除。
同一欄位的組內平均值並未有同樣的上標，這些組內平均值在 $p < .05$ 的條件下達到顯著差異。

「情境分析的熟練程度與治療結果有關」的假設，受到從聯合治療組所獲得的資料的支持，而由僅接受心理治療組所獲得的資料，則只有稍微支持此假設。在聯合治療組，FR 與 PR 組都各自與 NR 組達到顯著差異，它們的平均值落在事前預測的排序上（如：FR排第一，PR排第二，NR排第三）。在僅接受心理治療組，整體的組內比較幾乎達到顯著水準（$p < .06$），三個治療結果之 PPRF 平均值同樣落在事前預測的排序上。如事前預測的，兩種進行 CBASP 治療的方式所得到最高的 PPRF 熟練分數，出現在兩個 FR 組；次高分數則出現在兩個 PR 組。

PPRF 的評分者間信度

有個部分非常重要而需要好好來瞭解，就是不同的治療師是否可以可靠地評量 PPRF 表現，包括每個步驟之間以及 PPRF 總分之間的一致性。在 B-MS 研究期間（Keller, et al., 1999, 2000; McCullough, Keller et al., 1997），由想要接受治療的樣本裡的一百六十二位心理治療個案（占所有心理治療個案受試者的 37%）所蒐集到的資料，使我們得以計算評分者間一致性（interrater agreement）。基於信度分析的目的，每位個案的 PPRF 表現都進行兩次評量——一次是負責治療的治療師在該節治療時段結束後進行評量，一次是信度評量者（reliability rater）在看完治療錄影帶之後進行評量。信度評量者包括我自己（本研究之心理治療部分的研究專員），是負責有關督導師—研究專員之間的比較；還有各處所的督導師，負責該處所心理治療師—督導師之間的比較。對於這兩大群評鑑工作的每一群來說（督導師—研究專員以及心理治療師—督導師），評量工作必須交叉跨越（collapsed across）各個評量者與各個處所。結果得到了好幾項有關一致性（agreement）的指標：(1) PPRF 步驟一到五（名義變數）的kappa一致性（Cohen, 1960）以及一致性百分比；(2) PPRF 步驟一到五之總和（由 0 排序到 5 的連續變數：有正確執行的步驟總數）的跨層級相關係數（intraclass correlation coefficient, ICC）（Shrout & Fleiss, 1979）；以及(3)透過將此變項一分為二的做法，重新計算PPRF總分之 kappa 及百分比一致性。詳細來說就是，原本「5」分所代表「完美的」整體 PPRF 表現分數，現在重新編碼為「1」，而整體總分小於 5 分的，現在全都重新編碼為「0」。和 B-MS 研究裡使用 PPRF 的方式一樣（即，如果個案在該週的治療沒有得到完美的 PPRF 分數，那麼就會另外安排每週一次的「額

205

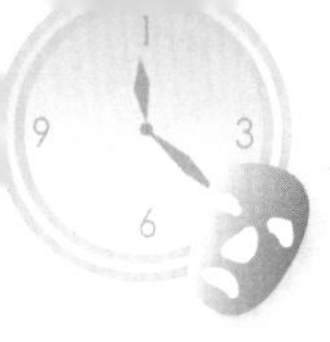

外」治療），當 PPRF 整體分數被用來當作個案表現／進步的標準時，而需要檢視PPRF整體分數的信度，所以必須檢視予以二分後的分數。表 9.3 列出有關 PPRF 之評分者間信度的資料。

206

表 9.3　五步驟 PPRF 量尺之 PPRF 評分者間一致性

	kappa[1]	% 一致性	ICC
研究專員 vs.場所督導師（n ＝不同處所共六十七名個案）			
PPRF 總分			
（評分 0-5）	——	——	.65
（評分 0, 1）	.70（大量的）	90%	——
PPRF 步驟			
SA[2] 步驟一（0, 1）	.51（中等的）	76%	——
SA 步驟二（0, 1）	.63（大量的）	82%	——
SA 步驟三（0, 1）	.73（大量的）	87%	——
SA 步驟四（0, 1）	.35（普通的）	72%	——
SA 步驟五（0, 1）	.53（中等的）	76%	——
處所心理治療師 vs.處所督導師（n ＝不同處所共九十五名個案）			
PPRF 總分			
（評分 0-5）	——	——	.62
（評分 0, 1）	.73（大量的）	92%	——
PPRF 步驟			
SA 步驟一（0, 1）	.26（普通的）	63%	——
SA 步驟二（0, 1）	.59（中等的）	81%	——
SA 步驟三（0, 1）	.54（中等的）	77%	——
SA 步驟四（0, 1）	.40（普通的）	73%	——
SA 步驟五（0, 1）	.44（中等的）	72%	——

註：關於進行以上的分析，要感謝 Dina Vivian 博士——Stony Brook 之 SUNY 的研究所副教授。

[1] 有關 kappa 值的詮釋是根據 Landis 和 Koch（1977）。

[2] SA 即情境分析。

整個發現指出，PPRF 是關於 CBASP 使用情形的一項十分可靠的臨床評估量表。關於五步驟PPRF的信度，若就研究專員—督導師的評量情形來看，每個步驟的評分者間一致性從普通到大量，而心理治療師—督導師間的評量情形則是從普通到中等。有關一致性的問題出現在步驟一（情境描述）與步驟四（情境裡的AO）。研究專員（我自己）與督導師之間的kappas值偏低，雖然兩步驟的一致性百分比仍維持在某個令人滿意的範圍（分別是 76%和72%）。評量者間一致性的問題似乎一部分是因為我比督導師更嚴格運用PPRF評量準則，而一致性地將他們個案的表現評得比有做到的程度還低。例如，步驟一的某一項議題就與「『協助』是何時給予」的一致性有關。我按照字面上的意思來解讀「不給予協助」（no assistance）這項規則，而某些督導師則使用比較寬鬆的詮釋來評比個案的表現；也就是，雖然他們提供了某些協助，他們仍在步驟一將個案評比為有正確的表現。步驟四的一致性則較低。謹慎與寬鬆的評比風格同樣可用來說明 kappa 值偏低的情形。

205

207

評量個案在 PPRF 各步驟的表現時，關於心理治療師—督導師的評量部分，也出現類似的 kappa 值傾向。步驟一和步驟四（kappas 值分別為.26和.40）也反映出督導師和我自己之間有如同上述提過的議題。在這兩個步驟，心理治療師—督導師的評量一致性百分比分別為 63%和 73%。進一步檢視資料，也發現有同樣的謹慎與寬鬆之評量風格。督導師要比他們的治療師更為謹慎；也就是，即便有提供個案一些協助，治療師在評比時仍會給個案分數。最後，關於整個 PPRF 的總分（完美的表現 vs.比較不那麼完美的表現），這兩群人的評量之間有非常好的評分者間一致性。

上述這些資料強烈認為 PPRF 的表現可以可靠地計分。所有參與評量工作的人更嚴厲（寬鬆）地遵守PPRF計分準則（表 9.1），就可能在所有的信度上產生更高的評量一致性。

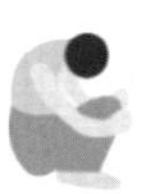

測量個案在「覺知到的作用關係」上的學習情形

我在第二章與第三章將「覺知到的作用關係」（perceived functionality）定義為，個體所覺知到一套「說明了自己行為對環境帶來什麼樣的特殊結果」的一般性認知。「覺知到的作用關係」的思考方式須用到形式運思能力；也就是個案能從因果或偶發性因果關係（contingent）的角度來看待自己的行為。當我們從人際發展之目標（有能力以同理心的方式與他人互動）的角度來檢視，「覺知到的作用關係」便是描述人們在認知上能夠覺察到自己在與人互動時，對其他人造成的影響，以及其他人對自己帶來的影響。和CBASP的「覺知到的作用關係」這個概念極為相似的一項社會學習構念（construct），就是 Julian Rotter 的「內在控制焦點」（internal locus of control）構念（Rotter, 1954, 1966, 1978）。Rotter 內外控量表（I-E scale）（Rotter, 1966）是 CBASP 使用的工具裡比較老舊的，但是因為有關內在和外在控制焦點的構念，卻充分描述了 CBASP 欲加以改變的認知變項。例如，Rotter（1990）將內向性（internality）的「偶發性因果關係」向度定義為，個體預期增強作用或某些行為的後果，會因著他們的作為而附帶發生的程度，或因著他們自己的個人特質而發生的程度。這個有關內向性的描述，是 CBASP 有關「覺知到的作用關係」的定義的同義詞。

就如本書經常提到的，因為新手個案不斷抱怨感到無助及無望，而得以標定出他們的前運思期型困境。Rotter（1978）對於面對某項問題解決任務的外控型個案的描述，最能總結這類個案普遍感覺不到自己有能力（lack of felt empowerment）的特質：

> 如果一個人覺得他或她只不過是運氣、命運或擁有權力者的被動承受者，或者甚至覺得他或她無法理解，更不用說是去改變身旁周遭

的世界，那麼這個人不可能能夠成功處理個人的問題，無論使用了什麼樣的治療技術都是一樣的。（p. 4）

為了找出一項實證性的構念（an empirical construct），來測量個案在「覺知到的作用關係」上的學習狀況，以及跳脫外控型傾向的情形，我開始使用 Rotter 內外控量表（1966）。

關於長期性憂鬱成年人之控制焦點傾向的資料，現在已經可以取用了。同事和我（McCullough et al., 1988, 1994a, 1994b）發現，接受縱貫性研究的未接受治療之長期性憂鬱成年人的外控型得分，會穩定持續一段時間不會改變。在基準線期間的平均分數從 12.5（*SD* ＝ 4.5）到 13.9（*SD* ＝ 4.3），在研究尾聲的平均分數是 12.5（*SD* = 3.8）。我（McCullough, 1984a, 19991; McCullough & Carr, 1987）也提到過，CBASP 心理治療在基準線期間一般得到的外控型分數介於 11 到 15 之間。同樣的，這些個案在治療尾聲則得到較低的外控型分數（*M* ＝ 5 至 7），在個案所覺知到的控制方面，明顯由外控型轉向內控型。

我鼓勵治療師在治療期間至少施測內外控量表三次：基準線階段，接著是治療中期，然後是在最後一節次治療後。當治療中期的外控型分數和基準線階段的分數相比，而顯示少有或沒有改變時，治療師應當將此當作「個案在覺知到的作用關係這個部分沒有改變」的一項指標。治療中期的分數具有類似溫度計的功用，顯示個案是朝向正確的方向，還是要給予更多的注意，以協助個案辨認出自己和環境之間的偶發性因果關係（contingent relationship）。

在 B. F.的個案史裡，說明了「學會符合準則地執行情境分析」對於 GTE 的中介／調節效果。 209

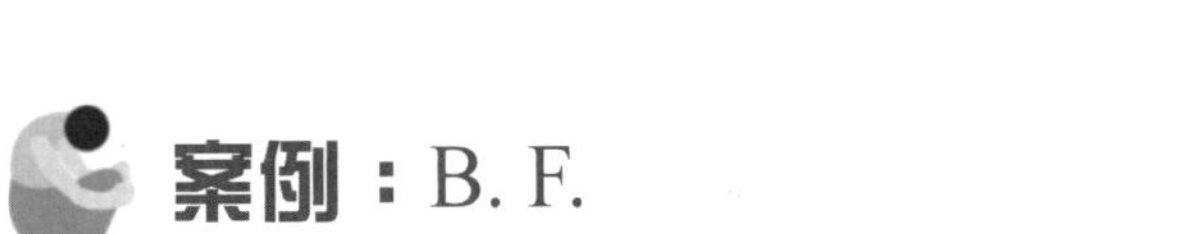

案例：B. F.

B. F.是一位三十七歲、離婚的男性非裔美國人，在一家報社擔任記者。

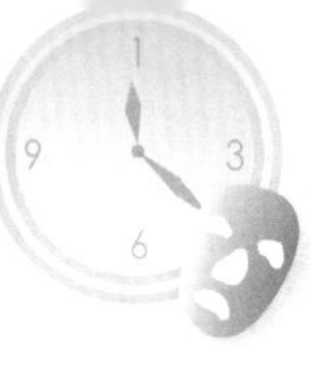

第一節次治療時，他說他已經憂鬱二十四個年頭了。這名個案目前獨居，並和一位女子交往了十個月；他們正打算結婚。這名個案在篩選會談時被診斷為罹患雙重憂鬱症。他的低落性情感症首次發作於十三歲的時候，當時他正在唸七年級（譯註：相當於本國的國中一年級）。他的成長過程充滿創傷；他和經常在口頭上虐待他的母親並在身體上虐待他且酗酒的父親住在一起。可是，他提到他的成績總是高於平均水準，他的大學成績在班上排名前 10%。他畢業於一所規模頗大的大學，主修新聞學。他說他的第一次婚姻非常痛苦，他的妻子「最後離我遠去」，當時並沒有生小孩。他將婚姻問題歸咎於他的憂鬱症。他提到重複發生好幾次重鬱發作，似乎是因為職場問題而惡化的。過去幾年裡，他仍舊有工作方面的問題，主要是因為新指派的編輯總在最後幾分鐘才指派他的報導工作。一旦他錯過了故事的最後截止時限，編輯就會大聲抱怨。最近不久，他和編輯的關係嚴重惡化，所以他害怕自己可能會失去工作。他來接受治療的時候非常憂心，被辭退是一個非常有可能的結果。根據所有治療師可以判斷的部分，他對工作的憂心是正確的。

B. F.由一位「不知道實驗目的」（blind）的人員負責評量工作，他使用 SCID-P 來進行診斷工作，然後施測二十四題版本的 HAM-D。他也接受 DSM-IV之一般適應功能量表（GAF scale）（第五軸）的評量，分數為 53 分。在我們的診所接受篩檢後，該名個案填寫了 Rotter 內外控量表和 WCQ，這些提供我們有關 GTE 的基準線分數。同一位評量者繼續在二十二節次治療的整個療程裡，對該名個案施測 HAM-D。在第三節次治療一開始，根據他的情境分析表現完成了 PPRF 評量。我也在第三節次和最後一節次治療（第二十二次）後，各完成一份針對 B. F.的 IMI（見第八章）。他整個療程 PPRF 分數以及 HAM-D 和 Rotter 內外控分數，都列在圖 9.2。圖 9.3 則說明了另一種 GTE，呈現出了 B. F.治療前與治療後的 IMI 剖面圖。表 9.4 則列出了由 WCQ 蒐集到的 B. F.治療前與治療後「相對的」因應量表分數。

210

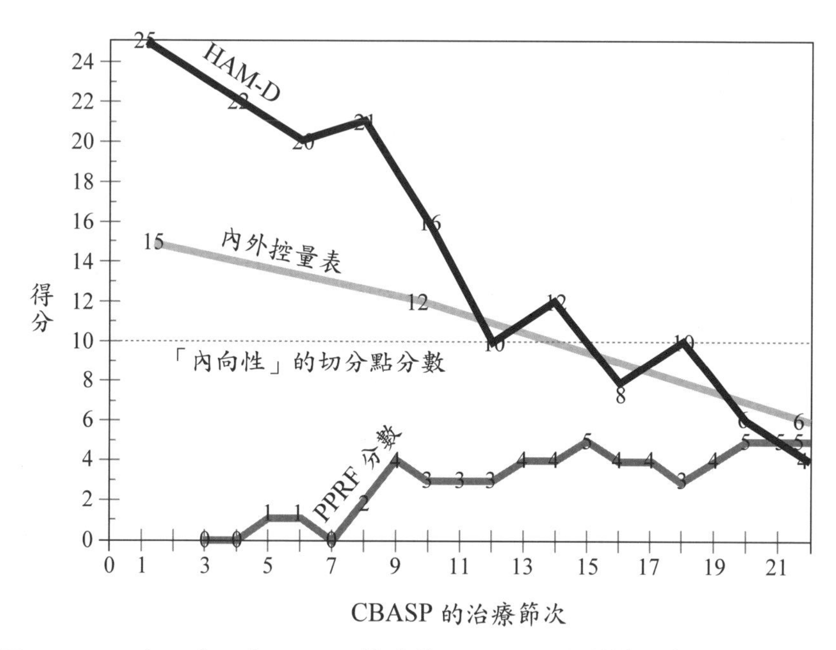

圖 9.2　B. F.在二十二次 CBASP 治療的 HAM-D、內外控量表及 PPRF 分數

學會符合準則地執行情境分析

B. F.學會了符合準則地執行情境分析，這表示他在第二十節次、二十一節次與二十二節次期間，完美執行了情境分析（見圖 9.2）。HAM-D 分數的下降情形，正好說明了「學會情境分析」的中介效果，在第二十節次治療時，達到了不屬於憂鬱的程度。B. F.在基準線階段的GAF分數為 53，整個治療結束時則改善到 82 分。另一項 GTE 的變化，則反映在他的內外控量表分數。B. F.在第十節次治療（治療中點）開始前，接受了內外控量表的評估，得到 12 分的外向性，我對這點的詮釋是因為B. F.尚未學會符合準則地執行情境分析，所以，他的行為還沒有受到行為後果的影響。我在接下來的情境分析練習活動期間，將他的注意力集中在他所提到的情境結果，藉以強調這些有關覺知到的作用關係的議題。內外控量表在第二十二節次治療時也再度施測一次，而在內向性得到 6 分。除了外向性分數的減少外，PPRF 分數同時也有改善。如以上所記錄的，在最後一節次治療時，B. F.達到了情境分析的表現準則。

212

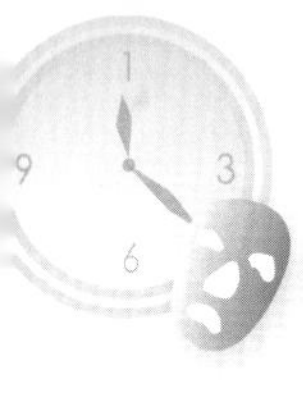

211

剖面圖總結表

影響訊息問卷：表 II A 象限版

Donald J. Kiesler 和 James A. Schmidt

個案：B. F.
治療師：JPM
第三節次治療後：
第二十二節次治療後：

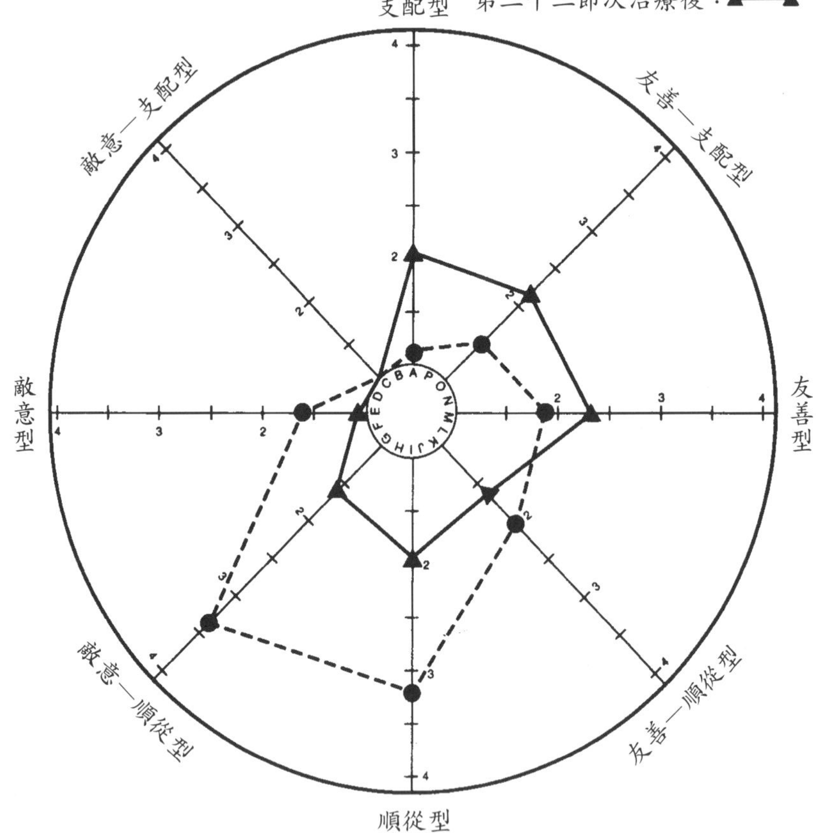

圖 9.3　JPM 在第三節次與第二十二節次治療後針對 B. F.所評量的 IMI 剖面圖

表 9.4　比較 B. F.治療前與治療後在 WCQ 上之「相對的」因應量尺分數

212

第一節次治療前的分數	相對分數	第二十二節次治療後的分數	相對分數
接受責任	.21	計畫性的問題解決	.22
躲避—逃離	.19	尋求社會支持	.16
自我控制	.17	接受責任	.15
面質的	.12	疏離的	.14
疏離的	.10	正向的再評估	.10
計畫性的問題解決	.09	躲避—逃離	.10
尋求社會支持	.09	自我控制	.09
正向的再評估	.03	面質的	.04

註：WCQ 的「相對分數」所說明的是每一項因應量尺對於所有量尺之總和分數的貢獻程度。計算相對分數，有助於控制不同量尺之題數不等的情形以及反應率（response rates）之個別差異（Folkman & Lazarus, 1988）。

B. F.的 IMI 剖面圖在治療初期（第三節次治療後）與結束時（第二十二節次治療後）達到最高分，也說明在他與治療師的人際互動行為裡有正向的 GTE 改變。IMI 最戲劇性的改變出現在「最高點」（最高的象限分數）與「最低點」（與最高分象限直接對立的象限）的轉變（Kiesler, 1966），也就是從「敵意—順從」轉變到「友善—支配」，以及從「順從」轉變到「支配」。在「友善—支配」與「支配」象限上有著相匹敵的最小轉變。B. F.在治療初始表現出疏離的、神經質的、帶有敵意的和極端順從的行為，都朝向健康的方向轉變了。當比較第二十二節次治療後與第三節次治療後的 IMI 剖面圖，幾項有關他人際技巧的結論（根據我的個案筆記）都清晰可見：

- B. F.的整體態度舉止現在變得更友善了。就如同在「敵意—順從」象限上分數減少所顯示出來的，他在友善和親密上的嘗試，從口語和非口語上來看是更一致了。
- 第十五節次治療時，幽默在我們的關係裡扮演一個重要的角色。我變

213

得比較容易「責罵或揶揄」B. F.，而不用害怕他覺得我在拒絕他（「友善」象限提高了；「友善—支配」象限也提高了）。

- B. F.現在在治療裡會扮演引領的角色。他不再等待我給他有關談話焦點的建議（「支配」象限提高了；「友善—支配」象限也提高了；「順從」象限降低一些了）。
- B. F.在談論與他人互動時的自己時，展露出更多的自信了（「友善」象限提高了；「友善—支配」象限提高了；「順從」象限降低了）。
- B. F.讓我覺得他更信任我了，雖然仍有保留（「友善」象限提高了；請注意治療後的 IMI 剖面圖在「敵意—順從」象限仍有分數：他對於和我相處，多少仍有些疏離及神經質）。
- B. F.在與我、與他的同事、與他的編輯、與他的未婚妻，以及與人有互動時，變得比較能自我肯定（「支配」象限提高了；「友善—支配」象限提高了；「順從」象限降低了）。

由 WCQ 獲得的治療前與治療後「相對的」因應量表分數，看到了最後一項的 GTE 變化。最值得注意的改變就是，「計畫性的問題解決」增加了（依據某種認知—分析元素，審慎地進行以問題為焦點的因應），其排名（和其他量尺相比之下）從第六名上升到第一名。和治療前的排名相比之下，「躲避—逃離」（希望式思考以及努力去避免或逃開問題）、「自我控制」（代表在調節一個人在壓力情境下的感受及行為時所需要的諸多努力）以及「面質」型因應（為了改變問題而採取的攻擊行動，帶有一些敵意和人際風險）等的排名顯然都下降了。「躲避—逃離」型因應落到第六名，在「自我控制」的努力落到第七名，而「面質」型因應則掉到最後一名。總之，在治療結束時，負向的因應風格在排名上，都已經被以問題為焦點的因應方式（計畫性的問題解決），以及尋求社會支持（努力試著從其他人那裡獲得更多資訊和實質的支持）所取代。在因應能力上的這些斬獲，反映出 IMI 裡最高點與最低點的轉換。第二十二節次治療結束時，B. F.在與他人相處時變得更加友善及自我肯定；除此之外，他在日常生活壓力的處理上變得更為直接，且有更好的因應效能。最後，如上所述，他的GAF心理社會功能分數從篩選面談時的53分，變成治療結束時的82分，反映出其心理社會功能的改善。B. F.這個案例正好示範說明了**「學會符合準則地實行情境分析」如何帶來（可以測量到的）有益的療效類化效果**。 214

本書的最後一個部分——第三部分，內容包括在其他國家出現的CBASP方案（第十章）、CBASP治療師的訓練程序（第十一章），和Aaron Beck之CT及Gerald Klerman之IPT的比較（第十二章），並且探討了幾項在處理個案問題及危機時非常有用的介入策略（第十三章）。

第3部

CBASP的歷史和其他層面

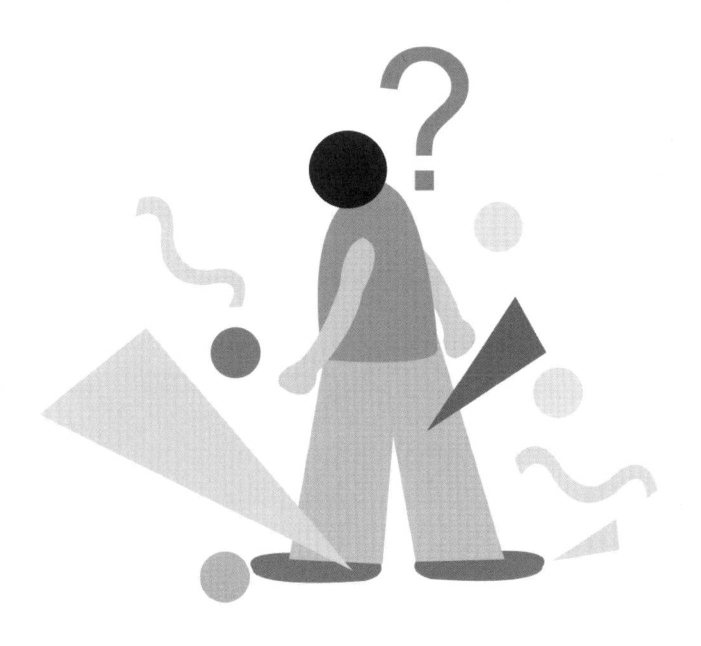

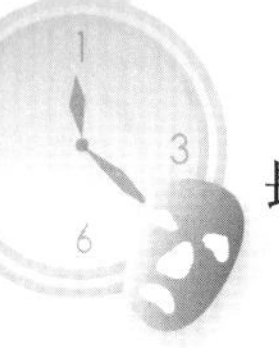

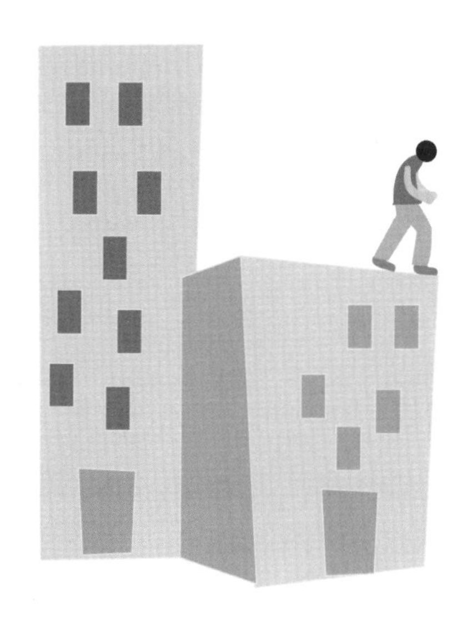

第 10 章

CBASP 在美國的發展情形

> 心理治療依靠的是一項非常簡單卻根本的假設，也就是，人類的行為可以透過心理學程序來加以矯正。
>
> ——A. Bandura（1961, p. 143）

第九章簡單回顧了 CBASP 的歷史。近期一項全國性的調查型研究（B-MS 長期型憂鬱症之全國性研究）已經成為這個簡史的一部分。B-MS 研究在第八章與第九章都曾提到過，但本章會有更詳盡的介紹，因為這項研究是目前為止有關 CBASP 的研究裡，針對急性階段的治療工作所做過最嚴謹的療效檢驗。

到 1994 年 10 月為止，在 VCU，CBASP 已經成為長期型憂鬱個案主要的治療及研究方式。擔任心理治療師的人，包括我自己、一些臨床工作上的同事，以及我的臨床心理學博士班學生。1994 年秋天，十二組臨床研究者選擇

了 CBASP 運用在一項由 B-MS 贊助的結合藥物及心理治療的研究裡（Keller et al., 1999; McCullough, Keller, et al., 1997; McCullough, Kornstein et al., 1997）。該計畫需要徵求六百六十五名受試者（每個場所約徵求五十五至六十名）。這項 B-MS 的調查是精神醫學領域裡到目前為止最大型的藥物及心理治療研究，同時也是第一次以這樣的方式來瞭解長期型憂鬱個案。或許可以說，B-MS 研究將 CBASP 推廣成全國知曉。此研究計畫於 1996 年 1 月開始，約有七十名通過認證的 CBASP 心理治療師對超過四百名長期性憂鬱個案進行CBASP。CBASP治療不是單獨使用就是與nefazodone（Serzone）藥物合併進行。

218

在 B-MS 方案裡，有三種心理治療模式被考慮使用：IPT（Klerman et al., 1984）、CT（Beck et al., 1979），以及 CBASP。1994 年 10 月末，大多數的主要調查者票選出CBASP勝過IPT與CT，主要是因為CBASP是唯一特別針對長期性憂鬱個案所設計的模式。

在下一節，將詳細介紹 B-MS 研究裡的訓練、督導和認證程序。然後接著介紹一份有關急性階段之結果的摘要。

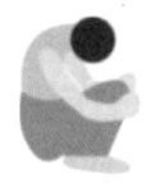

Bristol-Myers Squibb 研究的心理治療部分

參與 B-MS 共同合作研究案的專業治療師需要接受的心理治療訓練，首次於 1995 年 3 月在美國Virginia州首府Richmond市舉行為期四天的工作坊。該工作坊的主要目標是教授 CBASP 治療法，好讓受訓者能夠將他們從工作坊所學到的部分帶回到他們的城市，並在他們開始治療長期性個案時，重新創造出一個相似的學習環境。該工作坊的每位學員在來到Richmond市之前，都沒有聽過 CBASP。

該工作坊由心理學服務暨發展中心（Center for Psychological Services and Development）以及單極型心境疾患機構（Unipolar Mood Disorders Institute, UMDI）所贊助，這兩者都是 VCU 心理學系的一部分。我是 UMDI 的總幹事，也是該工作坊的指導者。我的五位研究生（Sue Caldwell-Sledge 醫師、

Arthur L. Kaye 醫師、J. Kim Penberthy 醫師、Anmarie Hess 女士和 Chris Roberts 先生）以及 UMDI 的工作人員（Laurie Burke 女士、Sarah Norris 女士和 Susan Kornstein 醫師）在訓練課程的所有階段裡提供協助。治療師們有著不同的理論背景與派別，被分成兩組：十二處場所的心理治療督導師（每位都是該處的主要研究員所委派的）以及每一處場所四到五位的心理治療師。因為研究為期三年半，大約有十三位治療師在研究開始後必須取得認證；其中有兩位是同一場所的督導師。

該訓練工作坊在結果方面設定了以下幾項特定的目標：

1. 教導學員如何建構好 CBASP，以處理長期性憂鬱個案特異的病理部分。 219
2. 使用最近才接受治療的個案來示範 CBASP 各項技術。
3. 提供治療師使用此治療法的實地操練經驗。
4. 確保學員都熟悉 B-MS 研究的整體實驗設計。

心理治療師的選擇條件

十二名督導師包括精神醫學、心理學和社會工作領域方面的人員，每位先前都具有督導心理治療師的經驗。精神醫學和心理學領域的督導師必須在取得精神科住院醫師或博士學位之後有七年的工作資歷；而 MSW 督導師則是十年。各處場所之治療師的選擇標準如下：精神科醫師和博士級心理治療師必須在完成他們的訓練及學位之後有兩年的工作資歷；而 MSW 督導師則是五年。此外，原本希望獲選參與本研究的治療師，事先都要有一些治療長期性憂鬱個案的心理治療經驗；不過，有許多人並沒有這樣的經驗。

整個 B-MS 研究之督導及認證計畫需要我當該研究心理治療部分的研究專員。這表示我要督導及保證他們對兩位長期性憂鬱個案進行為期十六次的心理治療，以當作是前導試驗的案例（pilot cases）。經過 CBASP 認證之後，督導師開始督導該處場所心理治療師的認證，這些治療師也要在該處所進行兩位前導試驗案例的心理治療。在整個 B-MS 研究，我持續監督督導師遵守本研究案設計的情形；他們則反過來監督該場所心理治療遵守本研究案設計的情形。

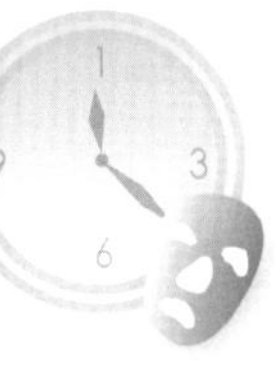

我最感激這十二位督導師，和我維持每週一次的電話討論約有四年之久。他們強烈的熱情、鼓勵和協助，讓我有機會去澄清及擴展自己對於CBASP的看法。這些督導師列於表 10.1。在根本上，本書就是從我們在執行該研究遇到困難時所做的多次交談和一同解決問題的努力之中具體成形的。

表 10.1　Bristol-Myers Squibb 全國長期性憂鬱症研究 CBASP 心理治療督導師

督導師	場所
Bruce Arnow 醫師	Stanford 大學
Steve Bishop 醫師	Brown 大學
Janice A. Blalock 醫師	位於 Galveston 的 Texas 大學醫學中心
John E. Carr 醫師	Washington 大學
David C. Clark 醫師	Rush Presbyterian-St. Luke 醫學中心（芝加哥）
Greg Eaves 醫師	位於 Dallas 的 Texas 大學西南醫學中心
Baruch Fishman 醫師	Cornell 大學
Rachel Manber 醫師	Arizona 大學
Larry Pacoe 醫師	Pittsburgh 大學
Barbara O. Rothbaum 醫師	Emory 大學
Dina Vivian 醫師	位於 Stony Brook 的 SUNY
M. Paige Young 女士	VCU

準備 B-MS 研究所耗費的時間

有個部分很有趣，值得加以說明，也就是我、督導師們以及心理治療師們投注非常多的時間來接受訓練，以執行 B-MS 研究的心理治療目的。我們之中有好幾位預估了我們所有人在為期一年的受訓期間裡所有投入的時間量。這個估計的工作是根據每個場所使用的工作時間表裡面的資料，以追蹤每位工作人員花在本計畫案的時數。計算的時數包括我的工作時數，以及督導師和心理治療師的整個工作時數（遠距離的電話討論會、督導時間、接觸個案、本方案工作人員與心理治療人員的規劃會議，以及每週一次的心理治療團隊會議，都包含在內）。估計起來整個時數大約為16,410小時。如果以每個工作天為八小時來計算，大約為2,051個工作天，或是換個說法，得花費八點多個工作年。

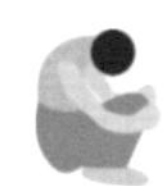

關於急性階段的研究結果

現在就簡單摘要一下來自B-MS研究的急性階段資料（Keller et al., 1999, 2000）。總共登錄有六百八十一位符合DSM-IV之長期性憂鬱症診斷準則（期間≧兩年）——也就是長期型重鬱症；重鬱疾患外加先前有低落性情感疾患（雙重憂鬱症）；或是再發型重鬱疾患，但兩兩發作之間沒有完全復元。個案在以下其中一種條件下隨機安排去接受十二週的急性階段治療：單獨使用nefazodone治療、單獨使用CBASP治療，或合併使用nefazodone和CBASP治療。在急性階段治療有反應的人然後接受十六週的持續階段治療（continuation-phase）。對單獨使用CBASP治療或單獨使用nefazodone治療沒有反應的人，接著交叉接受另外一方的治療十二週。對持續階段治療有反應的人，則進入為期一年且雙盲設計的維持階段治療，這些原本接受單獨的nefazodone治療或聯合治療的個案，不是被隨機分派到nefazodone治療組，就是安慰劑組，而接受單獨CBASP治療的個案，不是被隨機分派到維持型CBASP組，就是僅接受評估組。

221

有關個案之種種變項的精簡摘要，指出了男女比率為65%比35%；平均年齡為四十三歲（SD＝10.7歲）；91%的個案為白種人；43%的個案不是已婚就是同居，27%是單身，28%為離婚／分居；此次重鬱發作的平均持續期間為7.8年（SD＝9.6年），並且在基準期，二十四題之HAM-D的平均分數為26.8分（SD＝.32分）。

在完成此研究的個案之中，急性階段的結果證明了在第十二週時，單獨使用nefazodone治療或單獨使用CBASP治療都獲得同樣且令人滿意的效果

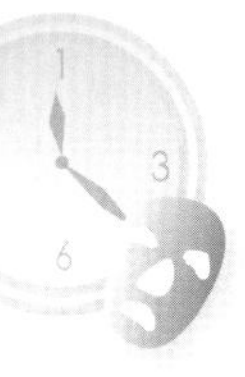

（有反應的比率分別為 55%和 52%）。可是，聯合治療組所得到的反應比率不只是明顯比單獨使用的治療法來得更有效（85%），而且完成急性階段的個案裡有反應的比率和症狀緩解的比率，都高於任何一種先前提過的長期型憂鬱症治療。**這些資料強烈認為，聯合治療代表著長期型憂鬱門診個案的最佳治療方法**。

另一項是針對十二處場所總共六百三十五位門診長期型憂鬱個案進行為期十二週之急性階段治療的全國型研究（Keller et al., 1998）指出，那些完成整個治療階段的個案對於藥物治療的反應比率如下：sertraline 是 58%（有 36%是完全緩解），而 imipramine 是 61%（有 40%是完全緩解）。在知道了單獨使用這些藥物的反應比率之後，與藥物治療合併運用的 CBASP 治療效果看起來有更高的前景。B-MS 研究裡有關合併治療方案的資料與「截至目前為止，還沒有一項有關憂鬱個案的研究曾經提出合併型治療方案明顯優於單一治療方案」（如，Conte, Plutchik, Wild, & Karasu, 1986; Manning, Markowitz, & Frances, 1990; Roth, Fonagy, Parry, Target, & Woods, 1996; Rush & Thase, 1999）這項事實完全相反。B-MS 研究有關合併型治療方案的反應比率，也強力支持了美國精神醫學會（American Psychiatric Association, 1993）提出的實務工作指導方針（建議對重鬱疾患採取合併型治療）。根據 B-MS 研究有關合併型方案的資料，雖然此一指導方針可能不適用在陣發性／急性期重鬱症個案（episodic/acute major depression），但一定適用長期型憂鬱個案。

222

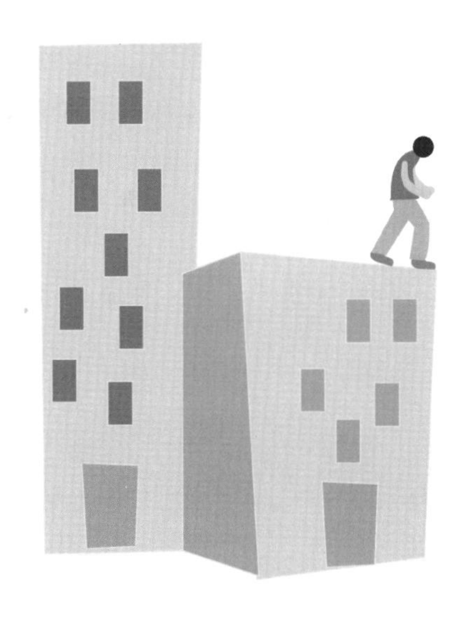

第11章 CBASP 治療師的訓練

練習、練習、練習，始能臻至完美。

——佚名

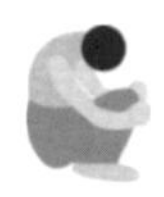 CBASP 訓練工作坊

讓治療師學會如何執行CBASP治療的最佳方式就是在小團體的情境裡，每一位學員都有多重的機會來實際演練並收到回饋。已知 CBASP 非常強調和個案之間受訓過之個人性涉入（包括探討個案的行為帶給治療師的影響），小團體的訓練方式足以提供最有效的媒介來示範及教導這些技巧。經驗性的小團體訓練有雙重的目標。首先，學員必須從他們的訓練師身上觀察及體會在執行 CBASP 時所必需的人際特質〔如：同理心、敏銳度、有能力給予促

進性支持，以及「循著情緒而行」的技巧（tracking skills），學員體會到**他們自己**的情緒「被聽到了」，並且體會到他們做出的回應有受到訓練師這個人的承認（personally acknowledged）〕。我們希望學員們和他們的訓練師之間有著某種我們認為重要的人際經驗，而有助於他們（於他們的工作場合）在他們和長期型憂鬱個案之間「再次創造出」這類的人際經驗。再者，學員必須觀察和體會要如何安排行為的後果，以便能夠拓展個案的學習。訓練師將小團體的學習經驗組織成一些可達成（即行為塑造）的步驟，以便經常能夠獲得因為有正確表現而被給予的「增強物」。例如，情境分析其實不是那麼容易就能熟練的，即便是那些資歷豐富的治療師。CBASP 訓練師精心建構出訓練程序，學員始能第一手地經驗到要熟練情境分析有多麼不容易。資深的治療師在小團體訓練情境裡第一次嘗試執行情境分析的時候，他們出了好幾項錯誤，為他們的錯誤道歉，還說他們感覺自己很笨拙、愚蠢和困窘。**訓練師知道在治療初期，CBASP 的個案也會有完全一模一樣的感覺！**訓練師的任務就是教導學員能更熟練地執行情境分析，以幫忙學員將這種「為錯誤所苦惱的」（mistake-ridden）且困窘的經驗，轉換成一種表現有改善的經驗。我們也希望受訓的經驗是在正向的評論中落幕，讓學員感到在學習情境分析的時候，犯錯是可以的（且安全的）。犯錯時的鼓勵和建設性的回饋，以及有正確表現時的正向增強物，都是在實作練習時會經常提供的。在小團體訓練情境的後半段，可以明顯見到學員因為停止犯錯而不再苦惱（負性增強）。同樣的，我們希望接受訓練的治療師能夠在他們和長期型憂鬱個案之間，再次創造出和他們在受訓期間與訓練師之間相同的人際學習環境。那些先前已學過情境分析的學員，然後又體驗過與 CBASP 個案將會遇到的難題相同困境的治療師，會是最佳的 CBASP 治療師／教師。

訓練的教學階段

正如 CBASP 的初始階段（第一至第二節次）屬於教學性質，此時要向個案說明治療的原理並加以討論，所以，訓練工作坊一開始也是大團體的教學課程和討論。這些教學課程的大綱如下：

- 回顧長期性憂鬱症成人個案的心理病理學。
- 將CBASP方案和CT、IPT、Rogers學派心理學及短期心理分析治療相互比較，以釐清 CBASP 特有的特徵。
- CBASP治療師／教師的角色是透過安排行為後果來促進個案的學習和改變。
- 簡介治療師和個案之間受訓過之個人性涉入。
- 簡介如何測量在治療期間的學習成效。

個案的心理病理學

225

個案的心理病理學是在訓練新的治療師如何執行CBASP時的起始點（第三和四章）。學員被教導本模式是如何設計出來用以處理這類個案特有的問題，以及為什麼跳脫個案的心理病理學之外，就無法瞭解這些特有的問題。

CBASP 方案的獨特性

學員被鼓勵盡可能將他們偏好的技術和治療基礎「束之高閣」。為了促進這樣的轉換，需要詳細說明在和其他目前現存的治療方案相比之下，CBASP方案的獨特之處。透過指出 CBASP 方案的技術是如何處理長期型憂鬱個案特有的病理狀態，最能展示出 CBASP 的獨特之處（第三章）。沒有其他的治療系統以類似的方式來描述這類個案。

介紹 CBASP 裡安排行為後果的技術

現在要回顧「情境分析」（第六與七章）和人際區辨練習（第五章）。所要強調的是，兩種技術都為了矯正個案的行為而需要安排行為的結果。在整個治療過程裡，都會不斷強調及討論「行為後果的安排」這個部分。

和個案之間受訓過之個人性涉入

接下來的議題是向心理治療師介紹 CBASP 之受訓過之個人性涉入的目標（第八章）。在這個部分總是出現許多疑問，因為就如先前提過的，和個案之間的個人性涉入很可能因為先前的臨床督導和主治醫師的緣故而氣餒。

一般對於個人性涉入的擔憂將會浮現（會出現治療師和個案約會、發生性關係、與個案共進午餐，或其他不在治療時段內的碰面行程等等）。畢竟對於個人性涉入的諸多擔憂早已經被提出來，並且列在看板上提醒大家，所以得再次回顧，並進一步討論 CBASP 之受訓過之個人性涉入的目標。

226

很重要的是，需要解決關於個人性涉入的所有負面反應，並且充分回答心理治療師的所有疑問。如果工作坊學員持續掛念著這些未獲回答的擔憂和／或疑問，那麼他／她立即的危險便是會從原本的參與而轉變為退縮——如果沒有提早離開工作坊，那麼在心理上於接下來的訓練課程裡也會「變成心不在焉」。

◇ 測量個案的學習成效和療效類化程度

接著向學員介紹 CBASP 治療師如何評估個案對於治療之「主要事務」的學習，以及如何測量療效類化的程度（第九章）。評估工作在定義上被認為是持續「像讀取溫度指數那樣地讀取」個案的進展程度。要積極地不鼓勵學員以「想到什麼就做什麼」（flying by the seat of one's pants）的方式來實施 CBASP。

本方案的教育階段通常需要一整天的時間。所有的課程都是互動性的，其中特別重視旁觀者的參與。比較大的組別被區成幾個較小的訓練單位（每個單位都由一位經過認證的 CBASP 訓練師來帶領），於其中密集地演練各種治療技術。在工作坊結束之前，學員都將接觸到 CBASP 採用的所有測量工具，並接受如何使用的指導。

◇ CBASP 工作坊的實作階段

會花上好幾天的時間在小組中演練 CBASP 各項技術。課程內容包含以下的演練活動：

- 執行情境分析
- 執行重要他人史的蒐集工作並做出移情假設

• 執行人際區辨練習
• 接觸 CBASP 的測量工具和程序

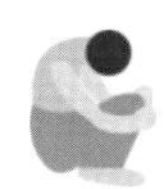

CBASP 心理治療師的認證

唯一經過認證之CBASP治療師訓練方案，是在B-MS全國長期性憂鬱症研究的執行期間（Keller et al., 1999, 2000; McCullough, Keller, et al., 1997）。227 為了獲得認證，接受訓練的心理治療師在完成工作坊的訓練課程後，需要在一位經過認證之 CBASP 督導師的密集指導之下，對兩位門診的長期性憂鬱個案執行十六次有錄音錄影的 CBASP。每節次治療後，督導師要看過錄影帶，並且在個別督導時段裡針對心理治療師的表現給予回饋，並且還要以B-MS 奉行程度評量工具來評比治療工作者：用以監督治療奉行程度以及評估人際關係品質的評量表（參考附錄B）。CBASP的認證標準要求的是，在每位個案的最後三節次治療裡，督導師在治療奉行程度評量工具的每一道題目上都給了心理治療師 4 分或 4 分以上。未來CBASP治療師的認證工作將循著相同的一般性訓練程序。

我現在回過頭來簡單討論我所推動 CBASP 心理治療師應具有的最佳治療師特質。

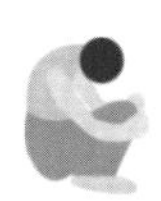

最佳之 CBASP 治療師的特質和能力

CBASP 治療師最佳的一般特質包括：

• 穩定的自我認同
• 有動機去幫助處於困擾中的他人
• 能敏銳覺察到他人在口語與非口語方面的情緒表達
• 有能力在人際互動的時候表達出具有支持性的態度舉止
• 願意持續奉行結構式的治療計畫

「能夠覺察自己和他人情緒」的最佳能力包括以下的特定能力：

- 對自己和他人的情緒保持開放的心態（如：以同理心互動的能力）
- 有能力「追蹤」其他人每個時刻的情緒反應
- 有能力「追蹤」自己每個時刻的情緒反應，並以有促進效果的方式來運用自己的情緒
- 能夠忍受自己和他人出現中度到嚴重之負面情感

228

最佳的人際特質和能力如下：

- 能夠以發展歷程觀點（historical-process view）來理解人際關係
- 願意且能夠為個案設定人際方面的限制
- 有能力安排行為後果來矯正行為
- 願意且有能力使用實證性的測量工具來監督個案的學習和改變

沒有一個人充分擁有這些所有的特質和能力，每一項特質或能力可以想成是存在於一條從「該屬性沒有顯現」到「該屬性有最大的顯現」的連續線上。負責訓練新進 CBASP 心理治療師的督導師可以在此量表上評量每一項特質與能力的表現程度：評估最佳 CBASP 治療師在特質及能力上的表現情形（Rating the Presence of Optimal CBASP Therapist Qualities and Abilities）（參考附錄 C）。我建議督導師先在訓練期間使用此量表數次（並且和受訓學員討論評量結果），如此，心理治療師得以觀察到自己隨著時間在這些具治療力之關鍵範疇上的逐漸改變。

透過督導師針對特定的問題來提供心理治療師一些回饋，然後和心理治療師一起努力來減緩這些未達標準的部分，那麼這些未達標準的範疇通常可因此獲得提升。以上所列有關心理治療師表現的這些範疇裡，有許多將隨著嚴格的 CBASP 訓練而有所改善。我接下來將簡短討論每一項最佳的特質和能力，並且說明和 CBASP 方案之間的相關性。

1. **穩定的自我認同**。為了和長期性憂鬱個案一起工作，CBASP 治療師將需要有一個穩定的認同感。因為這些個案在治療一開始會展現出一種在四個方面出現缺失的不穩定認同感——他們不確定自己是誰；他們誤解了自己的

優勢和限制；他們沒有覺察到其他人對他們具有的刺激價位；以及他們不注意對自己煩躁不安狀態的貢獻程度——這些都是一項穩定的認同感所具有的特殊元素，也都是 CBASP 治療師在為新進個案創造讓治療得以順利運作的基礎時，要特別強調的部分。

2. **有動機去幫助他人**。大多數我所訓練和督導過的 CBASP 心理治療師都具有濃厚的此項特質。幫助他人的動機通常會從明顯願意幫助他人的態度裡顯現出來。此種動機上的驅動力，通常會在治療期間轉換成某種形式的能量，而使心理治療師得以在面對治療的狀況陷入困境，並想要從個案那裡退縮回來的衝動變強時，繼續「堅持待在那裡」。沒有感覺到自己有幫助他人之深厚動機的治療師很快就會發現，治療長期性個案變成一項煩人的工作。

229

3. **能敏銳覺察到他人在口語和非口語方面的情緒表達**。雖然這項特質經常出現在那些擁有前兩項特質的人身上，我仍將這項最佳特質分開羅列。能敏銳覺察其他人之情緒需求，是表示有意願表達此項敏銳度，並以一種受訓過且有所體悟的方式來做到這點。在人際區辨練習裡，以及在非常需要治療師辨認出個案之情緒需求的時候，必須有此種受過訓練的敏銳度（disciplined sensitivity）。

4. **有能力在人際互動的時候表達出具有支持性的態度舉止**。我們所有人都有認識一些人能夠表露出具有支持性的增強和鼓勵；和這樣的人相處的經驗，通常是一種有助於成長的經驗。此種特質是CBASP治療師高度渴求的。此一屬性通常出現在那些有動機幫助他人的人身上（參考上述的第二項特質）。此種人際風格很容易在個案身上產生希望和鼓勵的作用。具有支持性的治療師都是那種即使他們沒有從口語上將鼓勵表示出來，也能夠將「我知道你可以做到」這項訊息傳達給對方的人。長期性憂鬱的個案，加上他們容易反射性地得出無望的結論，將需要所有他們可以獲得的人際支持和鼓勵。

5. **願意奉行結構式的治療計畫**。有些治療師無法或不會遵行開出的治療性行動計畫。顯然，這些人將不會是 CBASP 訓練的合適候選學員。無法遵守 CBASP 方案，通常表示個案的行為沒有根據某種規律的基礎來獲得其行為後果，因此無法被矯正。這表示這些心理治療師通常會被長期性個案的行為「擊垮」。此外，治療師沒有能力或不願意遵守 CBASP 方案，將使共同合作的目標（collaborative goals）受到嚴重限制，而這些目標都是 CBASP 此種特殊方法學的一部分。如果對於「要遵守什麼」沒有規則或指導方針可以依循，個案就無法學會共同合作！

6. **對自己和他人的情緒保持開放的心態**。此項特質對 CBASP 心理治療師來說是一項非常重要的特質。對新的經驗保持開放的心態，不管這些新的經驗會是什麼，將需要一種「有創造力、在行為上保持彈性、在態度及價值觀上不獨斷或過於教條」的傾向（Costa & McCrae, 1992）。對自己和他人的情緒保持開放的心態，也使治療師得以和個案之間有富同理心的對待。對 CBASP 的個案來說，同理心是一項重要的人際目標，並且當治療師是一位很自然就展現出同理心的人的時候，就比較容易教導個案學會富同理心的回應方式。對情緒保持開放的心態，也表示願意接納他人新奇或不同的情緒經驗，而不對他人的行為做價值判斷。這樣的人通常有高度動機使用口語和非口語的溝通方式去理解他人，且讓自己被他人理解，並在這兩項工作中都獲得成功。

230

7. **有能力「追蹤」其他人每個時刻的情緒反應**。此項最佳的治療師特質就是「在情緒上保持開放心態」這項屬性的一部分。我在這裡將此項特質區隔出來，是為了辨認出那些組成「對情緒保持開放心態」此項特質更為特定的行為。若要能夠依循並回憶個案在治療期間浮現之情緒的路徑，以及要能夠在發生之時就針對突然轉折的情緒加以評估（如：解脫時刻），都是我們非常渴求的「追蹤」技能。大多數老練的心理治療師，不管他們偏好的理論信念為何，都擁有這些技能。當治療師可以追蹤苦惱裡的這些轉變，並且請個案注意到「他們覺得比較好了」這項實情，然後探索是什麼帶來了這些轉變，尤其當個案在口語或非口語上表露出病情緩和之徵兆的解脫時刻期間，CBASP 變得更有效。

8. **有能力「追蹤」自己每個時刻的情緒反應**。再一次，此項特質也是「對情緒保持開放心態」這項屬性的一種進一步闡述。想要能夠看清楚治療師和個案之間的情形，那麼，「覺察到及監督著一個人自己起伏變化的情緒狀態」的能力就非常關鍵。例如，知道自己在不同人際場合裡有何感受的心理治療師，通常會在治療時回過頭來參考這種知識，以辨識和確認在他們自己和個

案之間當下是怎麼一回事。就這樣，對自己的情緒保持開放心態，就成為一種「指引」或「標記」（marker），而得以澄清治療時段裡每一時刻當下發生的互動事件。在某一節次的治療時段期間，某位長期性個案通常會引發治療師的情緒性回應，從充滿熱情到公開的敵意都有。治療師並非總是能夠立刻就清楚，是個案做了哪些事情而引發這些明顯的情緒反應。因為沒有順著想要給予再保證的拉力，也沒有順著想要推回去的衝動，明智的治療師擅長追蹤自己當下的情緒反應，而很快就能夠觀察到是個案做了什麼，才使他／她有如此的感受。治療師於此時就可以針對「對於那些引發自己這些情緒反應的個案行為，如果治療師可以的話會想要做什麼」的議題，做出具有啟發性的決定。

231

9. **能夠忍受自己和他人的負面情感**。能夠容忍自己和他人之疼痛和苦惱，但不覺得被迫要減少其不舒服，正是 CBASP 治療師所需培養的一項必要屬性。想要運用一項負向增強典範（negative reinforcement paradigm）來改變行為，該人需要有忍受負面情感的能力。如較早所提過的，CBASP 治療師希望他們的個案能夠經驗到不舒服，**以便能夠在表現出較恰當行為的時候體驗到苦惱的停止**（解脫時刻）。各種能減少苦惱的行為很容易因而獲得強化。「忍受不舒服」也意謂著心理治療師將有能力遵守 CBASP 方案，來幫助個案辨認出那些能減緩負面情感的行為策略。「讓人們覺得舒服些」並非CBASP的主要目標，相反的，「教導個案學會辨認出那些能終止他們自己不舒服的行為」才是主要目標。

10. **能夠以發展歷程觀點來看待一項關係**。「從當下的任何互動裡往回退後一些，並且能夠看出關係始於何處，將關係從一開始到當前為止的變化路徑化為視覺上的具體表現，然後聚焦在某項未來目標上」，就是一項高度發展的形式運思技巧。治療師必須能夠從這項觀點來理解治療的歷程。「個案要培養出對他／她自己的洞識」的說法，就等於是說「人們能夠以歷程觀點來看待他／她的行為、情境以及／或關係」。洞識裡固有的部分，都是個案突然間能夠「往內深入看見」（sight into）的那些事件或歷程的「之前」部分和「之後」部分，這樣的收穫也象徵著有關現實情形的前運思型觀點鬆動了。CBASP鼓勵個案在需要他們類化從情境分析裡所學到的東西時，試著發

展出這些形式運思技巧，或是需要個案在人際互動時清楚區分治療師和他們的重要他人之間的差別。不用說，治療師在能夠教導個案學習這些技巧之前，自己必須先擁有這些形式運思技能。

11. **願意為個案設限**。我也見到過一些 CBASP 受訓學員因為無法使個案維持在常軌上，或是無法教導個案一次聚焦在一項事件上，而無法執行情境分析。簡單地說，這些人都非常放任且隨興，他們讓個案在治療時段裡做了非常多自己想做的事情。當治療師採取這樣的行動方式，CBASP的目標都被犧牲掉了。那些覺得自己必須對個案一直都維持非指導性或支持性姿態的心理治療師，將無法成為有效能的 CBASP 治療師。

有趣的是，沒有能力或不願意發展此項和下一項所描述的治療師特質，造成好幾位想獲得 CBASP 認證的學員中止訓練。CBASP 的實施方式代表一種和他們與個案一起自然地工作的方式「相當迥異」的治療作風。

232

12. **能夠安排行為後果來矯正行為**。Klerman 等人（1984）提到：「雖然治療師是主動的，但改變的最終責任仍在於個案身上。」（p. 216）根據CBASP的觀點，人**和**環境之間的互動情形就是行為改變的絕對必要條件。不管是治療師還是個案，都不是獨自負責改變行為的；**雙方**都有責任，因為雙方在心理治療的改變過程中，不可避免地會彼此連結在一起。

CBASP治療師在「改變個案行為」這項工作上扮演的關鍵角色就是（透過導引個案的焦點）安排行為的後果，好讓行為的矯正得以發生。「安排行為後果」這項工作的達成程度就是行為改變的程度。CBASP的改變典範清楚認定，治療師在個案所做的任何改變當中是扮演核心的夥伴。

如果有人需要針對在 CBASP 裡，到底是誰或是哪些部分要為個案的改變負起責任，提供更為特定的回答，那麼答案最後必定是**行為的結果**。但是，誰要教導個案去覺知他／她的行為的結果呢？正是心理治療師，治療師會將注意力集中在行為的結果上，並肩負起「在治療一開始就慫恿個案改變」的最大責任。一旦個案學到了「覺知到的作用關係」，那麼，改變的責任必定會從心理治療師轉換到個案身上。

13. **願意使用實證性的測量來監督個案的進步情形**。我在第九章曾說明「如何測量個案在治療之主要事務方面的學習情形」，就是一種用來評估心理治

療師之教授效果的方法。根據治療的目標來認識個案目前所處的位置，在 CBASP 裡是非常重要且可以被測量的。如第九章介紹過的，PPRF 就是一項關於治療時段裡之學習狀況的可靠指標，而 Rotter 內外控量表則是一項「有關覺知到的作用關係的學習情形」的歷程測量工具。這兩項工具，以及第九章所提及的其他工具，都能幫助心理治療師評估個案必須有的學習和進步。沒有在心理治療裡施測心理測量工具的治療師都是「蒙著眼睛飛行」，並且一直無法監督他們在治療時付出之努力及介入的成效。

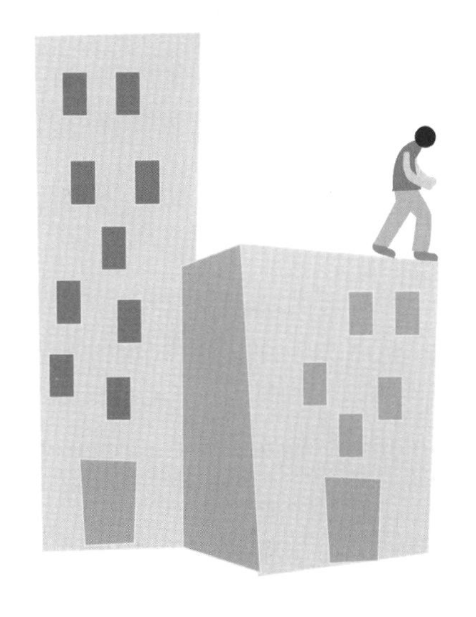

第 12 章

CBASP 與 Beck 之認知治療及 Klerman 之人際心理治療的比較

233

在因應上和環境上究竟發生了什麼事？

——J. C. Coyne & I. Gotlib（1986, p. 703）

我選擇了 Beck 等人（1979）與 Kleman 等人（1984）兩個心理治療方案當作比較的對象，因為這兩個方案都被廣泛用來治療憂鬱症（Elkin et al., 1989; Haaga, Dyck, & Ernst, 1991; Sotsky et al., 1991; Klerman & Weissman, 1993; Weissman & Markowitz, 1994），也因為這兩者都是廣為人知且具有高度的辨認性。

我一開始以為比較每一種模式所提倡之技術，將是指出 CBASP 獨特處的最有效方法。這表示要討論每一個治療系統會採用或不會採用的策略。在這個做法之前，已經有好幾位治療師討論了各種心理治療系統之間的差異（Strupp & Bergin, 1969; Frank, 1973; Klerman et al., 1984）或相似處（Goldfried,

1980）。Klerman 等人（1984）表示，許多治療模式之間的基本差別突顯了「某些模式使用某些技術而其他模式卻不使用」的實情。其他人的做法則是找出技巧上的相似性而非相異處（Goldfried, 1980）。其中有一種屬於這類尋找相似處的方法，使用了治療裡的各種焦點（in-session foci）（如：經過治療師的操弄而將內容聚焦在個案的想法與／或情緒上；聚焦在個案認為自己的行動與他人的行動之間的關連性上；依據時間的架構而聚焦在過去、當前或未來之議題、事件或許多人上等等），以及不同模式在操弄個案焦點的方式上的相似程度，當作這些治療方案彼此間相似性的基本測量方式（Goldfried, Castonguay, Hayes, Drozd, & Shapiro, 1997; Goldfried, Raue, & Castonguay, 1998）。

234

雖然大家早已知道各種模式之間的一些異同點，但單獨使用這種比對技術的方式仍是不足的。只聚焦在技術方面，很容易模糊掉與「病源及心理病理之各種假設」有關的實質差異。此種技術比對方法的另一項問題就是，會掩蓋且模糊掉「為何某些行為被認定要改變，而其他行為就不必改變」的理由。以技術方面之異同點為主的分析工作也很容易輕視每個治療模式各自的治療目標。最後，技術比對方法著重的是一個治療方案的中期階段，而經常忽略初始階段〔辨識出病源以及病理性功能運作（pathological functioning）〕和結束／目標階段〔消除心理病理（psychopathology）〕。為了避免這些限制，我對照了CBASP、認知治療（CT），與人際心理治療（IPT）三種模型，以瞭解病源及病理方面議題的方法，然後我對照了各治療模型如何說明心理病理解除時所代表的意義。只有在明確定義了每個治療方案的初始階段和結束／目標階段之後，我們才能充分瞭解某些特殊技術之所以被選用的原因。

有關 CBASP 與 CT 及 IPT 的各自比較工作，將依循下面的方式。我使用 Beck 等人（1979）與 Klerman 等人（1984）的文本當作我進行對照工作時的準繩，我在以下每個章節的組織方式是先定義 CBASP 的觀點，然後接著是 CT 與 IPT 的觀點。每一章節都包含了一個簡短的討論，以強調 CBASP 與其他兩個治療模式之間的主要差別。

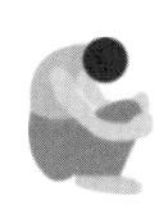 在初期階段的差別

對病源／心理病理的看法：CBASP

CBASP對於病源及心理病理的觀點是基於「人 × 環境」的假設（已在第二章介紹過），長期性憂鬱被認為是起因於因應失敗（coping failures），這會導致一個人對於自己與環境之間關係的觀感產生一種根本上的崩潰。典型的長期性個案在知覺上是覺得自己與環境之間沒了連結——這表示個案不受環境方面之結果或回饋的影響。 235

這種使自己在認知一情緒一行為方面與其他人**脫離**開來的情形，一般來說很符合某種早年被惡意對待的發展史（早發型疾患）。在這類情況下，認知一情緒發展（cognitive-emotional development）會脫離常軌，年幼兒童困在前運思期層次的社會一人際發展（social-interpersonal development）裡。在童年期末期以及／或青春期，因為結構上的發展遲滯（structural retardation）而沒有更有效因應的能力，會導致個體陷入憂鬱經驗的退縮階段裡（請參考圖2.1）。

這種在知覺上覺得與環境脫離開來的情形，也發生在無法有效因應壓力，以及沒有從晚發型重鬱發作裡復元的年輕成人身上。個體這種沒有能力將憂鬱發作結束的情形，會導致因為認知功能的惡化而產生強烈的無助及無望狀態。面對某種無法逃離的情感兩難困境，個體就會退回原始的、前運思期式的功能運作。如同早發型的個案，成年期裡某次未解決之憂鬱發作所產生的壓倒性且有害的影響，會導致晚發型個案陷入憂鬱的退縮階段。原始性的結構功能（primitive structural functioning）也因此被認為是所有長期性個案會陷入憂鬱經驗之退縮階段的病源因素。

對病源／心理病理的看法：CT

在我介紹Beck等人對病源及心理病理的觀點之前，很重要的是請讀者記得，CT是首次於1979年提出的，當時正是DSM-Ⅲ出版的前一年。DSM-Ⅱ（APA, 1968）有關憂鬱症的診斷準則沒有清楚的詳細說明，而情感方面的長期病情都被認為是人格疾患。CBASP與CT分別在兩個不同的臨床紀元裡被提出來，兩個系統之間也相隔有三個DSM版本以及大約二十年的臨床研究。所以，也就不訝異這兩個治療模式之間有著如此清楚的差異。

現在從CT的觀點回到憂鬱症的病因起源，我發現很難從文本的閱讀，就正確判斷出CT取向是怎麼看待「憂鬱症是如何或為什麼發生的」。Beck等人（1979）曾提到：

236

> 可是，就如先前所介紹的，認知模式本身並不處理有關單極型憂鬱症（unipolar depression）可能的**最後病源**（ultimate etiology）或病因的問題：例如遺傳體質、錯誤的學習、腦傷、生化異常等等，或是前述情形的任何組合。（p. 19；原文中所強調的部分）

本書其他章節所做出的評論，間接提到了有關憂鬱體質（a predisposition to depression）的假設。早年的許多負面經驗都被認為是有關自己、當下經驗，及未來的許多全面性負向基模（global negative schemas）在發展學上的前兆。憂鬱的發作似乎是被那些「似乎活化了某些源自於早年生活而現在潛藏著的負向基模」的後來生活經驗所「誘發」出來的。負向基模在當下時刻被活化，將會扭曲一個人「內心世界」在知覺上對真實情形的觀感（perceptual “intrapsychic” view of reality）。我將CT對憂鬱病源的觀點重新描述如下：某些個體比較容易以憂鬱的形式來回應壓力，因為他們先前曾因成長歲月裡某些類型的負面生活事件而受創或變得敏感。當他們在後來的生活裡面對相似事件的壓迫時，他們對於這些情境的高度敏感特質有時就會導致憂鬱疾患。

CT之病源觀點的缺失在於，「環境」於憂鬱發生過程中所扮演的角色仍舊有些含糊。因為在概念上的說明缺少將病源（以及當前有關憂鬱病理的描述）根基於「人 × 環境」這層互動，所以Beck及其同事變得好像是在說「認知造成了憂鬱」。Haaga等人（1991）以較長的篇幅來否認Beck等人實際上是將病源的關鍵部分指派給錯誤的認知。可是，如果有讀者仔細閱讀Beck等人的書籍，在病源這個範疇裡唯一獲得健全發展的概念就是「功能不良的認知」（dysfunction cognition）——但這類認知是如何發生的，現在仍不清楚。

在相似的背景脈絡下，Beck等人在討論當前的認知病理部分，也沒有清楚交代「環境」所扮演的角色。憂鬱病理學指出，因為負向基模而持續對真實情形產生知覺上的扭曲——但是Beck等人有關病理的內心層次定義，卻容易使人們下結論認為，認知功能的運作是獨立於環境互動之外的（Coyne & Gotlib, 1986）。Beck等人（1979）曾寫到：

> ……我們來到了一個位置；也就是我們應該尋找在每個人用來看待自己、經驗及未來的特殊方式裡（即「認知三角」），以及在每個人自己處理訊息（隨興推論、選擇性的回憶、過度類化等等）的特有方式裡，有哪些主要的心理病理因素。（p. 19）

換個方式說，在CT裡，主要的病理部分並沒有牽涉到在對人與環境之關係的知覺裡的那種脫離現象。相反的，主要的病理部分被假設是源自於個體的**心靈層次**（within the psyche of individual）。

在「負向基模不知怎麼地沒有呈現出真實情形（reality）——這些基模扭曲了真實情形」這項精巧的假設裡，可見到Beck等人的病理觀點的另一項特徵。如果負向基模**都是**那些反映出個案早年生活特徵的真實事件或環境真實情形的象徵性構念（representative constructions），那該怎麼辦呢？即使功能不良的認知扭曲了**當前的真實情形**，也都是在非常優勢且非常真實（prepotent and all-too-real）之早年發展史的支配之下。這點暗示了兩項假設：首先，與自己和其他人有關的認知—情緒組織（cognitive-emotive organizations）或基模，**可能**反映出過去生活中真實的環境經驗（environmental experiences）；再者，當真是如此時，早年成長時對於自己所處環境的各種知覺，必須成為心

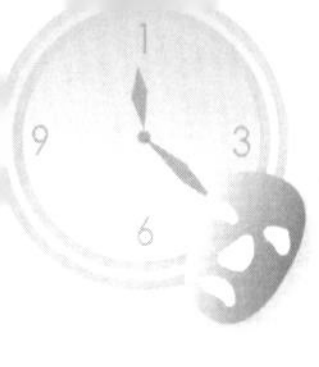

理治療師在評估當前認知心理病理（cognitive psychopathology）時的一項核心關注點。

對病源／心理病理的看法：IPT

「IPT是針對那些符合重鬱症之醫學診斷準則但還能走動的個案（ambulatory patients）所設計的」（Klerman et al., 1984, p.18）。Klerman等人所寫的文本是在DSM-Ⅲ出版後四年才出版的；就這點來說，似乎在精神醫學的新世紀時期，此時使用更為嚴謹的診斷準則來重新組織情感性疾患這個範疇。屬於Beck這一派的心理學使用「憂鬱症」（depression）這個類屬名稱來指出CT鎖定的對象群；當談及藥物治療和心理治療的合適對象時，1984年期間的心理健康領域需要有更詳述的診斷準則。關於IPT的可靠性，自從原始文本於1984年出版之後，此模式被用來治療其他的診斷類別，其中也包括長期性憂鬱症在內（Klerman & Weissman, 1993; Markowitz, 1993a, 1993b, 1994; Weissman & Markowitz, 1994）。可是，有關CBASP和IPT的比較將以Klerman等人所寫的文本為基礎。我不覺得自從1984年明顯修正了Klerman等人之原始文本所採取的觀點後，IPT還有必要進行實質上的理論修正工作。

238

因為在Klerman等人的概念裡有著理論上的難題，所以，難以判斷IPT對於病源及病理性功能運作是秉持什麼樣的觀點。一方面，這些作者將憂鬱症看成一種醫學疾病（medical illness），而將個案形容為「生病了」（ill/sick）。另一方面，作者們寫到憂鬱症是源自於和社會角色衝突有關的人際根源。個案的疾病和此疾病（illness/disease）的社會層面根源之間有什麼樣的關連性，從未獲得令人滿意的說明。IPT從未將生理層面／醫學層面和心理層面／社會角色衝突等範疇整合成一項病源學構念（construct），就如Kiesler（1999）所提出的行為之生理心理社會模式（biopsychosocial model）。因此，我們保留了這個（未獲詮釋的）病源學結論，即因為重鬱症個案和其他人之間有人際衝突，所以他們才「生病了」。

Klerman等人對於醫學—疾病之病源模式（medical-disease etiological model）的依賴，就是這個問題的來源。例如，作者們寫到：

> 成功運用IPT的第一步就是辨認出憂鬱症是什麼：正常的憂鬱和臨床上之憂鬱的區分；透過醫學模式的使用而診斷出臨床憂鬱症在社會層面、生理層面及醫學層面的前導物。（p. 6）

兩項進一步的引述說明了這個問題：

> 然而，人際取向認為人際關係上的障礙是心理疾病的前導物。（p. 48）

> IPT 在理論上和治療工作上所發展出來的基本做法是，先堅信個案生了某種病，接著是此疾病是可以診斷出來的，然後是給予個案這樣的標籤是具有治療性的（重新診斷過的），所以有關「生病者角色」（sick role）的假設變成是正當的。（p. 38）

當作者們開始精確指出憂鬱症在心理層面的根源，IPT 對病源的看法就清楚多了。Klerman 等人鎖定四種人際問題類別，當成是某種憂鬱疾患的前兆：(1)因心愛者過世而感到的哀傷；(2)親密者之間的人際爭執（如：婚姻衝突）；(3)角色轉換（如：換了一個新工作）；以及(4)錯誤的社會學習（如：社會技巧有缺陷）。

另外，也從心理學語彙來說明如何治療當前的心理病理。當作者們談到此種心理治療形式矯正了當前或不久前有問題的人際關係，IPT 在心理層面的焦點便清楚可見：

239

> ……另一方面，IPT針對症狀形成物（symptom formation）以及社會適應／人際關係進行介入，主要是針對**當前**的問題，並在意識及前意識層次上進行處理。（p. 7）

簡言之，重鬱症的治療包括要教導個案解決當前在社會角色功能運作上

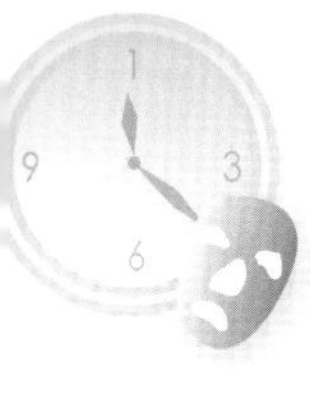

的騷動混亂。讀者仍疑惑著一個尚未解開的謎題：解決人際問題如何能改善憂鬱性的疾病／疾患（depressive illness/disease）呢？

進一步的理論問題出現在 IPT 裡有關「生病者角色」的構念，以及「治療師在治療初始刻意鼓勵個案扮演生病者角色」的做法（Parsons, 1951）。本質上，個案被告知：「你的症狀源自於某種讓你不舒服的疾病。在任何狀況下，你的疾病都不會損及你身為一個人的價值。」這樣的溝通會將「個案的行為」和「環境方面的結果」，以及和「必然是從不良適應生活裡衍生出來的苦惱」都區隔開來。但同時，個案仍保留了改變行為的責任：「雖然治療師採取主動，但最終的改變責任仍在個案身上」（Klerman et al., 1984, p. 216）。個案如何能夠同時不為自己的問題負責，卻又要負起改變的責任呢？

Klerman 等人堅信，免除個案正常的社交責任和人際之壓力及責任，以及向個案保證他們不用為他們在社交上的適應不良負責，都會促進治療歷程的進展。（在一種心理治療系統裡提出來的）「生病者角色」這項策略具有明顯但尚未被考慮到的「人 × 環境」涵意。另一方面，IPT 將憂鬱症定義為一種醫學疾病實體（a medical-disease entity），並提倡個案一種不須承擔責任的生病者角色；另一方面，此種醫學疾病的治療被直接安置在心理層面上，個案在其中被教導為了終結這個疾患而需要如何改變他們的行為——這是個案沒有承擔起的責任。

區別：CBASP vs. CT 與 IPT

CBASP、CT與IPT在憂鬱症之病源及心理病理方面的最重要區別就是，CBASP：(1)以心理病理及健康範疇的生理心理社會模式為基礎；而且(2)預先假定憂鬱症源起於有缺失的因應（faulty coping），這造成個案在知覺上覺得自己和所處環境沒有連結。相反的，CT認為在認知上對真實情形的扭曲（cognitive distortion of reality）才是病源方面的重要變項，而 IPT 則是以醫學—疾病和心理社會（各種人際問題）的語彙來描述憂鬱症的病源及心理病理。

240

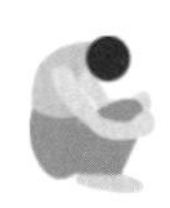

在結束／目標階段的差別

治療目標：CBASP

行為的改變、個人的充能（empowerment）以及情緒失調的改善，都是因為個案學會從「人 × 環境」（覺知到的作用關係）觀點來看待他們生活中的問題才得以發生。這也是重複一次曾於第二章介紹過的第二項 CBASP 假設。那些學會使用情境分析，並且以「什麼導致什麼」的偶發性因果關係來思考（如：「如果這樣……然後就會那樣……」的思考方式）的 CBASP 個案，就是學到了某種社會性問題解決策略（social problem-solving strategy）（D'Zurilla & Maydeu-Olivares, 1995）。

首先，「覺知到的作用關係」意謂著，一個人在面對某個人際問題情境時，可以決定並實踐某項解決策略。再者，也意謂著一種用來解決壓力情境的理性問題解決方式（Logan, 1988），而這種理性問題解決方式是以某種特定的運作法則為基礎（如：情境分析程序）。

CBASP 的另一項主要目標是教導個案如何以富同理心的方式與他人互動。前章已經提過富同理心的反應（empathic responsiveness），就是代表有較高層次之人際交流的標記。富同理心的行為意謂著，一個人正使用口語及非口語的溝通來瞭解另外一個人，以及讓自己被其他人瞭解。

CBASP的最後一項目標是確認個案學會了得到渴望之人際結果所必須會的「真正」行為（如：自我肯定行為技巧、會談技巧、教養技巧、解決人際衝突的技巧等等）。一旦個案學會朝向正面的人際結果，他們就不再受到無助及無望等症狀的束縛。

總之，CBASP的主要目標有：⑴幫助個案學會從「覺知到的作用關係」這個角度出發的觀點；⑵教導個案以富同理心的方式與他人互動；以及⑶幫助個案熟練為了改善人際關係而必備的行為技巧。

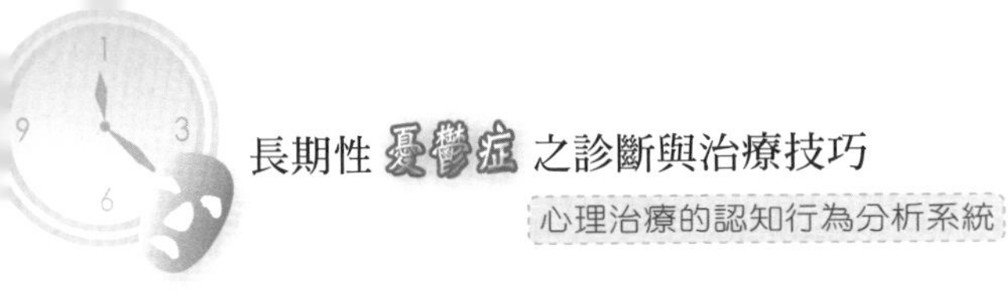

241

治療目標：CT

CT的各項技術是設計用來使扭曲的認知接受強調思考上的錯誤（thinking errors）的現實考驗程序（reality-testing precedures），而得以辨認及修正個案憂鬱症狀背後的各種認知扭曲。然後，個案開始學會在符合實際的觀點下如何扳倒行文問題。這個切合實際狀況的思考被認為會促進適應性較佳之行為的發展，這會導致憂鬱症的減緩。Beck等人（1979）以下面的方式描述了他們的治療目標：

> 因此，我們假設當個案的人際典範被逆轉並與現實一起重新編輯〔某種「反變革」（counter-revolution）〕，個案的憂鬱就開始消失。（p. 21）

治療目標：IPT

IPT 的一般目標是改善個案的社會適應（如：Weissman & Bothwell, 1976），並因此減緩憂鬱症狀。這表示被成功治療的個案能夠解決他們自己的人際問題，並追求他們自己的生活目標，而不受使他們接受治療的那個疾患的傷害。更詳細的 IPT 療效目標都與那四個依個案特殊狀況而可能被列入改變目標的人際問題範疇有關（哀傷、人際衝突、角色轉換以及人際缺失）。選定的人際問題範疇（譯註：可能不只一項問題範疇）都是治療師與個案在前幾節次治療裡共同決定的。例如，因為某位心愛的人過世，那麼人際問題範疇可能會是**哀傷**，這個部分的目標有兩項：⑴促進哀傷歷程（mourning process）；以及⑵協助個案重新建立一些「最後具有取代這份已失去關係之功用」的興趣及關係。有關**人際爭執**的目標則牽涉到：⑴辨認出爭執的本質；⑵決定出一項有關矯正行動的計畫；以及⑶為解決此衝突而修改個案對此人際衝突的期待，或改變個案有問題的溝通模式。

當⑴個案成功地哀悼及接受自己所失去的舊有角色；⑵個案開始以比較正向的角度來看待自己新的角色；以及⑶自尊恢復而接著逐漸能夠勝任新角色的要求——便是實現了第三項被鎖定為目標的人際問題範疇，即角色轉換。最後一套被鎖定為目標的人際問題範疇，是處理一組有**人際缺失**的棘手個案。面對這些個案時，IPT 治療師要：⑴減少他們社交孤立的情形；並且⑵協助他們建立新的關係。

242

區別：CBASP vs. CT 與 IPT

1. 對於如何以實證方法來評估個案在治療之主要事務（subject matter of therapy）方面學到多少，CBASP 不同於 CT 及 IPT。

在 Beck 等人（1979）和 Klerman 等人（1984）的文本裡，都沒有說明如何評估個案在治療之主題事務上學到多少。在CBASP，PPRF（參見第九章）被用來評估個案學會執行情境分析程序的程度。當個案能夠以符合準則的方式執行情境分析，一般除了熟練（mastery）之外，還會伴隨有「覺知到的作用關係」這個新觀點、在人際關係裡有益身心的收穫、從深陷於憂鬱經驗之退縮階段裡跳脫出來，以及憂鬱症狀有所減緩——憂鬱疾患的緩解達到最高點。

2. 根據各個模式如何測量因學會治療之主要事務而逐漸出現的 GTE，CBASP 不同於 CT 及 IPT。

不管是Beck等人的文本，還是Klerman等人的文本裡，都沒有特別說明GTE（參見第九章）。CBASP預測應該有好幾項心理測量學上的轉變會伴隨成功之治療結果出現。首先，有關「覺知到的作用關係」這個觀點的學習，將會表現在 Rotter 的內外控量表裡偏低的外向性（externality）分數上。分數上所反映出來的一般趨勢是，一開始是落在外向性範圍，然後向下轉變到內在控制焦點。此外，成功的治療結果也應該會伴隨 IMI 方面可預測到的改變——尤其是在「順從」和「敵意」象限的得分比較低，而在「支配」和「友

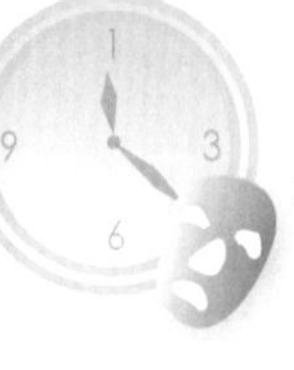

善」象限的得分比較高。更具體來說，我們期待在「敵意」和「敵意—順從」等象限上的分數下降，而在「友善—支配」和「友善」等象限上的分數增加。

243

3. CBASP 是在「人 × 環境」這項觀點內來瞭解認知—情緒層面、行為層面，以及人際層面的功能運作情形。

任何一個範疇的功能運作有所改善，必定會影響到其他範疇的功能運作品質，也必定會影響到一個人和環境之間的偶發性因果關係。這個後來的結果會使得一個人對自己和環境間關係的覺知有所改變。不像 CT 或 IPT，CBASP 認為認知—情緒層面、行為層面以及人際層面都是同樣重要的。它們必須全部放在一起來看待、瞭解，並當成是一個人對環境面要求之整體反應的一部分來對待。只要特別注意一個特殊範疇對該情境之某個個別結果的貢獻程度即可，而且是**只有**在「這類覺察幫助一個人覺察到自己和環境之間的偶發性因果關係」的時候才這麼做。

4. CBASP 認為成功的治療會涉及個案使用形式運思的能力。更仔細的說，這表示要有能力在與治療師的互動裡，對治療師表現出富同理心的行為，以及以符合準則的方式來執行情境分析。

「富同理心的互動交流」和「以符合準則的方式來執行情境分析」兩者都代表個案有能力使用形式運思的思考方式。結束／目標階段的這些能力卻沒有一項是 CT 或 IPT 欲達到的療效目標。但是在 CBASP，前運思期式的思考被當成是長期性憂鬱個案於治療初期的明顯特徵；此種在認知—情緒層次不成熟的知覺水準會妨礙了問題解決和同理心行為。成功的治療必須克服前運思期型困境（preoperational dilemma），並且以形式運思的思考模式來加以取代，而形式運思之思考模式開啟了進入有效之問題解決，以及富同理心之互動交流的大門。

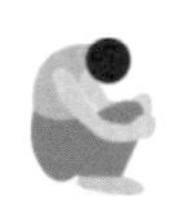

在中期階段的差別

在我從治療中期的角度來評估這三個模式時，我將焦點集中在治療師的角色、移情的運用、為促進個案改變而對動機變項的使用，以及知覺上的焦點和行為改變技術。

治療師角色

244

治療師角色：CBASP

CBASP治療師的角色有以下的特徵：⑴受訓過之個人性涉入；⑵治療師和個案之間富同理心的平等交流（give-and-take；譯註：這裡是強調治療雙方都要付出、投入與耕耘，才能有所收穫）；⑶特別關注治療師要克制自己那股在人際互動上想變得支配且／或充滿敵意的傾向；以及⑷強調治療師要作為一位「持續安排行為後果，以便讓個案有所學習」的教師。

CBASP提倡心理治療師這方受訓過之個人性涉入，是因為許多長期性憂鬱個案都提到過去有被惡意對待的成長經驗。在人際區辨練習期間，治療師運用自己和個案之間有益身心健康的關係來當作人際互動的一項準則，藉以強調「個案正在參與一項正向且新穎的關係」這項實情。可預期治療師這種個人性涉入風格，和過去曾經令個案心理受創的重要他人的風格截然不同。治療師也必須預防個案輕忽這些差異。舊有的行為模式和移情式預期（transference expectancies）讓人看來是不恰當的，然後根據個案及治療師之間新的人際實情來加以修正。「修正」（revision）一詞如同這裡所使用的方式，是表示個案學到新的行為方式來和治療師相處。

好幾種有關個人性涉入的策略都特別適合透過「示範」（modeling）來教導同理心行為，也特別適合用來促進治療歷程中的平等交流。

此外，CBASP治療師受過特別訓練，而能夠警覺到和長期性憂鬱個案工

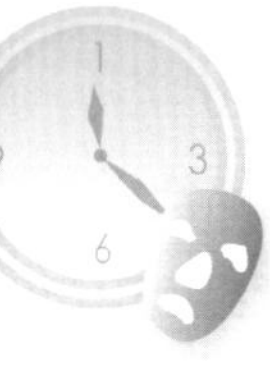

作時的普遍特徵，即人際間那股催促治療師變得支配且帶有敵意的強烈拉力。學習依靠 CBASP 的方法來改變個案的行為，有助於防止治療師採取管理者角色（take-charge role），或帶有敵意的方式來回應個案的挑釁行為。

最後，CBASP 治療師要當作一位「持續在治療期間安排行為後果來編導（choreograph）個案觀點」的教師，好讓個案能夠面對自己行為所帶來的後果。

治療師角色：CT

向個案表達人際間的溫暖、做出富同理心的反應，並且以真誠和個案互動，都是大家普遍期望的治療師特徵。所以，也就不訝異這些特質也被 Beck 等人擁護為 CT 取向心理治療師的理想特質。

245

除了溫暖、同理和真誠，Beck 等人（1979）提到「共同合作」（collaboration）和「給予指引」（giving guidance）都是治療師的一部分角色：

> 相較於「支持取向」（supportive）或「關係取向」（relationship）的治療，治療性關係（therapeutic relationship）不僅被當作減緩痛苦的工具，也被當作一種用來促進為了達成特定目標而共同努力的手段。根據這個觀點，治療師和個案形成一個「團隊」……個案對於這份共同合作的努力所付出的獨特貢獻，就是對這個詢問來提供**原始資料**（raw data）——也就是報告個案自己的想法、感受和希望。治療師的特殊貢獻是指引個案要蒐集哪些資料，以及如何具有治療性地運用這些資料。（p. 54）

換言之，CT 治療師扮演一位合作的團隊成員，而在整個治療歷程裡（使用溫暖、同理和真誠等等）鼓勵個案，並且扮演一位嚮導提醒個案哪些資料要帶入治療，以及如何使用這些資料來矯正自己的行為。

Beck 等人也鼓勵治療師要求個案給予回饋，以分辨個案有多瞭解治療師的說明和建議。結果除了得到澄清之外，還會得到次要收穫（secondary gain）。Beck 等人寫道：

> 我們也發現個案一般都會對「邀請他們給回饋並提出精簡的摘要」有反應。他們之中有許多人提到，這些做法使他們感覺和治療師更親近。在分析側錄下來的會談時，我們有具體的證據顯示這些技巧促進了同理心（empathy）和溫暖（warmth）的發展。（p. 84）

因此，教導個案同理心的行為，雖然不是 CT 的主要目標，卻是一項渴望的治療類化效果，是從要求個案給治療師回饋之中而逐漸累積出來的結果。

Beck等人也鼓勵治療師在面臨個案的憤怒或抗拒時，避免出現帶有敵意的反應。依據這些作者的說法，得以讓人免於陷入人際關係之侵擾或疏離陷阱的「人際敏感度」（interpersonal sensitivity），總是大家心中渴望的。提供「正確的同理心」（意思是治療師在知性及感性上的客觀性會侷限了同理心），並且**不**以「同情心」（sympathy）（意思是對個案的感受表達憐憫並相互分享）來反應，將有助於維持法定的（prescribed）治療師角色。最後，為了幫助個案「對自己的心理問題能更切合實際及適應性地思索及行動，而得以減緩症狀」（p. 4），CT 治療師那種擔任嚮導的支配性角色，有助於個案將注意力聚焦在「負面之信念及態度」這個主要的病理標的上。

246

治療師角色：IPT

在詳述理想的治療師角色有哪些特徵時，CT 與 IPT 之間有許多的相似處。同樣的，Klerman 等人（1984）所提倡的角色是一種具有兩個部分的任務：治療師在功能上同時扮演一種催化且鼓勵的盟友，以及一種辯證式的嚮導（didactic guide）。具有促進效果的催化行為（facilitative behaviors）包括，樂觀地和個案溝通他們的問題可以獲得解決，以及普遍表現出支持、提供幫助和再保證。

比起CT治療師，IPT治療師提倡在治療會談期間可以有多一點的個人迴旋空間（personal in-session latitude）。與個案互動時，IPT治療師可能會自我揭露，並自由地討論許多話題。當個案在任一時間點的議題與治療師可能必須加以處理的問題有所關連時，治療師可能會表達個人的意見，或提供例子說明他們曾如何處理這類困境。可是，Klerman 等人曾精明地針對這些辯證式的揭露提出警告：治療關係不是朋友關係。換言之，治療關係裡有許多界線（boundaries）必須跟每一位個案好好溝通並加以遵守。這些界線包括節制與個案之間的社交接觸，或是關於從事治療外之商務關係。

此辯證式角色如同 CT 和 CBASP 裡的同樣角色，都是積極地操縱個案的注意力，使得治療會談裡的焦點能夠維持在主要的病理部分——也就是情緒、認知和行為層面的問題促成了人際角色上的衝突。

區別：CBASP vs. CT 與 IPT

這三個理論模型都贊同將相似的個人屬性和人際技巧當作理想的治療師態度。CBASP 和其他兩個理論模型在治療師角色方面的既存差異，很大部分是源自於接受心理治療的長期性憂鬱個案具有的特殊特徵。他們在認知—情緒及行為方面的未開化狀態（primitivism），加上此一疾患難以治療的特性，都需要治療師在作為上採取不同於 Beck 等人或 Klerman 等人所提倡的方式。247 例如，個案可能被要求將焦點集中在治療師於治療會談期間的行為上，那是為了要對照和比較負面之重要他人的反應，而特別強調及討論治療師個人對個案的反應。

在治療師角色這點上，CBASP、CT 和 IPT 的最顯著差別如下：第一，對於治療師這方，CBASP 提倡受訓過之個人性涉入，並藉以用來矯治個案的憂鬱病理，可是，Beck 等人與 Klerman 等人一般來說並不鼓勵治療師的個人性涉入。CP 與 IPT 兩種理論模型的治療師都試圖將治療會談的焦點放在個案身上，而不是放在治療師與個案之間的關係。第二，CBASP 治療師被訓練要避開那種扮演人際支配角色的致命拉力，因為那通常會導致治療師替個案完成治療工作。另一方面，Beck 取向的治療師在傳統上都是指導性和領導性的；因此，CT 治療師所扮演的角色通常具有支配性的特色。我並未在 Klerman 等人的文章裡，有注意到任何有關「不鼓勵治療師面對憂鬱個案時扮演支配角色」而特別提出的警告。可是，IPT 治療師曾探討過個案生活裡的「支配性他人」（dominant others）的「人際支配性」（interpersonal dominance）這個議題。Klerman 等人（1984）寫道：

> 一旦治療師蒐集到足夠的訊息，就必須對個案解析其與支配性他人之間的關係。治療師也必須向個案澄清為自己而活的必要性，而不是否認自己的希望然後順應他人的希望。（p. 13）

就在鼓勵個案推翻他們原本在面對他人時所扮演的順從姿態時，IPT 治療師卻也不小心扮演了一種支配性角色。

移情的用途

移情的用途：CBASP

CBASP治療的第二節次治療會談是用來蒐集「重要他人史」。要形成關於親密、情感需求、失敗和負面感受的移情假設，以辨認出個案的觀點裡，有哪些負面的人際材料會使治療關係走偏。透過幫助個案覺察到「他們自己正在參與一種新的且促進性的人際關係」這個實情，移情假設的形成也使治療師得以用前瞻性的方式（a proactive way）來矯正個案的負面人際期望。

移情的用途：CT

248

當「移情問題」出現，Beck等人（1979）強烈要求治療師將焦點轉換到治療師和個案之間現存的人際議題上。此種焦點是以當下為主（present-centered），並緊繫著不良適應的信念。例如，個案可能將治療師看得過於冷酷、過於年輕、性別不對、經驗不足、拒人於千里之外、對個案沒有興趣等等之類的。一旦這些念頭和信念都經過真實性的考驗（reality-tested），就可以學到一堂關於扭曲信念之影響的可貴課程。每一次個案內心有關治療師的扭曲信念顯露出來，個案便學到了扭曲的思考是如何負面地影響著人際互動。

根據Beck等人的說法，不切實際的正向移情信念也可能會阻礙個案的進展，而且要以類似的手法來處理。如果個案將治療師看成是「救世主」，當生活事件進行得不順利或是進展緩慢時，個案的高度期盼可能造成動機性驅力（motivational drive）下降。同樣的，此時的任務是從現實的角度來揭露扭曲的信念，而使扭曲的信念變得清晰。處理有問題的移情問題時的首要 CT 規則是，保持焦點集中在人際扭曲（interpersonal distortions）背後的負面信念。運用回應性策略（reactive strategies），像是個人性涉入或同情行為，來矯正移情議題，並沒有受到鼓勵。一旦有任何的移情問題變得明顯，CT 治療師在回應時就會聚焦，並討論個案內心對於治療師的扭曲信念。

移情的用途：IPT

為了避免任何含有心理分析意味的弦外之音，Klerman 等人（1979）鼓勵治療師透過不解析也不探索起源，以便忽略正向移情。IPT 治療師唯一會處理移情議題的時機，就在個案內心對治療師的觀感或行為干擾了治療的進展之時；這些例子通常和負面移情開始作用的狀況有關。透過將個案的注意力集中在個案對待治療師的方式上，而得以處理表現出來的負向移情。然後，個案獲得協助來檢視同樣的人際行為可能會如何干擾治療情境以外的人際關係。接著，個案開始採用不同的行為來解決不僅是與治療師之間的衝突，也包括與生活裡的重要他人之間的衝突。

249

有趣的是，Klerman 等人（1974）提到「治療關係不是一種移情表現」（p. 214）；他們堅信，不能將治療雙方看成是一種「個案重演或表現出他／她先前人際學習史」的狀況。但是，如果移情被定義為使用從過去和重要他人的相處之中學到的方式來對待當前的人（剛好我相信這是一項比較正確的定義），那麼，Klerman 等人處理出現在治療會談裡的移情的方式就太過侷限了。我的觀點是所有的人際行為都具有自傳性的意義（autobiographical meaning），而一個人回應其他人的方式，也反映了該人在較早時候和／或當前有關「一個人應該如何作為」的學習結果。

區別：CBASP vs. CT 與 IPT

長期性憂鬱個案難治的人際行為需要 CBASP 治療師將焦點集中在「個案是如何管理治療關係」。在長期性憂鬱人口群裡有無數的人際「地雷」，會為治療同盟帶來有害的影響。因此，針對移情問題的前瞻性衡鑑及管理

（proactive assessment and management），正是CBASP方案裡的核心特徵。

一方面CBASP和CT之間，以及另一方面CBASP和IPT之間，在處理移情議題上的重大差異如下：第一，CBASP治療師與個案之間受訓過之個人性涉入，使得負向與正向移情議題的管理變成CBASP的一項核心部分。CT與IPT並不鼓勵聚焦在移情議題上，除非移情議題干擾了個案的進展。第二，CBASP或許會鎖定四種人際範疇裡的移情議題：親密、情感需求、失敗和負面感受。不管是CT還是IPT，都不會試圖詳述移情內容。最後，CBASP以前瞻性的方式處理個案的移情議題，而CT和IPT則是採取回應性的姿態（reactive posture）來面對移情議題。

使用動機變項來促進改變

使用動機變項來促進改變：CBASP

心理治療裡發生的其中一項最有力量的動機性事件（motivating events），就是個案發現能夠終結他們痛苦的方法之時。我的意見是，在「出現某些行為後，接著苦惱減少」的情境裡所發生的負性增強，是一種比那些產生正性增強的情境更有力量的改變事件。受苦（suffering）和主觀上的苦惱都是令人動盪不安且痛苦的，那些可以導致嫌惡狀態結束的行為會比較容易被回想起來。 250

情境分析是設計用來引發個案的病理部分，以及在該情境裡出現的任何相對應的不舒服。CBASP *希望*（wants）個案在治療會談裡是處在苦惱中，並且精心設計好治療時段，以便讓這種處在苦惱裡的不舒服和不想要的行為後果不可避免地連結在一起。例如，當不舒服是源自於沒有達成DO，那麼個案就會獲得協助來建構某種未來將會成功的行為策略，以減少自己的不舒服。當經由個案的口語或非口語行為而明顯終結了苦惱，治療師就必須對正向的轉變加以強調。

矛盾的是，那些透過情境分析練習活動而瞭解到自己是如何造成自己困境的個案，通常會提到自己感受到一絲的希望。一旦個案瞭解到他們個人的絕望和他們的生存方式有直接的關連，便難以再維持無望和無助的感受。人際區辨練習也採用了相同的負性增強策略，個案於其中學會區辨「與病理行為有關的悲慘感受」和「因為採用適應性的行為方式來與治療師相處而產生的解脫」之間的差別。傳遞給個案的訊息（此種動機性策略），會隨著時間而變得更清晰：「如果你不喜歡你所感受的負面結果，那麼你必須改變你的行為！」

使用動機變項來促進改變：CT

Beck等人如我一樣主張，一旦令人嫌惡的情緒狀態被終結，改變的動機就會增加。在Beck等人（1979）的整個文本裡，曾討論如何使個案有動機改變。以下就擷取一例：

> 用來使個案有動機處理自己問題的理想方式是，透過一同處理特殊的問題而得到一些能夠減緩症狀的提醒。因此，「教育」或「再教育」是比用威望或權威性的再保證更可取的方式。（p. 103）

有好幾項技術被提出來，以便增加我較早介紹過的「負性增強效果」：共同合作地一起努力（working together collaboratively）；能引發動機的圖表呈現方式；為每一節次治療會談規劃一個特定的治療計畫；依程度來漸次地指派任務，並在個案的程度向上晉升時強調其成功的表現；用以克服動機方面之阻礙的**實境**「試驗」；以及對剛開始接受治療的個案清楚說明，為什麼他們會憂鬱以及 CT 將會如何消除他們的憂鬱。

251

使用動機變項來促進改變：IPT

「動機」一詞並未收錄在 Klerman 等人（1984）文本的附錄中，所以，難以精確指出這些作者對於「如何驅使個案改變他們行為」有什麼特定的建議。儘管特定的策略**變得**非常明顯，並且可以在作者們的「整合性案例」（integrative case examples）裡見到。例如，共同合作（collaboration）很顯然是一項 IPT 的動機性策略。同理地傾聽（empathic listening）能使個案持續談論他們的問題，而減少孤立和寂寞。IPT治療師似乎強烈依靠著「建議」（sugges-tions）及「解析」（interpretations）來驅使個案改變，如下面的引述正是一位IPT治療師處理一位個案時所說的話：

> 各種令妳有不好感覺的方式——悲傷與哭泣、無法讓自己繼續做事情、無法專注、不想面對其他人，全都是整個憂鬱症的一部分，這似乎讓妳在過去幾年裡失去許多，而帶給妳重大的打擊。如妳所指出的，妳現在的模樣明顯不同於妳過去的模樣：妳失去了妳的丈夫；甚至在那之前就已經喪失了丈夫的感情；妳也喪失了妳對愉快的退休生活的規劃。要從這些失落之中恢復過來並不容易。我們未來要做的一部分事情是，試著幫助妳做到這點……面對妳所失落的部分並幫助妳管理好這些部分。隨著我們著手進行這些部分，我預期妳的症狀會有所改善。（p. 157）

有關動機性策略的另一項例子是，指出個案的口語報告在邏輯上的偏差。例如，某位個案可能提到他／她認為自己在某些情境裡失敗了，卻又一致地說他／她在這些每個部分都已經獲得成功。然後，治療師藉由想要「減緩有關表現的負面預期」的企圖來指出這類的分歧。驅使人們停止負面預期，將是此時的目標。

有關負性增強的更多例子如下，哀傷的個案經驗到快樂時光，並因為自己不再哀傷而感到罪惡。IPT 治療師忽略負面狀態（罪惡感）而重視及強調感到愉悅的經驗。藉著鼓勵在這類情境裡的正向情感，治療師給予個案「經歷到正面情緒時不必那麼罪惡」的許可。

252

將有許多情緒競相出現的經驗加以釐清，是另一項「用來協助或驅使個案接納這些模稜兩可的反應」的策略。再次使用哀傷的例子來說明，某位失去配偶的個案可能在提及一項近來的愉快約會經驗時有罪惡感。治療師協助個案接納「他／她沒有完全走過哀傷歷程」這項實情，因而要幫助他／她接納這些意義模糊的感受。

在每一個案例裡，「終結或解除在情緒、行為或認知等層面會導致令人

苦惱之情緒狀態的各種衝突」，就是 IPT 一項基本的動機性策略。可是，目前並不清楚實際上苦惱被減緩多少，也不清楚治療師是否幫助個案處理了那些導致苦惱的原因。雖然 CBASP、CT 和 IPT 全都會採用負性增強策略來促進個案的動機，但是，在每個理論模型用來完成這類促進動機的任務的方法上各有不同。

區別：CBASP vs. CT 與 IPT

如果治療師想要個案學會這兩項要素，像是某種特定行為和苦惱的減緩是彼此相連的，達成此項目標的最佳方式就是，確定這樣的關連性在每次發生時都被特別強調，直到個案能夠自己辨認出那些具有偶發性因果關連的事件（the contingent events）。CBASP 的每節次治療會談都充滿著「偶發性因果關係之覺察方案」（contingency awareness program）。相反的，如同以上引用的內容，IPT 只有在治療師告訴個案「如果她學會面對她的失落並管理她的哀傷，就會感覺好多了」的時候，才略微提到負性增強。另一方面，Beck 等人（1979）特別提到：「當個案有所改善，治療師應該鼓勵個案明確指出是什麼樣的方法（如果有的話）促使這樣的進步發生。」（p. 32）我猜想CT 與 CBASP 只有在「精確指出並強調這類解脫時刻」的頻次上有所不同。我也推測，CBASP 治療師比較敏感於這些在治療會談內發生的解脫時刻，因為他們有接受「如何運用此種對偶發性因果關係的覺察（負性增強）來矯治個案行為」的額外訓練。CBASP 治療師被鼓勵在解脫時刻發生時，停止他們正在進行的任何部分，然後幫助個案判斷是什麼導致苦境的減緩。當個案提到發生於治療室外的這類事件，治療師也會特別強調這類解脫時刻。

253

為什麼 CBASP 要這樣運用負性增強？理由來自有關學習（learning）的研究。我們知道在沒有複誦（rehearsal）的情況下，有關相關要素（在此時指的是某種屬於導因的行為及其影響）的短期記憶飛逝而過，所以此種關連性從未進入長期記憶裡（Solso, 1995; Waugh & Norman, 1965）。CBASP 治療師希望進入心理治療的個案能夠知道他們行為的性質，和他們的感覺好壞之間有著特殊的關連性。對於治療結束後的預防復發工作，這類學習將扮演關鍵角色。如果行為和減緩苦惱的事件（distress reduction event）之間經過太久的時間，或是如果治療師輕忽了治療會談期間的解脫時刻，就會忽略「個案串起行為和正向結果間的關連性」的可能性。

知覺焦點和行為改變技術

我們每個人用來知覺環境的方式就是「串起基本的關連性」，這使我們和我們所生存的世界聯繫在一起（Goldfried et al., 1997, 1998; James, 1980; Kiesler, 1999; Wright & Thase, 1992）。有關認知—情緒層面的知覺歷程（perceptual cognitive-emotional processes）象徵我們進入所處環境的閘門，並且反過來說，進入環境的門徑也給了我們明確的路線。所有的心理治療系統都是在此知覺閘門上和個案進行接觸。透過仔細檢視每項治療系統如何操弄（manipulates）個案的知覺焦點，或許可以區分出CBASP、CT和IPT各自的行為改變技術。

知覺焦點和行為改變技術：CBASP

長期性憂鬱個案被教導要聚焦於他們的行為在各個不同的情境脈絡裡所造成的結果，這些練習活動的目標是要強化個案在知覺上注意到自己和所處世界之間的關連性。在CBASP的定義裡，主要的心理病理就是個案在知覺上和他們所處的環境脫離開來。因此，只要這種在知覺上的脫節狀態仍舊發生，就不可能有持久的行為改變，個案仍舊會困在憂鬱經驗的退縮階段裡。CBASP彈藥庫裡的每一項治療技術都是將個案的知覺焦點指向行為的後果。

知覺焦點和行為改變技術：CT

相反的，Beck的理論模型在定義上認為，憂鬱個案的主要心理病理在於他們看待自己、當下持續進行的經驗以及未來的時候，那種有所扭曲的方式。 254
在個案處理訊息的特有方式裡（過度類化、災難性思考、全有或全無的二分思考等等），將明顯看到此病理部分的進一步表現。CT的治療技術將個案的知覺焦點導引至針對「個案的扭曲思考，以及這些扭曲對個案的情緒及行為所造成的影響」的檢視工作上。CT的最終目標是重新編製個案對真實情形的

思考，並且就在這樣做當中，改變了個案的憂鬱行為。

知覺焦點和行為改變技術：IPT

IPT 認為，重鬱症個案的主要心理病理是涉及到當前人際衝突裡的社會適應不良（social maladjustment）。IPT 的知覺焦點是導向在功能運作上四種常見的問題領域：哀傷（grief）、角色間爭執（role dispute）、角色的轉換（role transition），以及人際方面的缺陷（interpersonal deficit）。一旦個案在「治療將處理這四種人際衝突範疇的哪一項」這點上，與治療師訂立好契約，所執行的治療技術便是從知覺上將個案的注意力聚焦在那些商議好的問題領域上。IPT 的治療策略都是設計用來矯正人際衝突的問題，並且就在這麼做當中，改善了個案的社會適應，以及減緩憂鬱症狀。

區別：CBASP vs. CT 與 IPT

如上所述，CBASP、CT與IPT在技術上的主要差別在於，它們對憂鬱症主要病理的看法。因為這些理論模型對憂鬱症的定義各有不同，各自的治療也就會協助個案將注意力聚焦在不同層面的現象學及心理社會層面之功能表現（phenomenological and psychosocial funcitoning）。CBASP 將注意力聚焦在「人 × 環境」的互動上；CT 則是需要將注意力聚焦在認知內容，以及認知內容與真實情境之間的一致性（或缺乏一致性）；IPT 強調有問題的人際範疇，因為這些有問題的人際範疇和角色的期望及活化（role expectations and enactment）有關。CBASP的各項技術是為了向個案示範「個案與所處環境之間具有功能上的關連（functionally related）」，而協助個案專注在每個當下時間的事件（temporal events）。就在這麼做之中，個案學會以形式運思的觀點來看待自己和其他人，然後能夠修正它們原本屬於前運思型的世界觀。另一方面，CT 則是倚重那些「使不切實際之思考顯露出來並加以駁斥」的技術，藉此一直向個案展示「那些認知扭曲使個案可能發作憂鬱症，並且使憂鬱症一直持續」。因為 IPT 在概念上認為人際角色的衝突是重鬱症的前兆，所以，IPT 的各項技術是強調「處理人際關係裡有問題的領域，然後教導個案如何解決他們在角色上的衝突」的重要性。

255

結論

CBASP、CT與IPT間存在顯著的差異。若不考慮長期性憂鬱個案特有的病理學，就無法瞭解 CBASP 的獨特性。因為必須矯正習慣性且阻抗治療的行為模式，治療師就不只要處理個案目前生活裡的問題，也要處理個案從被惡意對待的成長史形成的負向人際模式。其實，也不是不常見到這些人際行為對兩人關係（dyadic relationship）帶來負面的影響。而以下的部分都導向了 CBASP 的諸多獨特之處：治療師成功克制「個案將他們引入支配及敵意姿態」這類牽引力的程度；移情議題在治療會談當下被成功處理及修正的程度；治療師用來「管理長期以來感到無助及無望的個案的動機問題」的方式；以及治療師用來處理本身之挫折、敵意及／或疲乏（這些經常都會在與這群充滿挑戰性的個案一起工作時出現）的方法。

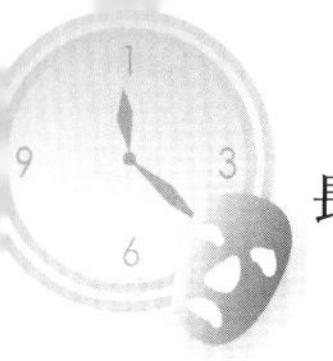

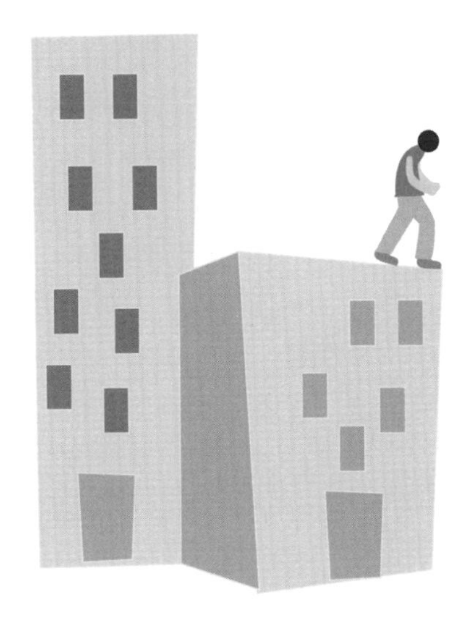

第13章 解決常見的個案問題與危機

導致憂鬱（無助）的相同條件也經常反過來具有使我們從憂鬱裡復元的作用。

——E. Bibring（1953, p. 43）

256

在我提議用來處理長期性憂鬱個案常有的問題範疇及危機事件的方法裡，我將大力倚賴「人×環境」的行為模型（第二章）來當作介入時的根本原則。在急性期間，治療師必須幫助個案將注意力集中在他們與環境的連結上。大多數的狀況裡，這表示治療師必須強調他們的角色是「環境」，並以某些明顯的方式來將個案的行為與結果「串連起來」（consequate）。在行為後果法策略（consequation strategy）背後的假設是，當個案覺知到他們行為的立即後果，就更可能去面對壓力，而不是採取逃避。

本章所討論的大多數問題和危機，爆發於令個案感到無助的壓力事件期

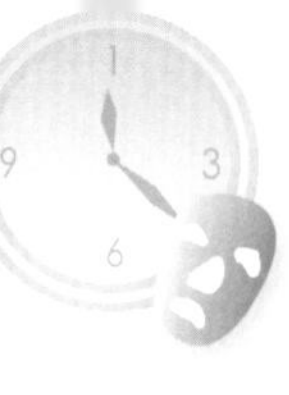

間——這意謂著他們無法覺知到自己行為的後果。CBASP 心理治療師運用受訓過之個人性涉入時，治療師是將自己對個案的反應當作是個案行為的後果，而他加強了他們的效能感（effectiveness）。例如，透過揭示個案的行為在治療師身上產生的立即結果，可以中止個案滑入重鬱發作，或是可以除去可能引發自殺威脅的那些情緒所具有的危險性。在「內在衝突轉成衝動動作化」（acting-out）的期間，也就是當治療因為沒有改善而出狀況時，或是當治療師面對敵意—強迫型或被動—依賴型的個案時，試著強調「人 ×環境」關連性也是很有用的做法。當治療師過度理智地看待治療，尤其是治療師在情境分析期間可能過度擔憂個案是否完美地執行所有的情境分析步驟，此時試著重新聚焦於行為的後果，將能回復到具治療力的適當觀點（proper therapeutic perspective）。還有最後一點是，強調個案的行為對個案—治療師關係所帶來的後果，通常也是一種有效矯正那棘手難治之認知—情緒反應（refractory cognitive-emotional reactions）的方法。

257

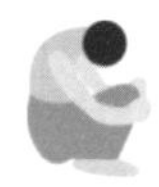

中止個案滑入重鬱發作

我們所有人都見過個案於重鬱發作邊緣蹒跚地活著，這是在這類個案的治療裡經常發生的情景。我喜歡用一種隱喻來描述此種情景：滑入重鬱發作，就像滑入毫無立足之處且不斷下墜的嚴峻峭壁一般。治療師為了當作「煞車」以阻止個案下墜（像是安排短期住院或是增加藥物劑量），他們必須親自移到下墜的路徑上。跟隨對方（following）就是一種運用「人 ×環境」式互動來當作煞車的方法。

曾經有一位門診個案提到某一次她與女兒之間嚴重的爭執，結果造成她正值青春期的女兒說了一些極度刺傷她的心且非常有傷害性的話。這位個案名叫“Sally”，在此之前她的病情已有了穩健的改善；她每週的 BDI 分數已從當初篩檢時的 32 分下降到 15 分上下。當她出席第十節次會談，並談到此一危機事件時，她的 BDI 分數為 35 分，而且沒有打理她的外觀：她的穿著沒有經過打扮（她通常都會），沒有梳理頭髮，而且她看起來就好像剛起床一樣——完全不同於她平日乾淨整齊的模樣。

治療師：Sally，為什麼在妳來會談之前不花一些時間整理一下自己？
Sally　：沒什麼關係吧。我的外表沒什麼大不了。每一件我試著對女兒做的事情都不對勁，我們從來沒有融洽相處過。
治療師：但妳的外觀對我會有影響。
Sally　：喔？

258

治療師：我說，妳的外觀對我會有影響。我有個建議。妳何不到盥洗室，花點時間整理打扮一下自己，然後，回到這裡，我們再重新開始。

當Sally回來，她的第一句話是：「我的天啊，我看起來可怕極了。」我接下來的說詞是打算強化早先關於「她來治療時的外觀對我有影響」的說法。

治療師：我打賭我剛才有關妳的外表的談話一定嚇到妳了。
Sally　：確實是。我以為我的外觀沒什麼關係。
治療師：妳的外觀和妳的生活進行得順不順利都對我有影響。現在，妳準備好要處理和女兒的相處問題了嗎？妳怎麼處理這個危機事件對我來說是非常重要的。

此場景可能有很多種形式，並且有許多種不同的呈現方式。關鍵的策略是決定出中止個案無助感的最佳方法，然後能示範出個案的行為對治療師帶來的影響。此策略通常可以獲取足夠的時間，讓治療師和個案有機會規劃出一項策略，以便處理一開始就使個案深陷於退縮階段的壓力事件（參見圖2.1）。治療師正處於一個「使來自環境的各種影響變得明顯可見」的最佳位置。在我的經驗裡，一旦個案覺知到他們對治療師的影響後，就很難像過去那樣沒有阻礙地滑入重鬱發作。即便艱難的問題還有待解決，此點仍舊為真。

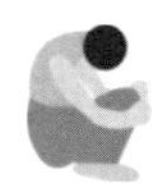

站在個案與自殺之間

憂鬱症最危險的症狀就是自殺念頭和嘗試自殺。在回顧十七項有關憂鬱疾患之病程和結果的研究後，Guze和Robins（1970）在報告裡提到，在憂鬱症狀持續一個月以上的憂鬱症個案之中，有15%的人自殺了。非常重要的是，心理治療師要對無所不在的自殺威脅保持警覺。當自殺是一個正在進行的議題，我建議要立即且強力地同時採取藥物治療及心理治療。

259

在繼續談下去之前，我必須提出幾項警告。首先也是最重要的，除非治療師有高度自信認為**治療同盟**已堅固如石，不然不可貿然執行預定好的治療技術。此外，如果出現了以下這幾種臨床上的「標記」，就表示反對使用此種介入：⑴已經有明確的或開始規劃的自殺計畫（時間、地點以及如何做）；⑵嚴重的焦慮；⑶進行中的恐慌發作；⑷嚴重的失眠；⑸酒精濫用／依賴；以及⑹嚴重喪失對活動或對人的興趣，以及從中體驗到的快樂（喜樂不能）（Clark & Fawcett, 1992; Fawcett et al., 1990）。

自殺者感到極端的無助，這是大家熟知的。可是，在人際層面，他們卻一點也不無助，他們實際上產生了不可思議的強大力量。自殺者可以動員整個家族、一大群朋友，以及心理健康社群，包括二十四小時的監視。問題在於，自殺個案沒有覺察到他們的作為對環境所造成的影響。他們之所以為自己帶來危險，其中一項理由是因為他們在知覺上和環境極端脫節。治療師如何指出他們在這類危機中的行為可能導致的後果，也就是透過「個人化」（personalizing）的方式指出自殺對治療師的生活的影響。以下我將透過我的一位男性個案的治療對話錄來說明這點。

個　案：我再也不想活了。如果我死了，不會對誰有任何影響。沒有人會在意。
治療師：如果你結束了自己的生命，你想你這樣做會對我有什麼影響？
個　案：噢，你可能會難過一陣子，但你會熬過去。非常快的，我想。

治療師：你真的沒有多想一些我的處境。

個　案：你的意思是？

治療師：我們一起工作了兩個月。你並不知道如果你自殺了會對我有什麼樣的影響。你排除掉我個人對你的回應，彷彿我們完全陌生一樣。

個　案：你受過訓練，知道如何使自己在這類情境裡的感受平復回來。

治療師：讓我再問你一次。你沒有真正回答我的問題。你只是排除掉我對你的死亡會有的反應。請你認真想想看，如果你結束了你的生命，你會對我造成什麼樣的影響？

個　案：我真的不知道——我沒有任何想法。

治療師：讓我告訴你對我可能會有的影響。首先，就好像你用寬二吋厚四吋的木頭猛烈撞擊我的五臟六腑，將我推入真實的情緒波濤和憤怒當中。不只是我生氣自己沒有能夠幫助你度過這些，我也非常氣你將我排除在這個危機狀況之外。我必須知道些什麼，我是非常認真看待這點的。為什麼你要這樣對待我？我要你給我一個回答，因為你提到你打算做一些將會非常傷害我的事情。 260

個　案：我從來沒有這樣想過。

治療師：為什麼你要這樣對待我呢？

個　案：我從不認為自己會對別人有影響。我過去沒有想過我的作為真的會造成如此大的煉獄。你讓這點聽起來是那麼跟我個人有關。

治療師：這確實**是**攸關個人的事務（personal）——這就是我們之間此刻的狀況。我不是在談論其他人，我是在談論你對我會產生的影響。根據我對你的反應，你想你會對我產生什麼影響？讓我們談談這個部分。

這項策略是非常極端的，我並不常用。再者，如果這種串起個案行為與結果的方式無法減緩此種危機，那麼顯然下一個步驟就是安排住院治療。雖然大多數時間裡，我發現這樣的回應方式減緩了那個導致自殺威脅的情感，並且緩和了一些採取自殺行動的壓迫感。我的憤怒以及個案的憤怒都在這個交流裡公開表達出來，因為我將這個帶有敵意的自殺威脅所導致的結果表達出來了。但我也不是在作秀（play acting），我表達出的感受都是真誠坦率且

在當下強烈感受到的。在要求這名個案詳加思量他帶給我的影響，然後詢問他為什麼要這樣傷我的心的時候，我驅使這名個案進入一個「必須『好好注視著』（stare down the barrel）他正揚言要做的行為的結果」的位置。我得再一次提醒，如果雙方沒有穩定堅固的同盟關係，千萬不可嘗試採用這個策略。

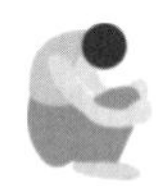

抑制「衝動動作化」的行為

經常將危機帶入心理治療中的個案，都會避免認真談論他們的問題。在這樣的狀況裡，治療變成一個「治療師必須熄滅一個接一個零星火苗」的競技場。個案和治療師從未有足夠的時間來處理點燃此項危機背後的根本議題，這並不令人意外。面對外在常有的狂飆突進運動，治療師無法安排行為的後果來影響個案的行為。和這些個案一起工作的治療師常說的話是：「在這節次治療會談裡我沒做到任何事！」

261

治療師必須將這類個案的焦點導引到治療關係上，並拒絕處理任何外在的危機。如果個案不順從治療師為了重新引導個案之注意力而做的努力，那麼治療將會變得無效。一旦治療師能堅定地建立關於會談內焦點的界線（boundaries of the in-session focus），下一步就是進行情境分析來處理該次會談期間發生的人際事件。當情境分析只聚焦在治療師和個案間所發生的事件，人際間的交流將獲得強化。**通常，一般在治療室外帶來麻煩的行為問題，在治療會談裡也會是有問題的**。一旦完成焦點的轉換，以及個案於此時已聚焦在治療室裡的關係上，並主動解決問題，那麼治療室外危機的頻次和強度便會平息下來。

此種焦點轉換的功效在於，個案現在必須談論的是全都與治療師有關的認知詮釋、行為，以及AO和DO。立即處理在**當前互動**裡的狀況，可以使治療師處於一個「不是確認（confirm）就是不予確認（disconfirm）個案對當下情境的知覺，然後幫助個案矯正原本會造成人際混亂的那些行為」的最佳位置上。

一旦外在危機緩和到可被管理的程度，治療的焦點就可以轉回到和個案生活裡的重要他人有關的各種人際情境。下面的例子將說明如何開始一節次的治療會談，以及治療師如何為個案建構出該節次會談裡的焦點（in-session focus）。

治療師：你這週過得如何？〔"Phillip"是一位二十五歲雙重憂鬱症個案，每週一次報告他和父親、兩位兄弟及一位十幾歲青春期的妹妹之間充滿敵意的人際危機。這些互動非常嚴重，先前已經花了五次會談的時間來談論這些危機。會談裡所討論的部分，似乎未能對 Phillip 與家人相處時的行為有任何影響。〕

Phillip：我昨晚和父親又發生一次惡性的爭執。他又愚蠢地評論 Clinton 總統，而我告訴他要他停止。然後他發起脾氣，然後我們彼此吼叫十五分鐘。我怒吼著離開家裡猛然關上家裡的大門，尖叫著以便甩掉我的疲倦，然後幾乎整晚帶著怒氣開車閒逛。我回到自己的公寓時，已經是凌晨四點以後了。 262

治療師：Phillip，我們必須更改一些會談裡有關你和我的一些根本規則。

Phillip：你的意思是？

治療師：我的意思是，你和我沒有使任何部分加快腳步。從現在起，我希望我們專心集中在我們兩人之間怎麼回事——不是談談本次會談裡的情形，就是談談上次會談裡的情形。如果你想要的話，我們可以在這次會談的尾聲保留一些時間，來談談你和家人的相處情形。但接下來的幾次會談，我希望你的情境分析可以用來想想我們之間的相處狀況。

Phillip：但這會如何幫助我來面對我和家人之間的相處呢？

治療師：我認為要從長遠來看而非此刻，在這裡花時間談論你和家人之間的相處，顯然並無助益。讓我們改變一下焦點，挑選在上週發生於你我之間的某個事件，然後讓我們進行此事件的情境分析。

結果是 Phillip 不同意治療師在先前幾次會談期間所做的數次評論，但他從未將他的不同意表達出來。一旦在情境分析裡處理了他的不同意，Phillip

便學會如何不採用「敵意地面對治療師」的方式，來表達他在看法上的不同。情境分析練習活動也引起了會談期間更多的對等交流。Phillip 開始詢問治療師怎麼看他的想法，還有治療師是否認為這些想法是相關且重要的。透過使用語言來瞭解他人以及讓自己被他人瞭解，Phillip 也學會多一點同理心。他家庭危機的頻次和強度減少了，也就不那麼令人驚訝了。

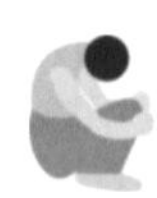

個案缺乏改善時使用的策略

大多數的情境分析都牽涉到個案在治療室外與其他人之間的交流。這是應該會有的情形。在某些例子裡，憂鬱的強度在一段時間裡都沒有變化，而個案持續提到治療室外有問題的情境，相似的問題不斷在這些情境中發生。簡言之，沒有證據指出個案有任何的進展。缺少了行為方面的改變，也代表治療師在策略上需要有所改變。可以做些什麼來鬆開這個混沌不明的困境呢？

263

十次裡面有九次，情境分析裡暗指的（與治療室外的人之間的）特殊人際問題也會出現在治療師和個案之間多次的會談裡——這是一種被稱為「平行歷程」（parallel process）的現象（Gerson, 1996）。我曾在較早期時注意到，長期性憂鬱個案在認知—情緒層面及行為層面的僵化特徵，使我們非常能夠預測到他們（不論在什麼樣的場合裡）的行為。鬆開治療室外此種混沌困境的最佳方法就是，透過要求個案進行與治療師有關的情境分析（就像前述的治療策略一樣），而重新將個案的注意力聚焦在會談裡的諸多事件。此一策略應該維持在適當的位置上，直到人際議題獲得解決並且有明顯的進步為止。然後，注意力就可以轉回到治療室外的人際議題。讓我舉一個例子來說明這個策略。

我的一位個案是一家大型百貨公司的銷售服務員，持續提到她和經理之間的問題。有次“Margaret”被經理告知必須更改樓層裡的服裝展示方式，她想找經理好好說明為什麼照他的方式變更服裝的展示方式是不明智的。她一直努力說明及闡述她的理由，直到經理開始生氣，並且命令她照他的意思去做。她生氣且憂鬱地離開了他的辦公室，服從了他的期望，然後接著一連好幾天都板著臉。

我在第三節次治療時向 Margaret 說明了情境分析程序。她出席了第四節次治療，並開始告訴我她認為可以如何以更有效率的方式蒐集到資料。在仔細聆聽一段時間後，我接著只是要她遵循情境分析的格式。雖然很不情願，Margaret 仍在接下來的五次治療裡照做了。這次情境分析的內容是關於她和經理及其他同事之間的口角。治療仍舊停滯不前。在第八節次治療時，我要 Margaret 從先前多次的治療裡，選出一個發生在我們兩個之間的情境。這個被分析的情境是有關我們兩人之間的某次互動，當時 Margaret 和我在口頭上發生另一次的意見不同。

治療師：這次互動為妳帶來什麼樣的結果呢？
Margaret：我們陷入另外一次爭執。
治療師：原本妳希望這個事件會為妳帶來什麼樣的結果？
Margaret：我希望我們能夠不爭論而好好地討論〔這是一項她不知道如何做出來的 DO〕。 264
治療師：那麼妳在這裡有得到妳所希望的結果嗎？
Margaret：沒有！
治療師：為什麼呢？
Margaret：因為我沒辦法停止不試圖說明我這邊的狀況。

在情境分析的矯正階段期間，加入了兩項行動式解讀而幫助 Margaret 更能達到 DO：(1)「我必須仔細聽 McCullough 醫師說些什麼」；以及(2)「我必須問McCullough醫師是不是瞭解我在說什麼」。所需的行為就是「仔細聆聽McCullough醫師說些什麼」和「詢問他是否有在仔細聽我說話」（這就是一種**同理心**策略）。接下來幾節次治療裡的情形就是，教導個案學會如何仔細聆聽我說話，以及如何發問以確定她說的話是否有被聽進去——然後是做出一個決定。一旦 Margaret 明顯地將「聆聽」這個要素帶入治療中，我們便將情境分析的焦點轉回她和其他人的相處上。她的治療開始有進步，並提到她和經理及同事間也比較沒有衝突了。

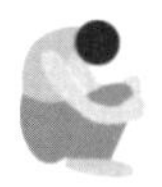

管理敵意—強迫意念型個案

在接受治療的長期性憂鬱個案裡最難處理的，就屬敵意—強迫意念型個案（hostile-obsessive patients），可以將這類個案形容為「活在沒有人際關係的世界裡」。這些個案因為陷落在自己的儀式行為、例行公事，以及那種具有反射能力的憤怒（reflexive anger）而來接受治療。他們怨恨地抱怨其他人都是一些沒有能力的笨蛋，像是伴侶或同事，因為他們不懂得根據這些個案的希望來表現。仔細聆聽這些無窮盡的激烈說詞裡，個案絕望地表示，他們就是無法瞭解為什麼其他人看不出他們自己的行為有多愚蠢，而且不照著個案的方式來做事情，而博學多聞的治療師們心裡清楚知道不用多久，他們也會成為這群沒有能力的笨蛋裡的一員。來自這些個案的強烈人際拉力就是想要反挑釁（counteraggress），並告訴這類個案他們的言談全都是胡扯。

圖 13.1 的上半部說明了治療敵意—強迫意念型個案（大寫的"P"）時那種難以處理的困境，其中將人「放在框框裡面」（boxed in），以躲在具有反射能力的憤怒柵欄背後，而擋開了環境方面的結果帶來的影響力（以偏折的箭頭來表示）。其他人（以小寫的"e"來代表環境，以表示環境缺乏影響力）因無法穿越這個人際柵欄，而無法對該人的行為產生必要的影響。（圖 13.1 下半部所描繪的被動—依賴型個案，將在下一節討論。）

265

處理此種問題的其中一種方式就是，指出治療師要如何做才能穿透此道人際柵欄，而得以在個案的生活裡扮演一個主動積極的玩家（player）。透過一種被稱為「變成個案的一項難題」的手法，可以做到這點。必須將個案的焦點導引至他／她帶給治療師的人際影響上；所指派的情境分析家庭作業必須再次要求個案，依據治療期間裡發生在治療師及個案之間的事件來建構要分析的場景。透過不斷提供回饋來提醒個案的行為對治療師的影響（試著指出帶有敵意的評論、貶低治療師的諷刺話語，以及那些帶給治療師負面人際影響的非口語姿態），就可以做到「變成個案的一項難題」這個手法。

266

敵意—強迫意念型個案因為透過敵意而將行為的結果折射回去，而生活在沒有人際關係的情況下。 265

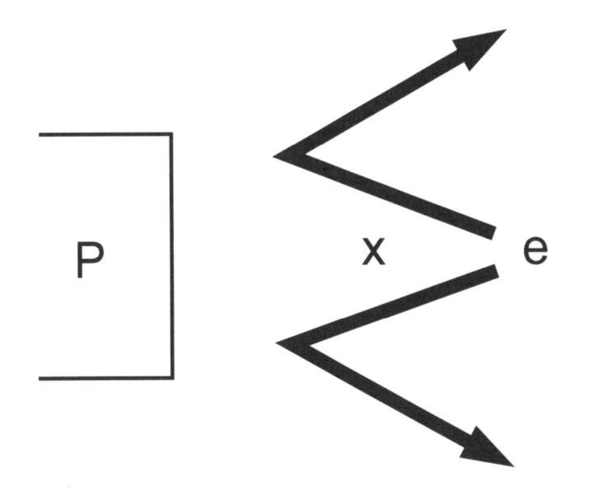

被動—依賴型個案總是受到人際關係的主宰及壓制，並且採取過度順從的因應方式。

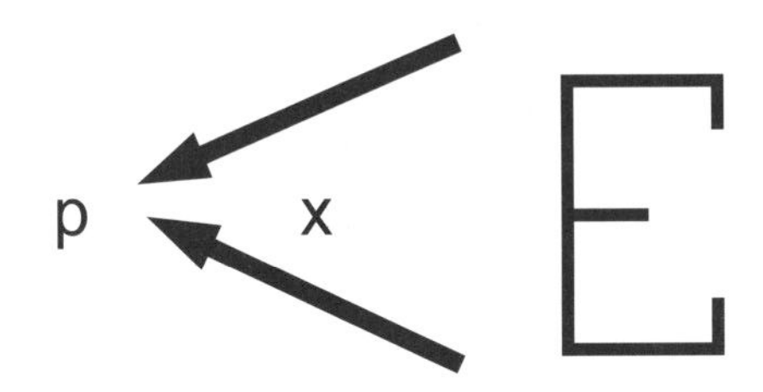

圖 13.1　比較敵意—強迫意念型個案與被動—依賴型個案的人際風格

例如，有位治療師經常問她的個案，為什麼他對待她的方式那麼有敵意。 266 她想要知道，是她做了什麼而招致這樣的對待。起初，她提出的問題使個案變得暴怒，並說出充滿憤怒的言詞，但她並沒有讓個案逃開她所提出的問題；簡單地說，她扮演了個案在治療情境裡的一項難題。個案也慢慢開始告訴她為什麼他會如此生氣，又經過幾次的治療之後，他承認他的暴怒是非常粗魯且傷人的。到了治療尾聲，個案已開始懂得如何控制他的暴怒；更重要的是，他能夠用溫和的對話方式來和治療師進行溝通。治療師受訓過之個人性涉入，以及針對「這位敵意—強迫意念型個案那傷人的影響力」所做的坦率回饋，都矯正了個案的行為。

我觀察到另一位有療癒能力的治療師，是使用「天真幼稚的舉止」〔這是一種像Peter Falk所扮演的神探Columbo角色那種天真幼稚的風格；譯註：Peter Falk從1971年起在「神探可倫坡」（*Columbo*）這一系列的影集中扮演這名其貌不揚、平凡到不行，卻又擁有讓犯人認罪之深厚功力的執法者〕來執行此項技術，以表示他完全不瞭解為什麼會有人想要如此粗魯地對待他。這位治療師就只是持續詢問個案為什麼要一直像打沙包那樣地對待他。這類詢問裡其中一句的問法如下：

「你剛才暗指我不知道我自己在做什麼。為什麼你會想要這樣對待我？我真的想不通。」

最後，在好幾次的治療裡都持續提供回饋之後，個案給了一個令人驚訝的評論：「你真的認為我是這樣對待別人的嗎？」擊破終於還是發生了。這樣的環境克服了個案的人際柵欄。治療師持續的「行為後果法」（consequation）策略最後突破了這個具有反射能力的生氣柵欄，所以治療師現在能夠扮演個案生活裡一個積極主動的玩家。環境方面的結果現在可以開始影響個案的行為了！

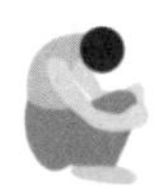管理被動—依賴型個案

被動—依賴型的長期性憂鬱個案呈現的是另一種棘手的人際問題，如果沒有適當處理，危機很容易會逐步擴大。和被動—依賴型個案進行治療工作，治療師會感受一種「想要扮演一個支配性的、負責看管的角色」的人際拉力。正如這本書所描述的，CBASP治療師不被鼓勵在面對任一位長期性憂鬱個案時扮演支配性的角色。而此種行為卻使治療師特別難以抗拒不去扮演此種支配性角色。

267

圖13.1下半部呈現了被動—依賴型個案的人際風格。小寫的"p"和大

寫的“E”交互作用，用以表示其他人（E）總是藐視（單向的箭頭）個案（p）的希望、意見、決定、感受和關注點。這類個案反射性地期待人們告訴他們要做什麼，而他們幾乎不會感到失望。他們只有很少的或甚至是沒有自信心，並且其人際困境的第一項徵兆就是他們盼望其他人給予協助和指導。被動—依賴型個案花費大量的時間在聽取伴侶、親人、朋友、主管、醫師，以及（悲哀的是還有）一些心理治療師的長篇大論和告誡。這種難治的行為起源於「只要他們持續扮演順從的角色，他們就可以避免承擔主動地和他人交流的責任」。

被動—依賴型個案的治療議題是：治療師如何催化才能使個案表現出自我肯定行為，個案因而在與環境互動時變成一位前瞻性的玩家（a proactive player）？經驗告訴我，就是要去扮演一個以任務為主的角色（task-focused role）（參考圖 8.2 和 8.3 關於治療師的 IMI 剖面圖），並且完全依靠情境分析的方式來證明順從行為的後果。順從行為的後果通常是令人不愉快且困擾的。已知這類個案儘管知道有這些後果卻仍舊會繼續維持這樣的行事風格，因此有必要協助他們明瞭，他／她的困境就是由自己的被動—依賴風格造成的。

治療師： 你說你想要的 DO，是希望你的妻子不要老是告訴你該做什麼事。你在這個狀況得到的結果卻是你得到另一個訓誡。為什麼在這個狀況裡，你沒有得到你想要的呢？

個　案： 因為我就只是坐在那裡什麼也沒說。

治療師： 讓我們倒帶回過頭來看看這個情境，來看看如果你要獲得你想要的結果的話，有哪些部分必須改變？

每個人都告訴過這個男人該做什麼，結果他總是什麼也沒說。經過好幾次的治療，他開始看見除了他的被動行為之外的其他選擇。透過耐心等待他描述他想要什麼，治療師拒絕告訴他該做什麼，或是替他做情境分析的工作。當他做好決定，治療師得小心不去建議他如何改善他的行動計畫。慢慢地，個案變得比較勇敢，並學會直接且有力地說出他想要什麼。不必驚訝，他提

268

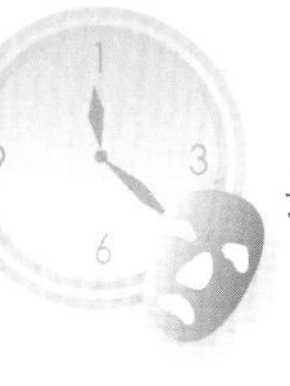

到其他人開始以不那麼支配性的方式來對待他。到了治療的尾聲，他已經變得比較能維護自己的權益了。

幫助被動—依賴型個案比較公平地看待環境是最佳的策略。根據圖 13.1，這意謂著幫助"p × E"的個案將 p 轉換成 P——換言之，感覺到被充能（empowered），而能夠以比較大的信心向其他人維護／伸張自己的意見、希望、感受和關注點。如果情境分析裡描述到的情境是：「其他人採用不那麼支配性的行為舉止，而且個案開始能夠達成他們的 DO」，那麼「個案的行為有所改變」將會伴隨此種情境分析而來。當這類個案變成一位環境型的玩家（an environmental player），在治療會談裡將治療師拉向支配性角色的那種力道也會跟著減少。

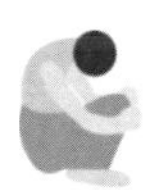

禁止過度理智化的治療進行方式

進行任何一種認知行為式心理治療的危險是，有可能將治療變成一種理智性的練習活動（intellectual exercise），並且替個案做了那些原本應由個案自己完成的治療工作。透過這點和 CBASP 之間的關連性，我想表示的是，治療師很容易就會變成對「個案如何思考或作為」的關心，甚於「個案是如何面對自己行為所造成的環境結果」。在這樣狀況裡，治療師不自覺當中危害到「人 × 環境」這個行為取向模型的實用性。各項認知和行為都相當重要，就是**因為**它們在人際層面上所造成的後果。一旦治療師失去了這個焦點，CBASP 的各項技術就會變形成各種理智化的練習活動。當我督導 B-MS 研究裡的治療師們（參考第八、九和十章），我就逐漸注意到這種將 CBASP 頭腦化（cerebralize）的趨勢。

情境分析是一種高度結構化的程序，有許多規則來引導「引發」和「矯正」兩階段裡的每一個步驟。在執行情境分析時，治療師會有的危險是，他們只是遵循情境分析程序字面上的意義，卻忽略了其中的「精神」。**情境分析的精神就是將行為和行為的後果串連起來**。當治療師過度理智化地看待 CBASP，他們會過度強調「正確地」執行這個方法，或是要個案「只能正確地」（just right）完成每一項情境分析步驟。任何時候，只要治療師變得僅專注在確認個案是否完美地做好每一項步驟，就會發生「過度理智化地看待CBASP」的情形，而使情境分析程序裡「串起行為後果」的目標黯然失色。

我也發現一種可以抑制此種趨勢的方法，就是幫助治療師持續聚焦在情境分析的「串起行為後果」這個元素上。更具體的說，這表示要持續注意AO和 DO 之間的比較。每位個案在每一次情境分析裡的重大議題，必須一直維持在「**DO 有無達成**」這個部分。關於「串起行為後果」這個要點黯然失色的一個例子，是發生於治療師開始試圖修復矯正階段裡的認知錯誤（cognitive errors），卻忽略了這些認知錯誤和AO之間在認知上的關連性。情境分析這個方法因此變形成一種「修改思考」的練習活動，個案和環境間在知覺上的連結也因此受到傷害。

在 CBASP，**改變行為時必要的動機變項就是「DO 的達成」**，而非正確的思考。治療師無法透過「訓練個案用完美無瑕的邏輯進行思考」來改變他們的行為。當個案有足夠的渴望想要達成目標，便會驅動個案改變自己的思考和行為來達成目標。下面這個關於「過度理智化地看待情境分析」的範例將說明這點。

有位個案發現很難對其他人伸張及維護她自己的權益；她就是無法告訴其他人什麼才是她想要的。我透過錄影帶看到，在某節次治療會談期間所進行的情境分析，是關於這名個案和她母親之間的某一次互動，那時她母親說了好幾次貶抑人的話。對於母親的不恰當行為，這名個案什麼也沒說，而該次對話就在個案先是暴怒然後憂鬱之中結束了。DO 是告訴母親請她停止那些無禮的言詞。治療師花費大量的時間來修正這名女性個案的詮釋，其實都是從個案措詞裡的每個細膩差異裡分離出絲毫的理智。此種修改的歷程幾乎就像重新回到文法解析課一樣。觀察了這節會談後，我得到的結論是，治療師似乎假設只要個案能夠為她自己的詮釋找到最「正確」的字眼，就能改變她對待母親的行為方式。不，這樣做並不會帶來改變！下面是另外一個例子（在矯正階段期間修正一項詮釋）來說明這點：

個　案：我實在是不能（can't）對任何一位要求我幫忙的人說「不」。

治療師：你在你所說的話語裡用了錯誤的動詞。

個　案：你的意思是？

治療師：「不能」這個動詞表示有諸多外來因素阻止你改變你的行為。

270 個　案：嗯，我不確定是哪些因素，但我就是沒辦法做到。

治療師：你何不用「不願意」這個動詞取代「不能」這個動詞，然後重新說一遍你的話。

個　案：我實在不願意對任何一位要求我幫忙的人說「不」。是的，我瞭解你的用意，但我就是無法讓自己這麼做。

治療師：我不認為你瞭解這點在意志力上具有的涵意，這樣的涵意可以區分這兩個動詞彼此之間的差別。「不能」這個字詞代表你在意志層面上沒有選擇的餘地。「不願意」則表示你做了一個不說「不」的選擇。

個　案：你所說的聽起來很棒，但我就是做不到這點。

在上述這個案例，治療師過度理智化地看待矯正歷程，並忽略了「能修正長期性憂鬱成人行為的是行為的後果，而不是替代動詞」這點。督導師提供回饋並幫助這名治療師瞭解到，他是如何在採用這個打算以邏輯來矯治個案行為的過度理智化策略之時，喪失了由 DO 標的物出發的視野。

行為的後果矯正了個案的認知和行為。情境裡的詮釋及行為只有對「個案辨識出 AO 和 DO 之間相關性的程度」很重要。如果上述對話裡的個案想要開始說「不」，那麼她首先需要有動機想去終結因為說「好」（答應他人的請求）而帶來的悲慘苦境。因為她沒有察覺到在「感覺悲慘」和「說『好』」之間的關連性，所以這名個案是對的：她無法說「不」！

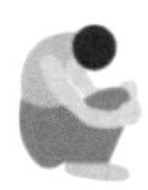 矯正棘手難治的認知—情緒反應

長期性憂鬱個案有時候會表現出受到層層保護的（entrenched）認知—情緒反應，也就是他們很容易承認自己無法改變。例如，有位個案坦露因為自

己過去犯下的罪行而有罪惡感，然後明白地提到「我永遠無法原諒自己過去的所作所為」。第二種棘手難治的認知—情緒反應牽涉到那些在作用上似乎與任何一件促發性刺激事件（precipitating stimulus event）無關的「對自我的負面反應」（negative reactions toward the self）。有關這類對自我的負面反應的例子有：「我恨死我自己了，我總是如此」、「我實在是糟透了」，以及「我總是氣我自己」。

在認知—情緒層面的功能正常運用下，特殊的時空事件（spatio-temporal events）影響著人們（Cicchetti et al., 1995; Lazarus, 1996, 1990; Schachter, 1964; Schachter & Singer, 1962）。接下來是，為了矯正負面及難治的認知—情緒反應，治療師必須特別強調在這類反應裡所隱含的情境背景脈絡。第一個案例是因為看到自己的罪行而導致長久的罪惡感，為了矯正個案的罪惡感，治療師必須**變更情境**（change the situation）。第二個案例裡沒有情境方面的明顯刺激，治療師必須**建構一個情境**（construct a situation），將舊有的那種全面性情緒反應和新創造出的情境串連起來，然後再由此開始進行治療工作。為了回過來參照「人 × 環境」這個行為模型，另外一種用來描述此種治療取向的說法就是，棘手難治的認知—情緒反應在能夠被矯正之前，必須先串連到一個具體明確的環境參數（environmental parameter）（參考圖 13.2）。

思考一下兩位治療師在面對上述兩項問題時做了什麼。和那些較早提過的策略相似的策略都將明顯可見。在那個無法原諒自己罪行的案例裡，個案無法在知覺上將他的反射性負面反應和最初事件切離開來。第二個案例涉及某種「已經喪失了最初情境，僅剩下的只有對自我的負面反應」的認知—情緒反應。從「人×環境」觀點來形成對這些情境的整體性理解時，其中一位個案改變了環境，而第二位個案創造了新的環境。

對於舊有的反應，第一位個案需要面對一個新的情境背景脈絡。和治療師之間的交流互動變成了這個新的情境（參考圖 13.2），如同下面的對話所示範的。

272

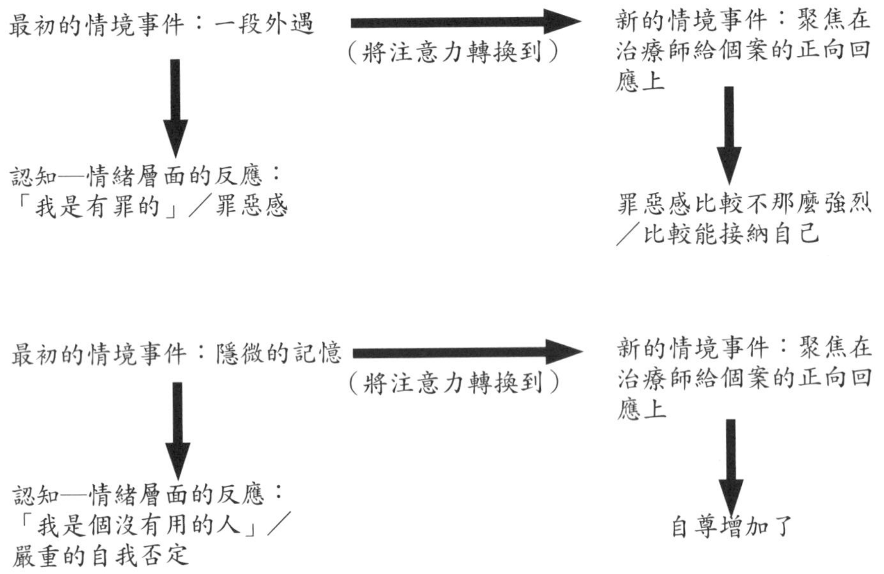

最初的情境事件：一段外遇 →（將注意力轉換到）→ 新的情境事件：聚焦在治療師給個案的正向回應上

↓ 認知—情緒層面的反應：「我是有罪的」／罪惡感

↓ 罪惡感比較不那麼強烈／比較能接納自己

最初的情境事件：隱微的記憶 →（將注意力轉換到）→ 新的情境事件：聚焦在治療師給個案的正向回應上

↓ 認知—情緒層面的反應：「我是個沒有用的人」／嚴重的自我否定

↓ 自尊增加了

圖 13.2　用以修正難治之認知—情緒模式的程序

271　治療師：你又再次提到，對於一年前的一段外遇，你仍有罪惡感。你此刻還感到罪惡嗎，就在和我相處的這個時間裡？

個　案：是的，我仍舊對這點感到強烈的罪惡。

治療師：我現在已經知道你過去做了什麼，那麼我給了你什麼樣的回應呢？

個　案：你一直都沒有對這個部分有太多的反應，你似乎不認為這個部分有那麼恐怖。

治療師：顯然我的回應對你的情緒反應沒有影響力。此刻我想要你做的是，請告訴我，為什麼我不認為你需要受到懲罰。我對你的感覺怎麼會不同於你對你自己的感覺？

272　個　案：我不確定耶，或許你有不同的道德標準。

治療師：我不是在說道德標準。我所說的是我的感覺，我不會因為那段外遇而想要懲罰你。

個　案：或許你會接納我，即使我做過那樣的事情。

治療師：你能夠體會到此時我對你的接納嗎？

個　案：我不確定，但是想到有人在知道我做過的事情後還會喜歡我，感覺真的很好。

治療師：你有感覺到我喜歡你嗎？

個　案：我一直都是這麼覺得的，打從第一次我們見面開始。

治療師：這怎麼可能，在我知道你做過的事情之後？

個　案：我不確定，但我感覺你就是這樣子的。

治療師：那麼此刻的罪惡感有多強烈呢？

個　案：嗯，還是有，但不像過去那麼強烈了。

治療師：嗯，想知道是為什麼嗎？

個　案：或許是和我覺得我不是一個完全被遺棄的人有關——儘管過去有那樣的事情，還是有其他人會在意我這個人。

透過將「情境背景脈絡」和「治療師給個案的正向回應」串連起來，治療師改變了舊有的認知—情緒反應的情境背景脈絡。換個方式來說，舊有的情境條件因為治療師的出現而被滲透突破了，因為治療師試著將「負面的回應」和「新的且接納的反應」串連起來。個案現在則是面對一項和**舊有的感受**有關連的**新情境**。

273

第二個案例也是採用類似的處理手法。在這個案例，認知—情緒反應的發生似乎無關於情境事件，治療師正處於一個「得為負面模式**創造**一個新的情境背景脈絡」的最佳位置上（參考圖 13.2）。從早年和重要他人的互動中默默學來的東西，通常就是此種模式裡的罪犯。早年的惡意對待至今所殘餘的也只剩下對自我的負面反應了。特殊的刺激事件早被遺忘多時了。在強調負面的自我評價之時（沒有可以辨識的前兆），治療師得將個案的注意力聚焦在兩人當前的關係上。例如：

治療師：你對自己做了這些可怕的評論，認為自己一點價值也沒有。你也無法辨認這些感受從何而來。你認為就在你如此評論自己的時候，我給了你什麼樣的回應呢？

個　案：就是我所感覺到的那樣。

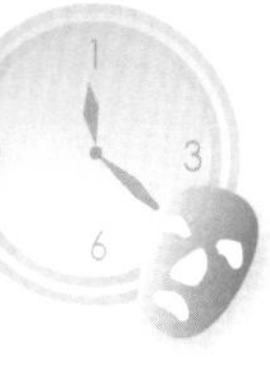

治療師：你認為你的這些評論對我有什麼樣的影響？

個　案：這有關係嗎？

治療師：因為當你這麼評價自己的時候，你並不是自己單獨一個人。

個　案：你的意思是因為此時有你和我一起？

治療師：沒錯！現在，你認為你的這些評論對我有什麼樣的影響呢？

個　案：我猜你會認為這些評論聽起來有點愚蠢。

治療師：對我來說這些評論聽起來一點也不愚蠢。這些評論聽起來像在咒罵人，完全地否定一個人。每一次你說到這些評論，就讓我感到顫抖。我感覺好像你認為你每件事情都會落到最糟糕的地步——好像我也許該對你抱持這樣的觀感一樣。

個　案：如果你不是這樣的話，我真的會很驚訝的。

治療師：其實我對你有十分不一樣的感覺——事實上，我對你有非常正面的觀感。我敢打賭你從來沒有想過我對你是這樣的觀感。

274

個　案：坦白說，我沒有這樣想過。我不瞭解你如何能夠這樣看待我。

治療師：或許我們應該將焦點放在我對你的感覺上，然後看看這些感覺從何而來。

個　案：我想這是個好主意。

漸漸地在這個手法之中，治療師為負面的陳述創造出一個情境式的「人 × 環境」架構。先是指出個案的說詞在人際層面所帶來的影響，然後將個案的注意力聚焦在治療師實際上對個案的觀感上，能逐漸將負面的自我形象定錨在（anchor）治療師—個案關係，而能在這樣的關係裡矯正這類自我形象。透過治療師將「自己對個案的回應方式」和「源自早期被惡意對待之互動經驗裡重要他人對個案的回應方式」串連在一起，得以創造出一個新的且特定的環境，當作是一項可供個案做出回應時好好參照的背景脈絡。現在，環境層面開始能夠對這些棘手難治的模式施以具有矯正作用的影響。

最後的想法

我在這本書的結尾想要達到什麼樣的DO呢？我已經想了好長一段時間。我也決定了我的 DO 就是以充滿希望的字眼為本書收尾。

與長期的絕望一起生活的那些個案，會在推開憂鬱這片烏雲而使曙光露出的時候，才發現到「存在的希望」（existential hope）的真正意義。一位在 B-MS 全國性研究裡由我負責督導的 CBASP 督導師，傳真給我一封由他治療成功的其中一位個案（已經憂鬱二十四年了）所寫的信。信中有個段落的內容充滿著希望：

> 我現在有了希望，而且我相信我自己。我不再感覺到自己的人生失控。我現在和其他人之間有連結，並且我學到他們對我的意義何等重大。過去我老是感覺我做的任何事情無關緊要。現在不再是這樣了！每一件我做的事情都很要緊。我想過去也應該一直都是這樣的，但是我卻從來不是這樣看待事情的。現在每當我進到某個場合裡，我就會開始思考我要的是什麼。我現在會關注我的目標。目標、目標、目標！我的生活有了方向，並且我打算努力保持這個樣子！謝謝你的協助——你和我真的達成了這個了不起的事情。

那麼我的 AO = DO 了嗎？是的！

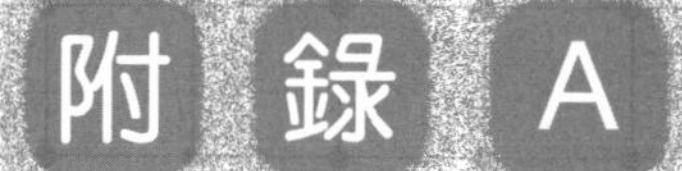

附錄A 治療師執行情境分析時的提示語

個　　案：＿＿＿＿＿＿＿＿　　治 療 師：＿＿＿＿＿＿＿＿　277

治療次數：＿＿＿＿＿＿＿＿　　治療日期：＿＿＿＿＿＿＿＿

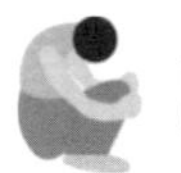

情境分析的引發階段

取得一份情境描述

目標：個案學會當一位情境觀察者。

步驟1 「請描述當時發生**什麼樣**的情況？」（「用你的話，告訴我當時發生的情況。」）

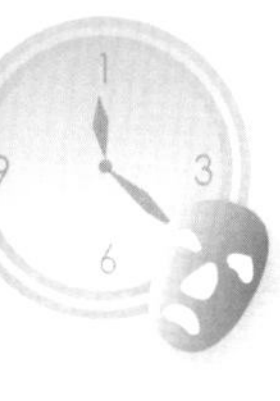

278 **回顧引發階段**。「那麼，我聽到你說的內容是……我說得正確嗎？」鼓勵個案避免將動機、意義、情緒或其他的部分，都歸因給故事裡的其他角色。情境的描述應該像是一場無聲電影：「一開始是發生了這樣，然後是那樣，然後是這樣。」在重說一遍個案的故事時要使用個案的字眼（請**不要改寫個案的用詞**）。

矯正階段。如果有遵守以上的指導方針，就不需要修改了。

取得對情境的詮釋

目標：在情境期間，個案學習自己所建構的詮釋必須是，有定錨在該事件的當下脈動（相關的詮釋）、有正確反映出當下的狀況（正確的詮釋）。必要時，可以安插一或多項適當的行動式詮釋。

步驟2 「請描述一下你對當下狀況的**詮釋**：」〔「請告訴我，這個情境對你來說有什麼樣的**涵意**？」或「你是如何**解讀**這個情境的呢？」或「你如何**看待**（size up）這個情境？」〕請避免取得超過三或四項的詮釋，每個詮釋只允許使用一個句子（「當下的狀況意謂著……」）

詮釋1：

（修改#1）

詮釋2：

（修改#2）

詮釋3：

（修改#3）

回顧引發階段。在取得個案的每一項詮釋之後，請將你聽到的部分回饋給個案：「所以這意思是……，我說的意思對嗎？」或「我對你的瞭解正確嗎？」

矯正階段。⑴該項詮釋與所分析的特定情境之間**相關／有關連**嗎？⑵該項解讀有沒有**正確**描述出個案和另一人之間當下所發生的情況？(3)該項詮釋有沒有促進 DO 的達成（不管是讓該人集中在任務上直到 DO 達成，還是直接促進 DO 的達成）？然後依據這些問題的回答來修改每一項詮釋。 279

描述情境裡的行為

目標：個案有能力清楚表達出他／她在該情境中做了什麼，或是他／她有什麼樣的行為表現，並且能夠聚焦在重要的行為上，而排除不必要的詮釋或理由。

步驟3 「請描述一下你在當下情境裡**做**了什麼。請盡量說清楚：」（「告訴我你那時說了什麼、你是怎麼說的，以及你採取了什麼姿勢，或是多告訴我一些其他的訊息，以便幫助我瞭解你在當下情境裡的行為表現。讓我們試試看能否形容出一幅景象，呈現出你在和……互動時做了什麼」）。

回顧引發階段。在個案完成描述之後，請將你聽到的部分回饋給個案：「那麼，如果我的瞭解沒錯的話，你當時做了……」

矯正階段。「現在我們要來修改你對這個情境的各項詮釋，看看需要什麼樣的行為來幫助你達成 DO？」**同樣的，在情境分析完成之後，標的行為（如：自我肯定行為等等）必須被塑造出來並實際練習過。**

精確指出實際的結果（AO）

目標：個案學會精確指出該情境裡最突出／最重要的結果。AO是用一句清晰明白的句子來描述，並且是以行為學詞彙建構而成的。

280

步驟4 「請描述一下該事件對你帶來**什麼樣**的結果？也就是說，**實際的結果**是什麼？」

回顧引發階段。將你所聽到的部分回饋給個案：「那麼，如果我的瞭解沒錯的話，實際的結果是……」AO 必須是用行為學詞彙建構而成的。如果有超過一項以上的 AO，請個案依重要性排序，而**只**處理排序第一的AO。請確定AO有再次說到或提及先前的情境描述裡的「結束點」或「出口點」（exit point）。描述 AO 的句子可能伴隨有關於情緒反應的描述，但請將焦點只集中在行為層面的 AO。

矯正階段。如果都有遵守到以上的條件，就不需要修改。

精確指出渴望的結果（DO）

目標：個案學會使用一個清楚明白的句子來建構一項DO，並以行為學詞彙來描述該項 DO。DO 必須是**可以達成的**（是環境可以提供的）且**切合實際的**（是個案可以做到的）。個案的第二項目標是，學會在情境發生之前或情境當下就建構出DO，以便增強那些由目標導向的行為。

步驟5 「請形容一下，你**希望**（想要）這事件為你帶來什麼樣的結果，也就是，你**渴望的結果**是什麼？」

渴望的結果 1：

（修改#1）

引發階段。以一句話來形容的 DO，必須是以行為學詞彙來建構的。如果個案有暗示到他們想要的感受，那也可以接受，但如果 DO 單純以情緒語彙來建構的，則千萬不可接受（如：「我想在感到自信且滿足之下結束交談」）。如果有不只一項 DO，就請個案依據重要性排列，然後**只**處理排序第一的 DO。

註：如果個案一開始想不出DO，那麼要求個案將焦點集中在AO，並試著根據剛才建構好的AO來想出一項DO。下面是個很有用的提示：「依據最好的可能狀況，你希望這個情境為你帶來什麼樣的結果？」

矯正階段。DO必須是：⑴**切合實際的**（也就是個案有能力做到DO）；以及⑵**可以達成的**（也就是環境可以做出或提供DO）。只要DO是**不切實際**或**無法達成的**，就必須修改DO。如果修改DO是必要的，那麼通常早在修改詮釋的時候就要修改 DO 了。

281

比較實際的結果和渴望的結果

目標：個案學會評估為何自己無法達成，**或是**為何能成功達成 DO。

步驟 6 「你有獲得你原本想在該情境裡得到的東西嗎？」

有______ vs. 沒有______

回顧引發階段。鼓勵個案以「有」或「沒有」來回答。請避免強迫性的鉅細靡遺、空泛的詮釋，或是那些陳述「DO 其實不是那麼重要或稍後就可達成」的說法。DO在事件當時若不是有達成，就是沒有達成。

判斷為什麼沒有獲得渴望的結果

目標：在沒有達到 DO 的狀況裡，個案學會能夠正確地詳細指出為什麼 DO

沒有達成的理由。

步驟6a「想想為什麼你沒有獲得你原本想要的部分？」

回顧引發階段。此時簡短的回覆就已足夠，不需要冗長的說明。主要目的在於瞭解個案對於自己無法達成 DO 有什麼樣的觀感。請註明個案的理由，然後進到下一步的矯正階段。

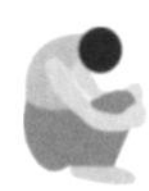

情境分析的矯正階段

註：如果 AO ＝ DO（表示 DO 達成了），接著就轉頭回顧整個情境分析，以便**強調**及**強化**正確的認知及行為方式。不要讓個案輕忽他們的成就！不要將時間耗費在微小錯誤的矯正上。請好好慶祝重要的成就——DO 已經達成了！

修改情境的詮釋

目標：個案學會自我矯正自己在詮釋上的錯誤。

步驟1「現在，讓我們回過頭看看，你可以為這個情境添加些什麼，以便瞭解我們是不是可以判斷出可能是什麼阻礙了你，而無法獲得你原本想要達到的部分。首先我們會檢視你所做的詮釋，看看這些詮釋是如何幫助你或妨礙你達成 DO。讓我們從你的第一項詮釋開始，看看在『獲得你原本想要達成的部分』這點上，該項詮釋有什麼貢獻？」（「根據這項詮釋，可能是什麼樣的原因，使你能夠獲得原本你想要達到的部分？」）

回顧矯正階段。回顧所有的詮釋，直到個案所做的詮釋有將個案定錨在情境裡（相關性），也有正確反映出當下真實發生的情形（正確性），並且／或指出個案必須採取什麼行動才能達到DO（行動式詮釋）。

註：如果 DO 有問題的話，我們在這裡將會第一次清楚看出來（不是**不切實際**就是**無法達成**），那麼就必須修改 DO。然後回過頭根據修改過的 DO 來檢視原先所做的那些詮釋。

修改情境裡的行為

283

目標：個案學會自己修正有問題的行為，並且學會能夠精確指出哪些必要的行為是日後達成 DO 所必需的。

步驟 2 「我們已經修改好你對此情境所做的（各項）解讀。現在，請根據這些新的詮釋來想想看，哪些特定的行為將能幫助你達成 DO？」

回顧矯正階段。個案學會精確指出哪些必備的行為是達成 DO 不可缺少的。如引發階段步驟 3 裡所描述的，治療師將能夠判斷有哪些行為缺失出現，以及判斷哪些行為是在完成情境分析後必須教導及加以練習的。

完成並總結情境分析

目標：個案學會如何辨認出自己在該情境裡所犯下的步驟錯誤，並學會如何才能夠瞭解到為了達成 DO 而需要的修改。

步驟3「現在讓我們回顧一下你在這次情境分析裡學到了什麼。盡你所能地描述是哪裡出了差錯。然後回顧你是如何修正問題的，並總結一下你學到了什麼。」

284

回顧矯正階段。請一直等到個案回顧完本次的所學為止。如果有任何一個進一步的要點被遺漏了，請立即給予提醒。

學習的類化與轉換

目標：個案學會如何將本次情境分析所得到的洞識，類化及轉換到其他生活領域裡的問題情境。

步驟4「你在這個情境裡所學到的東西，可以如何運用到你在生活裡的其他問題情境上？請盡可能詳細描述。請試著想出你生活裡相似的問題情境，然後思考一下，如何將你在這次情境分析裡所發現的解決之道，套用到其他的問題情境裡。」

回顧矯正階段。幫助個案精確指出其他特定的問題情境。避免只是談論**一般性**的情境，和避免描述這次情境分析的所學將會如何幫助個案「更出色地處理生活問題」或這類的說法。當個案能夠描述如何將自己在這個事件上的學習成果，**具體**運用到另一個（特定的）問題情境在認知或行為上的困擾點，就是出現了最棒的類化效果。

情境分析之後的行為技巧訓練和練習

使用該節次治療的剩餘時間，來處理在情境分析練習活動裡明顯浮現的行為缺失。

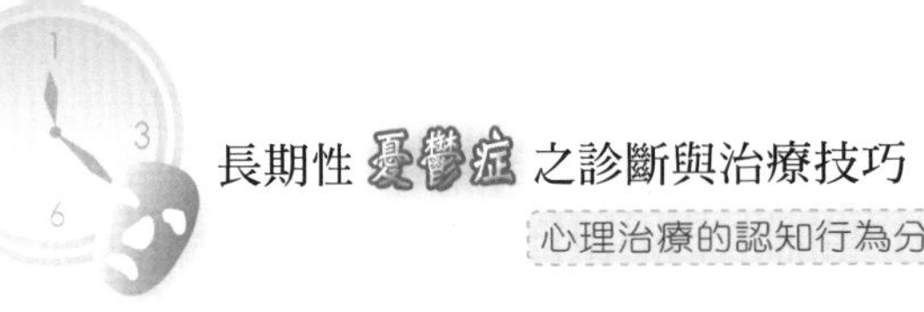

附錄 B

用以監督治療奉行程度以及評估人際關係品質的評量表

治 療 師：＿＿＿＿＿＿＿＿ 治療日期：＿＿＿＿＿＿＿＿ 285

個　　案：＿＿＿＿＿＿＿＿ 評 量 者：＿＿＿＿＿＿＿＿

評量日期：＿＿＿＿＿＿＿＿

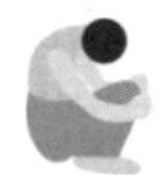

第一部分：用以監督治療奉行程度之評估工作以及治療師執行 CBASP 之勝任程度的評量表

指導語：請根據治療師的表現，選出適當的數字

一、取得個案對情境的描述

1 ＝ 沒有使用 CBASP 程序

2 ＝ 試圖使用CBASP程序但脫離了正常程序；很明顯需要督導師的協助

3 ＝ 能適當運用 CBASP 程序但可能需要督導師的一些協助 286

4 ＝ 能適當運用 CBASP 程序

5 ＝ 極佳地運用 CBASP 程序

二、取得個案的詮釋

1 ＝ 沒有使用 CBASP 程序

2 ＝ 試圖使用 CBASP 程序但脫離了正常程序；很明顯需要督導師的協助

3 ＝ 能適當運用 CBASP 程序但可能需要督導師的一些協助

4 ＝ 能適當運用 CBASP 程序

5 ＝ 極佳地運用 CBASP 程序

三、取得個案在情境裡的行為

1 ＝ 沒有使用 CBASP 程序

2 ＝ 試圖使用 CBASP 程序但脫離了正常程序；很明顯需要督導師的協助

3 ＝ 能適當運用 CBASP 程序但可能需要督導師的一些協助

4 ＝ 能適當運用 CBASP 程序

5 ＝ 極佳地運用 CBASP 程序

四、取得實際的結果（AO）

1 ＝ 沒有使用 CBASP 程序

2 ＝ 試圖使用 CBASP 程序但脫離了正常程序；很明顯需要督導師的協助

3 ＝ 能適當運用 CBASP 程序但可能需要督導師的一些協助

4 ＝ 能適當運用 CBASP 程序

5 ＝ 極佳地運用 CBASP 程序

五、取得渴望的結果（DO）

1 ＝ 沒有使用 CBASP 程序

2 ＝ 試圖使用 CBASP 程序但脫離了正常程序；很明顯需要督導師的協助

3 ＝ 能適當運用 CBASP 程序但可能需要督導師的一些協助

4 ＝ 能適當運用 CBASP 程序

5 ＝ 極佳地運用 CBASP 程序

287 六、取得 AO vs. DO 的比較，並確定「為什麼」沒有／有達到 DO

1 ＝ 沒有使用 CBASP 程序

2 ＝ 試圖使用 CBASP 程序但脫離了正常程序；很明顯需要督導師的協助

3 ＝ 能適當運用 CBASP 程序但可能需要督導師的一些協助

4 ＝ 能適當運用 CBASP 程序

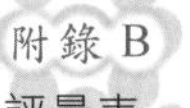

5 = 極佳地運用 CBASP 程序

請寫下一些評論，試著形容治療師遵守以上引發階段各步驟的能力。其中請包括為什麼需要進一步督導的理由，並且針對改善計畫提出一些明確的建議。

七、有關詮釋誤差的矯正

1 = 沒有使用 CBASP 程序

2 = 試圖使用CBASP程序但脫離了正常程序；很明顯需要督導師的協助

3 = 能適當運用 CBASP 程序但可能需要督導師的一些協助

4 = 能適當運用 CBASP 程序

5 = 極佳地運用 CBASP 程序

八、有關情境行為的矯正

288

1 = 沒有使用 CBASP 程序

2 = 試圖使用CBASP程序但脫離了正常程序；很明顯需要督導師的協助

3 = 能適當運用 CBASP 程序但可能需要督導師的一些協助

4 = 能適當運用 CBASP 程序

5 = 極佳地運用 CBASP 程序

九、完成情境分析並加以總結

1 = 沒有使用 CBASP 程序

2 = 試圖使用CBASP程序但脫離了正常程序；很明顯需要督導師的協助

3 = 能適當運用 CBASP 程序但可能需要督導師的一些協助

4 = 能適當運用 CBASP 程序

5 = 極佳地運用 CBASP 程序

十、情境分析之學習成效的類化及轉換

1 = 沒有使用 CBASP 程序

2 = 試圖使用CBASP程序但脫離了正常程序；很明顯需要督導師的協助

3 = 能適當運用 CBASP 程序但可能需要督導師的一些協助

4 = 能適當運用 CBASP 程序

5 = 極佳地運用 CBASP 程序

請寫下一些評論，試著形容治療師遵守以上矯正階段各步驟的能力。其中請包括為什麼需要進一步督導的理由，並且針對改善計畫提出一些明確的建議。

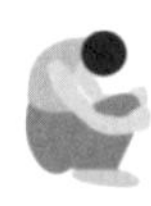

第二部分：用以監督人際關係品質之評估工作的評估量表

指導語：請根據治療師的表現，選出適當的數字

一、共同合作的信賴關係（collaborative rapport）

1 = 出現不恰當的合作性信賴關係

2 = 出現一些正面的合作性信賴關係；很明顯需要督導師的協助

3 = 出現適當的合作性信賴關係，但可能需要督導師的一些協助

4 = 出現適當的合作性信賴關係

5 = 出現極佳的合作性信賴關係

二、對個案表達出具有治療力的同理心（therapeutic empathy）

1 = 對個案表達出不恰當的同理心

2 = 表達出一些同理心；很明顯需要督導師的協助

3 = 表達出適當的同理心，但可能需要督導師的一些協助

4 = 表達出適當的同理心

5 = 表達出極佳的同理心

三、有效的聆聽

1 = 不恰當地聆聽個案說話

2 = 表現出一些聆聽的正面部分；很明顯需要督導師的協助

3 = 表現出適當的聆聽，但可能需要督導師的一些協助

4 = 表現出適當的聆聽

5 = 表現出極佳的聆聽

四、治療師適當掌控該節次治療

1 = 對該節次治療的掌控不恰當

2 = 運用了一些控制；很明顯需要督導師的協助

3 = 適當運用了控制，但可能需要督導師的一些協助

4 = 適當運用了控制

5 = 極佳地運用了控制

五、忍受個案的負面情緒

1 = 不恰當地忍受個案的負面情緒

2 = 有忍受個案的一些負面情緒關係；很明顯需要督導師的協助

3 = 適當忍受了個案的負面情緒，但可能需要督導師的協助 290

4 = 適當忍受了個案的負面情緒

5 = 極佳地忍受了個案的負面情緒

六、治療師在情境適合時執行人際區辨練習（IDE）

a = 在該節次治療裡沒有機會使用 IDE

1 = 治療師在情境適合時沒有嘗試執行 IDE

2 = 開始嘗試執行 IDE；很明顯需要督導師的協助

3 = 適當執行了 IDE，但可能需要督導師的協助

4 = 適當執行了 IDE

5 = 極佳地執行了 IDE

七、有效使用和個案之間受訓過之個人性涉入

1 = 治療師在情境適合時沒有嘗試使用與個案之間的受訓過之個人性涉入

2 = 開始嘗試使用受訓過之個人性涉入；很明顯需要督導師的協助

3 = 適當使用了受訓過之個人性涉入，但可能需要督導師的協助

4 = 適當使用了受訓過之個人性涉入

5 = 極佳地使用了受訓過之個人性涉入

請寫下一些評論，試著形容人際關係的品質。其中請包括為什麼需要進一步督導的理由，並且針對改善計畫提出一些明確的建議。

附錄 C

評估最佳 CBASP 治療師在特質和能力上的表現情形

被評量的治療師姓名：____________________　　評量日期：____________　291

指導語：請根據你對該治療師執行 CBASP 治療時的印象和觀察，來評比該治療師在每一項理想特質上的表現情形。1 代表「治療師在本項特質或能力上的表現不符標準」；5 代表「治療師在本項特質或能力上的表現令人滿意」；10 代表「治療師在本項特質或能力上的表現優秀」。如果你沒有觀察到該項特質，請不要在該特質或能力的題目上評分。

一、擁有穩定的自我認同

1　　　　5　　　　10

二、在需要時，有想要幫助他人的動機

1　　　　5　　　　10

三、對他人在口語／非口語方面的情緒表達很敏銳　292

1　　　　5　　　　10

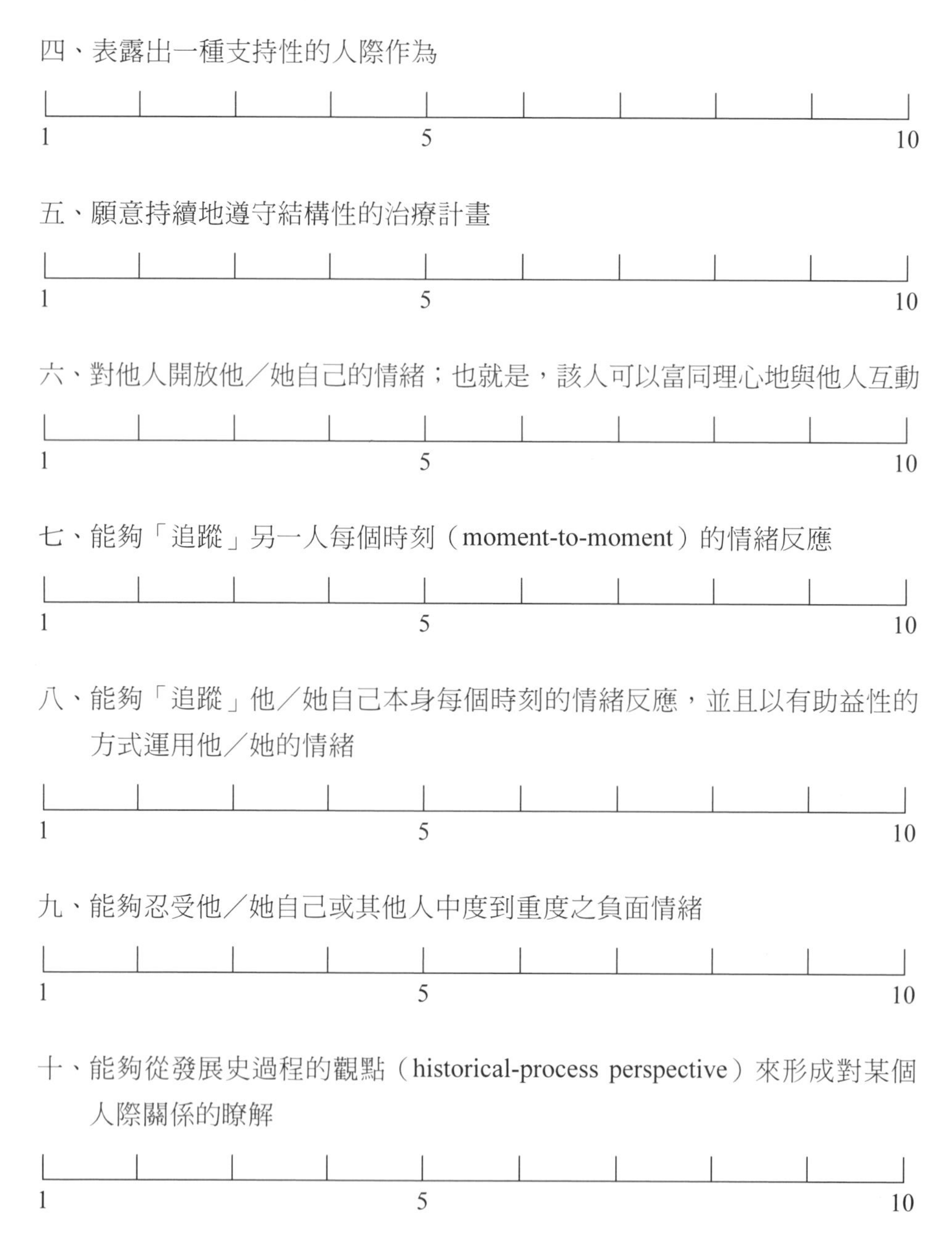

四、表露出一種支持性的人際作為

1　　　　5　　　　10

五、願意持續地遵守結構性的治療計畫

1　　　　5　　　　10

六、對他人開放他／她自己的情緒；也就是，該人可以富同理心地與他人互動

1　　　　5　　　　10

七、能夠「追蹤」另一人每個時刻（moment-to-moment）的情緒反應

1　　　　5　　　　10

八、能夠「追蹤」他／她自己本身每個時刻的情緒反應，並且以有助益性的方式運用他／她的情緒

1　　　　5　　　　10

九、能夠忍受他／她自己或其他人中度到重度之負面情緒

1　　　　5　　　　10

十、能夠從發展史過程的觀點（historical-process perspective）來形成對某個人際關係的瞭解

1　　　　5　　　　10

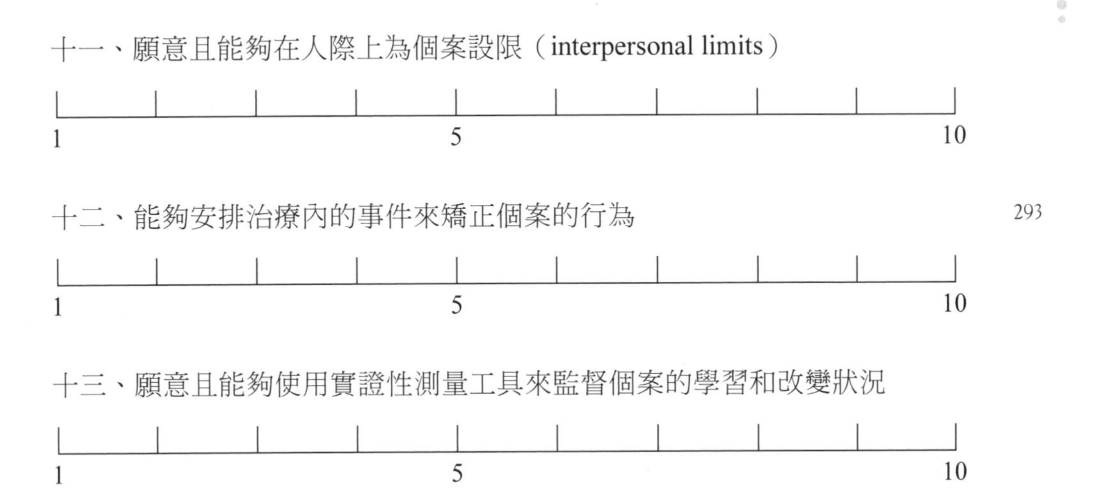

十一、願意且能夠在人際上為個案設限（interpersonal limits）

1　　　　5　　　　10

十二、能夠安排治療內的事件來矯正個案的行為

1　　　　5　　　　10

十三、願意且能夠使用實證性測量工具來監督個案的學習和改變狀況

1　　　　5　　　　10

293

參考文獻

Akiskal, H. S. (1983). Dysthymic disorder: Psychopathology of proposed chronic depressive subtypes. *American Journal of Psychiatry, 140*, 11–20.

Akiskal, H. S. (1995). Toward a temperament-based approach to depression: Implications for neurobiological research. *Advances in Biochemical Psychopharmacology, 49*, 99–112.

Akiskal, H. S., & McKinney, W. T. (1973). Depressive disorders: Toward a unified hypothesis. *Science, 182*, 20–28.

Akiskal, H. S., & McKinney, W. T. (1975). Overview of recent research in depression: Integration of ten conceptual models into a comprehensive clinical picture. *Archives of General Psychiatry, 32*, 285–305.

Akiskal, H. S., Rosenthal, T. L., Haykal, R. F., Lemmi, H., Rosenthal, R. H., & Scott-Strauss, A. (1980). Characterological depressions: Clinical and sleep EEG findings separating "subaffective dysthymias" from "character spectrum disorders." *Archives of General Psychiatry, 37*, 777–783.

Alexander, F. (1950). *Psychosomatic Medicine: Its Principles and Applications*. New York: Norton.

Alnaes, R., & Torgensen, S. (1991). Personality and personality disorders among patients with various affective disorders. *Journal of Personality Disorders, 5*, 107–121.

American Psychiatric Association (APA). (1952). *Diagnostic and Statistical Manual of Mental Disorders* (1st ed.). Washington, DC: Author.

American Psychiatric Association (APA). (1968). *Diagnostic and Statistical Manual of Mental Disorders* (2nd ed.). Washington, DC: Author.

American Psychiatric Association (APA). (1980). *Diagnostic and Statistical Manual of Mental Disorders* (3rd ed.). Washington, DC: Author.

American Psychiatric Association (APA). (1987). *Diagnostic and Statistical Manual of Mental Disorders* (3rd ed. rev). Washington, DC: Author.

American Psychiatric Association (APA). (1993). Practice guideline for major depressive disorder in adults. *American Journal of Psychiatry, 150*(suppl), 1–26.

American Psychiatric Association (APA). (1994). *Diagnostic and Statistical Manual of Mental Disorders* (4th ed.). Washington, DC: Author.

Anchin, J. C., & Kiesler, D. J. (1982). *Handbook of Interpersonal Psychotherapy*. Elmsford, NY: Pergamon Press.

Andrews, J. D. W. (1991). *The Active Self in Psychotherapy: An Integration of Therapeutic Styles*. New York: Gardner Press.

Bandura, A. (1961). Psychotherapy as a learning process. *Psychological Bulletin, 58*, 143–159.

Bandura, A. (1977a). Self-efficacy: Toward a unifying theory of behavior change. *Psychological Review, 84*, 191–215.

Bandura, A. (1977b). *Social Learning Theory*. Englewood Cliffs, NJ: Prentice-Hall.

Bandura, A. (1982). Self-efficacy mechanisms in human agency. *American Psychologist, 37*, 122–147.

Bandura, A. (1986). *Social Foundations of Thought and Action: A Social Cognitive Theory*. Englewood Cliffs, NJ: Prentice-Hall.

Barchas, J., & Freedman, D. (1963). Brain amines: Response to physiological stress. *Biochemical Pharmacology, 12*, 1232–1235.

Baron, A., Kaufman, A., & Stauber, K. A. (1969). Effects of instructions and reinforcement-feedback on human operant behavior maintained by fixed-interval reinforcement. *Journal of the Experimental Analysis of Behavior, 12*, 701–712.

Baron, R. M., & Kenny, D. A. (1986). The moderator-mediator variable distinction in social psychological research: Conceptual, strategic, and statistical considerations. *Journal of Personality and Social Psychology, 51*, 1173–1182.

Beck, A. T. (1963). Thinking and depression: I. Idiosyncratic content and cognitive distortions. *Archives of General Psychiatry, 9*, 324–333.

Beck, A. T. (1964). Thinking and depression: II. Theory and therapy. *Archives of General Psychiatry, 10*, 561–571.

Beck, A. T. (1967). *Depression: Clinical, Experimental and Theoretical Aspects*. New York: Hoeber.

Beck, A. T. (1976). *Cognitive Therapy and the Emotional Disorders*. New York: International Universities Press.

Beck, A. T., Rush, A. J., Shaw, B. F., & Emery, G. (1979). *Cognitive Therapy of Depression*. New York: Guilford Press.

Beeghly, M., & Cicchetti, D. (1994). Child maltreatment, attachment, and the self system: Emergence of an internal state lexicon in toddlers at high social risk. *Development and Psychopathology, 6*, 5–30.

Bibring, E. (1953). The mechanism of depression. In P. Greenacre (Ed.), *Affective Disorders* (pp.13–48). New York: International Universities Press.

Blackburn, I. M., Bishop, S., Glen, A. I. M., Whalley, L. J., & Christie, J. E. (1981). The efficacy of cognitive therapy in depression: A treatment trial using cognitive therapy and pharmacotherapy, each alone and in combination. *British Journal of Psychiatry, 139*, 181–189.

Blanchard, E. B. (1977). Behavioral medicine: A perspective. In R. B. Williams & W. D. Gentry (Eds.), *Behavioral Approaches to Medical Treatment* (pp. 1-13). Cambridge, MA: Ballinger.

Bland, R. C. (1997). Epidemiology of affective disorders: A review. *Canadian Journal of Psychiatry, 42*, 367–377.

Blatt, S. J. (1991). A cognitive morphology of psychopathology. *Journal of Nervous and Mental Disease, 179*, 449–458.

Bliss, E., & Zwanziger, J. (1966). Brain amines and emotional stress. *Journal of Psychiatric Research, 4*, 189–198.

Bremmer, J. D., & Narayan, M. (1998). The effects of stress on memory and hippocampus throughout the life cycle: Implications for childhood development and aging. *Development and Psychopathology, 10*, 871–885.

Bremmer, J. D., Randall, P. R., Capelli, S., Scott, T., McCarthy, G., & Charney, D. S. (1995). Deficits in short-term memory in adult survivors of childhood abuse. *Psychiatry Research, 59*, 97–107.

Breslow, L., & Cowan, P. A. (1984). Structural and functional perspectives on classification and seriation in psychotic and normal children. *Child Development, 55*, 226–235.

Bristol-Myers Squibb Company, (1996, May 13). *Protocol: A Prospective Multi-Center Study Comparing the Safety and Efficacy of Nefazodone HCl to Cognitive Behavioral Analysis System of Psychotherapy (CBASP) and Combined Nefazodone and CBASP for the Acute, Continuation and Maintenance Treatment of Chronic Forms of Depression*. Plainsboro, NJ: Author.

Cannon, W. B. (1929). *Bodily Changes in Pain, Hunger, Fear and Rage*. New York: Appleton-Century-Crofts.

Cannon, W. B. (1932) *The Wisdom of the Body*. New York: Norton.

Cashdan, S. (1973). *Interactional Psychotherapy: Stages and Strategies in Behavioral Change*. New York: Grune & Stratton.

Caspi, A., Moffitt, T. E., Newman, D. L., & Silva, P. A. (1966). Behavioral observations at age 3 years predict adult psychiatric disorders. *Archives of General Psychiatry, 23*, 1033–1039.

Chambless, D. L., Baker, M. J., Baucom, D. H., Beutler, L. E., Calhoun, K. S., Crits-Christoph, P., Daiuto, A., DeRubeis, R., Detweiler, J., Haaga, D. A. F., Johnson, S. B., McCurry, S., Mueser, K. T., Pope, K. S., Sanderson, W. C., Shoham, V., Stickle, T., Williams, D. A. & Woody, S. R. (1998). An update on empirically validated therapies, II. *The Clinical Psychologist, 51*, 3–16.

Cicchetti, D. (1991). Fractures in the crystal: Developmental psychopathology and the emergence of the self. *Developmental Review, 11*, 271–287.

Cicchetti, D. (1993). Developmental psychopathology: Reactions, reflections, projections. *Developmental Review, 13*, 471–502.

Cicchetti, D., Ackerman, B. P., & Izard, C. E. (1995). Emotions and emotion regulation in developmental psychopathology. *Development and Psychopathology, 7*, 1–10.

Cicchetti, D., & Barnett, D. (1991). Attachment organization in maltreated preschoolers. *Development and Psychopathology, 3*, 397–411.

Clark, D. C., & Fawcett, J. (1992). Review of empirical risk factors for evaluation of the suicidal patient. In B. Bongar (Ed.), *Suicide: Guidelines for Assessment, Management, and Treatment* (pp. 16–48). New York: Oxford University Press.

Cohen, R. L. (1960). A coefficient of agreement for nominal scales. *Education and Psychological Measurement, 20*, 37–46.

Conte, H. R., Plutchik, R., Wild, K. V., & Karasu, T. B. (1986). Combined psychotherapy and pharmacotherapy for depression: A systematic analysis for the evidence. *Archives of General Psychiatry, 43*, 471–479.

Conway, J. B. (1987). *A clinical interpersonal perspective for personality and psychotherapy: Some research examples.* Paper presented to the Department of Psychology, University of British Columbia, Vancouver, British Columbia, Canada.

Costa, P. T. & McCrae, R. R. (1992). Normal personality assessment in clinical practice: The NEO Inventory. *Psychological Assessment, 4*, 5–13.

Cowan, P. A. (1978). *Piaget with Feeling: Cognitive, Social, and Emotional Dimensions.* New York: Holt, Rinehart & Winston.

Coyne, J. C. (1976). Toward an interactional description of depression. *Psychiatry, 39*, 3–13.

Coyne, J. C., & Gotlib, I. (1986). Studying the role of cognition in depression: Well-trodden paths and cul-de-sacs. *Cognitive Therapy and Research, 10*, 695–705.

Cramer, B., Manzano, J., Palacio, F., & Torrado, M. (1984). Problems in diagnostic assessment of young children. *Acta Paedopsychiatrica, 50*, 283–290.

de Jong, R., Treiber, R., & Henrich, G. (1986). Effectiveness of two psychological treatments for inpatients with severe and chronic depressions. *Cognitive Therapy and Research, 10*, 645–663.

Derogatis, L. R. (1983). *SCL-90-R: Administration, Scoring and Procedures Manual.* Towson, MD: Clinical Psychometric Research.

Dodge, K. A. (1990). Developmental psychopathology in children of depressed mothers. *Developmental Psychology, 26*, 3–6.

Dodge, K. A. (1993). Social-cognitive mechanisms in the development of conduct disorder and depression. *Annual Review of Psychology, 44*, 559–584.

Drotar, D., & Sturm, L. (1991). Psychosocial influences in the etiology, diagnosis, and prognosis of nonorganic failure to thrive. In H. E. Fitzgerald, B. M. Lester, & M. W. Yogman (Eds.), *Theory and Research in Behavioral Pediatrics* (pp. 19–59). New York: Plenum Press.

D'Zurilla, T. J., & Goldfried, M. R. (1971). Problem-solving and behavior modification. *Journal of Abnormal Psychology, 78*, 107–126.

D'Zurilla, T. J., & Maydeu-Olivares, A. (1995). Conceptual and methodological issues in social problem-solving assessment. *Behavior Therapy.* 26, 409–432.

Elkin, I., Shea, M. T., Watkins, J. T., Imber, S. D., Sotsky, S. M., Collins, J. F., Glass, D. R., Pilkonis, P. A., Leber, W. R., Docherty, J. P., Fiester, S. J., & Parloff, M. B. (1989). National Institute of Mental Health Treatment of Depression Collaborative Research Program: General effectiveness of treatments. *Archives of General Psychiatry, 46*, 971–982.

Engel, G. L. (1977). The need for a new medical model: A challenge to biomedicine. *Science, 196*, 129–136.

Ericsson, K. A., & Simon, H. A. (1980). Verbal reports as data. *Psychological Review, 87*, 215–251.

Eysenck, H. J., & Eysenck, S. B. G. (1968). *Eysenck Personality Inventory: Manual.* San Diego, CA: Educational and Industrial Testing Service.

Farmer, R., & Nelson-Gray, R. O. (1990). Personality disorders and depression: Hypothetical relations, empirical findings, and methodological considerations. *Clinical Psychology Review, 10*, 453–476.

Fawcett, J., Scheftner, W. A., Fogg, L., Clark, D. C., Young, M. A., Hedeker, D., & Gibbons, R. (1990). Time-related predictors of suicide in major affective disorder. *American Journal of Psychiatry, 147*, 1189–1194.

Fennell, M. J. V., & Teasdale, J. D. (1982). Cognitive therapy with chronic, drug refractory depressed outpatients: A note of caution. *Cognitive Therapy and Research, 6*, 455–460.

Ferster, C. H. (1973). A functional analysis of depression. *American Psychologist, 28*, 857–870.

Festinger, L. (1957). *A Theory of Cognitive Dissonance.* Evanston, Il: Row, Peterson.

Folkman, S., & Lazarus, R. S. (1980). An analysis of coping in a middle-aged community sample. *Journal of Health and Social Behavior, 21*, 219–239.

Folkman, S., & Lazarus, R. S. (1988). *Ways of Coping Questionnaire: Manual, Test Booklet, Scoring Key.* Palo Alto, CA: Mind Garden.

Fox, S. J., Barrnett, R. J., Davies, M., & Bird, H. R. (1990). Psychopathology and developmental delay in homeless children: A pilot study. *Journal of the American Academy of Child and Adolescent Psychiatry, 29*, 732–735.

Frank, E., Kupfer, D. J., Perel, J. M., Cornes, C. L., Jarrett, D. J., Mallinger, A., Thase, M. E., McEachran, A. B., & Grochocinski, V. J. (1990). Three-year outcomes for maintenance therapies in recurrent depression. *Archives of General Psychiatry, 47*, 1093–1099.

Frank, J. (1973). *Persuasion and Healing: A Comparative Study of Psychotherapy.* Baltimore: Johns Hopkins University Press.

Frankl, V. (1959). *Man's Search for Meaning.* Boston: Beacon Press.

Freud, S. (1933). *New Introductory Lectures on Psycho-analysis.* New York: Norton.

Freud, S. (1950). Mourning and Melancholia. In S. Freud, *Collected Papers* (Vol 4, pp. 152–172). London: Hogarth Press. (Original work published 1917)

Freud, S. (1960). *A General Introduction to Psychoanalysis.* New York: Washington Square Press. (Original work published 1916–1917)

Freud, S. (1963). *Character and Culture.* New York: Collier Books.

Garamoni, G. L., Reynolds, C. F., Thase, M. E., Frank, E., & Fasiczka, A. L. (1992). Shifts in affective balance during cognitive therapy of major depression. *Journal of Consulting and Clinical Psychiatry, 60*, 260–266.

Gardner, H. (1983). *Frames of Mind: The Theory of Multiple Intelligences.* New York: Basic Books.

Gentry, W. D. (1984). Behavioral medicine: A new research paradigm. In W. D. Gentry (Ed.), *Handbook of Behavioral Medicine*, (pp. 1–12). New York: Guilford Press.

Gerson, M. J. (1996). *The Embedded Self: A Psychoanalytic Guide to Family Therapy.* Hillsdale, NJ: The Analytic Press.

Goldfried, M. R. (1980). Toward the delineation of therapeutic change principles. *American Psychologist, 35*, 991–999.

Goldfried, M. R., Castonguay, L. G., Hayes, A. M., Drozd, J. F., & Shapiro, D. A. (1997). A comparative analysis of the therapeutic focus in cognitive-behavioral and psychodynamic-interpersonal sessions. *Journal of Consulting and Clinical Psychology, 65*, 740–748.

Goldfried, M. R. & Davison, G. C. (1976). *Clinical Behavior Therapy.* New York: Holt, Rinehart & Winston.

Goldfried, M. R., Raue, P. J., & Castonguay, L. G. (1998). The therapeutic focus in significant sessions of master therapists: A comparison of cognitive-behavioral and psychodynamic-interpersonal interventions. *Journal of Consulting and Clinical Psychology, 66*, 803–810.

Gordon, D. E. (1988). Formal operations and interpersonal and affective disturbances in adolescents. In E. D. Nannis & P. A. Cowan (Eds.), *Developmental Psychopathology and Its Treatment*, (pp. 51–73). San Francisco: Jossey-Bass.

Guidano, V. F. (1987). *Complexity of the Self: A Developmental Approach to Psychopathology and Therapy.* New York: Guilford Press.

Guidano, V. F., & Liotti, G. (1983). *Cognitive Processes and Emotional Disorders.* New York: Guilford Press.

Gurtman, M. B. (1994). The circumplex as a tool for studying normal and abnormal personality: A methodological primer. In S. Strack & M. Lorr (Eds.), *Differentiating Normal and Abnormal Personality* (pp. 243–263). New York: Springer.

Guze, S. B., & Robins, E. (1970). Suicide and primary affective disorders. *British Journal of Psychiatry, 117*, 437–438.

Haaga, D. A., Dyck, M. J., & Ernst, D. (1991). Empirical status of cognitive theory of depression. *Psychological Bulletin, 110*, 215–236.

Hamilton, M. (1967). Development of a rating scale of primary depressive illness. *British Journal of Social and Clinical Psychology, 6*, 278–296.

Hammen, C. (1992). Cognitive, life stress, and interpersonal approaches to a developmental model of depression. *Development and Psychopathology, 4*, 189–206.

Hammen, C., Burge, D., & Adrian, C. (1991). The timing of mother and child depression in a longitudinal study of children at risk. *Journal of Consulting and Clinical Psychology, 59*, 341–345.

Hammen, C. L., Burge, D., Daley, S. E., Davila, J., Paley, B., & Rudolph, K. D. (1995). Interpersonal attachment cognitions and prediction of symptomatic responses to interpersonal stress. *Journal of Abnormal Psychology, 104*, 436–443.

Harpin, R. E., Liberman, R. P., Marks, I., Stern, R., & Bohannon, W. E. (1982). Cognitive-behavior therapy for chronically depressed patients: A controlled pilot study. *Journal of Nervous and Mental Disease, 170*, 295–301.

Harrison, W. M., & Stewart, J. W. (1993). Pharmacotherapy of dysthymia. *Psychiatric Annals, 23*, 638–648.

Hoberman, H. M., Lewinsohn, P. M., & Tilson, M. (1988). Group treatment of depression: Individual predictors of outcome. *Journal of Consulting and Clinical Psychology, 56*, 393–398.

Hollon, S. D. (1990). Cognitive therapy and pharmacotherapy for depression. *Psychiatric Annals, 20*, 249–258.

Holmbeck, G. N. (1997). Toward terminological, conceptual, and statistical clarity in the study of mediators and moderators: Examples from the child-clinical and pediatric psychology literatures. *Journal of Consulting and Clinical Psychology, 65*, 599–610.

Howland, R. H. (1993a). Chronic depression. *Hospital and Community Psychiatry, 44*, 633–639.

Howland, R. H. (1993b). General health, health care utilization, and medical comorbidity. *International Journal of Psychiatry Medicine, 23*, 211–238.

Howland, R. H. (1996). Psychosocial therapies for dysthymia. In J. Lonsdale (Ed.), *The Hatherleigh Guide to Managing Depression* (pp. 225–241). New York: Hatherleigh Press.

Inhelder, B., & Piaget, J. (1958). *The Growth of Logical Thinking from Childhood to Adolescence.* New York: Basic Books. (Original work published 1955)

Izard, C. E. (1993). Four systems for emotional activation: Cognitive and noncognitive processes. *Psychological Review, 100*, 68–90.

James, W. (1890). *The Principles of Psychology.* New York: Holt.

Kasnetz, M. D., McCullough, J. P., & Kaye, A. L. (1995). *Patient Manual for Cognitive Behavioral Analysis System of Psychotherapy (CBASP).* Richmond: Virginia Commonwealth University.

Kaufman, A., Baron, A., & Kopp, R. E. (1966). Some effects of instructions on human operant behavior. *Psychonomic Monograph Supplements, 1*, 243–250.

Kaye, A. L., McCullough, J. P., Roberts, W. C., McCune, K. J., Hampton, C., & Kornstein, S. G. (1994). Differentiating affective and characterologic DSM-III-R psychopathology in non-treatment, community unipolar depressives. *Depression, 2*, 80–88.

Keitner, G. I., Ryan, C. E., Miller, I. W., Kohn, R., & Epstein, N. B. (1991). Twelve-month outcome of patients with major depression and comorbid psychiatric or medical illness (compound depression). *American Journal of Psychiatry, 148*, 345–350.

Keller, M. B. (1988). Diagnostic issues and clinical course of unipolar illness. In A. J. Frances & R. E. Hales (Eds.), *Review of Psychiatry* (Vol. 7, pp. 188–212). Washington, DC: American Psychiatric Press.

Keller, M. B. (1990). Diagnostic and course-of-illness variables pertinent to refractory depression. In A. Tasman, S. M. Goldfinger, & C. A. Kaufman, (Eds.), *Review of Psychiatry* (Vol. 9, pp. 10–32). Washington, DC: American Psychiatric Press.

Keller, M. B., Gelenberg, A. J., Hirschfeld, R. M. A., Rush, A. J., Thase, M. E., Kocsis, J. H., Markowitz, J. C., Fawcett, J. A., Koran, L. M., Klein, D. N., Russell, J. M., Kornstein, S. G., McCullough, J. P., Davis, S. M., & Harrison, W. M. (1998). The treatment of chronic depression: Part 2. A double-blind, randomized trial of sertraline and imipramine. *Journal of Clinical Psychiatry, 59*, 598–607.

Keller, M. B., & Hanks, D. L. (1994). The natural history and heterogeneity of depressive disorders. *Journal of Clinical Psychiatry, 56*, 22–29.

Keller, M. B., Harrison, W., Fawcett, J. A., Gelenberg, A., Hirschfeld, R. M. A., Klein, D. N., Kocsis, J. H., McCullough, J. P., Rush, A. J., Schatzberg, A., & Thase, M. E. (1995). Treatment of chronic depression with sertraline or imipramine: Preliminary blinded response rates and high rates of undertreatment in the community. *Psychopharmacology Bulletin, 31*, 205–212.

Keller, M. B., Klein, D. N., Hirschfeld, R. M. A., Kocsis, J. H., McCullough, J. P., Miller, I., First, M. B., Holzer, C. P., III, Keitner, G. I., Marin, D. B, & Shea, T. (1995). Results of the DSM-IV Mood Disorders Field Trial. *American Journal of Psychiatry, 152*, 843–849.

Keller, M. B., Lavori, P. W., Klerman, G. L., Andreasen, N. C., Endicott, J., Coryell, W., Fawcett, J., Rice, J. P., & Hirschfeld, R. M. A. (1986). Low levels and lack of predictors of somatotherapy and psychotherapy received by depressed patients. *Archives of General Psychiatry, 43*, 458–466.

Keller, M. B., Lavori, P. W., Endicott, J., Coryell, W., & Klerman, G. (1983). Double depression: A two year follow-up. *American Journal of Psychiatry, 140*, 680–694.

Keller, M. B., Lavori, P. W., Lewis, C. E., & Klerman, G. (1983). Predictors of relapse in major depressive disorder. *Journal of the American Medical Association, 250*, 3299–3304.

Keller, M. B., Lavori, P. W., Mueller, T. I., Endicott, J., Coryell, W., Hirschfeld, R. M. A., & Shea, M. (1992). Time to recovery, chronicity, and levels of psychopathology in major depression. *Archives of General Psychiatry, 49*, 809–816.

Keller, M. B., Lavori, P. W., Rice, J., Coryell, W., & Hirschfeld, R. M. A. (1986). The persistent risk of chronicity in recurrent episodes of nonbipolar major depressive disorder: A prospective follow-up. *American Journal of Psychiatry, 143*, 24–28.

Keller, M. B., McCullough, J. P., Rush, A. J., Klein, D. N., Schatzberg, A. F., Gelenberg, A. J., & Thase, M. E. (1999, May 19). *Nefazodone HCl, Cognitive Behavioral Analysis System of Psychotherapy and combination therapy for the acute treatment of chronic depression*. Paper presented at the 152nd Annual Convention of the American Psychiatric Association, Washington, DC.

Keller, M. B., McCullough, J. P., Klein, D. N., Arnow, B. A., Dunner, D. L., Gelenberg, A. J., Markowitz, J. C., Nemeroff, C. B., Russell, J. M., Thase, M. E., Trivedi, M. H., Zajecka, J. (2000). A comparison of nefazodone, the Cognitive Behavioral Analysis System of Psychotherapy, and their combination for the treatment of chronic depression. *New England Journal of Medicine, 342*(20), 1462–1470.

Keller, M. B., & Shapiro, R. W. (1984). Double depression, major depression, and dysthymia: Distinct entities or different phases of a single disorder? *Psychopharmacology Bulletin, 20*, 399–402.

Keller, M. B., & Shapiro, R. W. (1982). "Double depression": Superimposition of acute depressive episodes on chronic depressive disorders. *American Journal of Psychiatry, 139*, 438–442.

Keller, M. B., Shapiro, R. W., Lavori, P. W., & Wolfe, N. (1982a). Recovery in major depressive disorder. *Archives of General Psychiatry, 38*, 905–910.

Keller, M. B., Shapiro, R. W., Lavori, P. W., & Wolfe, N. (1982b). Relapse in major depressive disorder. *Archives of General Psychiatry, 39*, 911–915.

Kendall, R. E. (1986). What are mental disorders? In A. M. Freedman, R. Brotman, I. Silverman, & D. Hutson (Eds.), *Issues in Psychiatric Classification: Science, Practice and Social Policy* (pp. 23–45). New York: Human Sciences Press.

Kessler, R. C., McGonagle, K. A., Zhao, S., Nelson, C. B., Hughes, M., Eshleman, S., Hans-Ulrich, W., & Kendler, K. S. (1994). Lifetime and 12-month prevalence of DSM-III-R psychiatric disorders in the United States. *Archives of General Psychiatry, 51*, 8–19.

Kiesler, D. J. (1982). Confronting the client-therapist relationship in psychotherapy. In J. C. Anchin & D. J. Kiesler (Eds.), *Handbook of Interpersonal Psychotherapy* (pp. 274–295). Elmsford, NY: Pergamon Press.

Kiesler, D. J. (1983). The 1982 Interpersonal Circle: A taxonomy for complementarity in human transactions. *Psychological Review, 90*, 185–214.

Kiesler, D. J. (1986a). Interpersonal methods of diagnosis and treatment. In R. Michels, & J. O. Cavenar (Eds.), *Psychiatry* (Vol. 1, pp. 1–23). Philadelphia: Lippincott.

Kiesler, D. J. (1986b). The 1982 Interpersonal Circle: An analysis of DSM-III personality disorders. In T. Millon & G. L. Klerman (Eds.), *Contemporary Directions in Pscyhopathology: Toward the DSM-IV* (pp. 571–597). New York: Guilford Press.

Kiesler, D. J. (1987). *Research Manual for The Impact Message Inventory*. Palo Alto, CA: Consulting Psychologists Press.

Kiesler, D. J. (1988). *Therapeutic Metacommunication: Therapist Impact Disclosure as Feedback in Psychotherapy*. Palo Alto, CA: Consulting Psychologists Press.

Kiesler, D. J. (1991). Interpersonal methods of asessment and diagnosis. In C. R. Snyder & D. R. Forsyth (Eds.), *Handbook of Social and Clinical Psychology: The Health Perspective* (pp. 438–468). Elmsford, NY: Pergamon Press.

Kiesler, D. J. (1996). *Contemporary Interpersonal Theory and Research: Personality, Psychopathology, and Psychotherapy*. New York: Wiley.

Kiesler, D. J. (1999). *Beyond the Disease Model of Mental Disorders*. Westport, CT: Praeger.

Kiesler, D. J., & Schmidt, J. A. (1993). *The Impact Message Inventory: Form IIA Octant Scale Version*. Redwood City, CA: Mind Garden.

Kiresuk, T. J., & Sherman, R. (1968). Goal Attainment Scaling: A general method for evaluating comprehensive community mental health programs. *Community Mental Health Journal, 4*, 443–453.

Klein, D. N., Clark, D. C., Dansky, L., & Margolis, E. T. (1988). Dysthymia in the offspring of parents with primary unipolar affective disorder. *Journal of Abnormal Psychology, 97*, 265–274.

Klein, D. N., Norden, K. A., Ferro, T., Leader, J. B., Kasch, K. L., Klein, L. M., Schwartz, J. E., & Aronson, T. A. (1998). Thirty-month naturalistic follow-up study of early-onset dysthymic disorder: Course, diagnostic stability, and prediction of outcome. *Journal of Abnormal Psychology, 107*, 338–348.

Klein, D. N., Schatzberg, A. F., McCullough, J. P., Keller, M. B., Dowling, F., Goodman, D., Howland, R. H., Markowitz, J. C., Smith, C., Miceli, R., & Harrison, W. M. (1999). Early- versus late-onset dysthymic disorder: Comparison in outpatients with superimposed major depressive episodes. *Journal of Affective Disorders, 52*, 187–196.

Klein, D. N., Taylor, E. B., Dickstein, S., & Harding, K. (1988a). The early-late onset distinction in DSM-III-R dysthymia. *Journal of Affective Disorders, 14*, 25–33.

Klein, D. N., Taylor, E. B., Dickstein, S., & Harding, K. (1988b). Primary early-onset dysthymia: Comparison with primary nonbipolar nonchronic major depression on demographic, clinical, familial, personality, and socioenvironmental characteristics and short-term outcome. *Journal of Abnormal Psychology, 97*, 387–398.

Klein, D. N., Taylor, E. B., Harding, K., & Dickstein, S. (1988). Double depression and episodic major depression: Demographic, clinical, familial, personality, and socioenvironmental characteristics and short-term outcome. *American Journal of Psychiatry, 145*, 1226–1231.

Klerman, G. L., & Weissman, M. M. (Eds.). (1993). *New Applications of Interpersonal Psychotherapy*. Washington, DC: American Psychiatric Press.

Klerman, G. L., Weissman, M. M., Rounsaville, B. J., & Chevron, E. S. (1984). *Interpersonal Psychotherapy of Depression*. New York: Basic Books.

Kocsis, J. H. (1993). DSM-IV "major depression": Are more stringent criteria needed? *Depression, 1*, 24–28.

Kocsis, J. H. & Frances, A. J. (1987). A critical discussion of DSM-III dysthymic disorder. *American Journal of Psychiatry, 144*, 1534–1542.

Kolenberg, R. J. & Tsai, M. (1991). *Functional Analytic Psychotherapy: Creating Intense and Curative Therapeutic Relationships*. New York: Plenum Press.

Lambert, M. (Ed.). (1983). *Psychotherapy and Patient Relationships*. Homewood, IL: Dorsey.

Landis, J. R., & Koch, G. G. (1977). The measurement of observer agreement for categorical data. *Biometrics, 33*, 159–174.

Lane, R. D., & Schwartz, G. E. (1987). Levels of emotional awareness: A cognitive-developmental theory and its application to psychopathology. *American Journal of Psychiatry, 144*, 133–143.

Lazarus, R. S. (1966). *Psychological Stress And The Coping Process*. New York: McGraw-Hill.

Lazarus, R. S. (1984). On the primacy of cognition. *American Psychologist, 39*, 124–129.

Lazarus, R. S. (1990). Theory-based stress management. *Psychological Inquiry, 1*, 3–13.

Lazarus, R. S., & Alfert, E. (1964). Short-circuiting of threat by experimentally altering cognitive appraisal. *Journal of Abnormal and Social Psychology, 69*, 195–205.

Lazarus, R. S., Opton, E. M., Markellos, S., Nomikos, M. S., & Rankin, N. O. (1965). The principle of short-circuiting of threat: Further evidence. *Journal of Personality, 33*, 622–635.

Lefcourt, H. M. (1976). *Locus of Control: Current Trends in Theory and Research*. Hillsdale, NJ: Lawrence Erlbaum.

Linehan, M. M. (1993). *Cognitive-Behavioral Treatment of Borderline Personality Disorder*. New York: Guilford Press.

Lipsett, D. R. (1970). Medical and psychological characteristics of "crocks." *Psychiatric Medicine, 1*, 15–25.

Lizardi, H., Klein, D. N., Quimette, P. C., Riso, L. P., Anderson, R. L., & Donaldson, S. K. (1995). Reports of the childhood home environment in early-onset dysthymia and episodic major depression. *Journal of Abnormal Psychology, 104*, 132–139.

Logan, G. D. (1988). Toward an instance theory of automatization. *Psychological Review, 95*, 492–527.

Mahoney, M. J. (1991). *Human Change Processes: The Scientific Foundations of Psychotherapy*. New York: Basic Books.

Manning, D. W., Markowitz, J. C., & Frances, A. J. (1992). A review of combined psychotherapy and pharmacotherapy in the treatment of depression. *Journal of Psychotherapy: Practice and Research, 1*, 103–116.

Markowitz, J. C. (1993a, May). *Dysthymia: Psychosocial treatment strategies*. Paper presented at the 146th Annual Convention of the American Psychiatric Association, San Francisco.
Markowitz, J. C. (1993b). Psychotherapy of the post-dysthymic patient. *Journal of Psychotherapy: Practice and Research, 2*, 157–163.
Markowitz, J. C. (1994). Psychotherapy of dysthymia. *American Journal of Psychiatry, 151*, 1114–1121.
Markowitz, J. C. (1995). Comorbidity of dysthymic disorder. In J. H. Kocsis & D. N. Klein (Eds.), *Diagnosis and Treatment of Chronic Depression* (pp. 41–57). New York: Guilford Press.
Markowitz, J. C., Moran, M. E., Kocsis, J. H., & Frances, A. J. (1992). Prevalence and comorbidity of dysthymic disorder among psychiatric outpatients. *Journal of Affective Disorders, 24*, 63–71.
Mason, B. J., Markowitz, J. C., & Klerman, G. L. (1993). Interpersonal psychotherapy for dysthymic disorders. In G. L. Klerman & M. M. Weissman (Eds.), *New Applications of Interpersonal Psychotherapy* (pp. 225–264). Washington, DC: American Psychiatric Press.
May, R. (1960). Contributions of existential psychotherapy. In R. May (Ed.), *Existence: A New Dimension in Psychiatry and Psychology* (pp. 37–91). New York: Basic Books.
Mayer, J. D., & Salovey, P. (1993). The intelligence of emotional intelligence. *Intelligence, 17*, 433–442.
McCullough, J. P. (1980a). *Cognitive Behavioral Analysis System of Psychotherapy: Methodological perspective (II)*. Unpublished manuscript. Richmond, VA: Virginia Commonwealth University.
McCullough, J. P. (1980b). How to help depressed patients gain control over their lives using a situational analysis procedure. *Behavioral Medicine, 7*, 33–34.
McCullough, J. P. (1984a). Cognitive-behavioral analysis system of psychotherapy: An interactional treatment approach for dysthymic disorder. *Psychiatry, 47*, 234–250.
McCullough, J. P. (1984b). Single-case investigative research and its relevance for the nonoperant clinician. *Psychotherapy: Theory, Research, and Practice, 21*, 382–388.
McCullough, J. P. (1984c). The need for new single-case design structure in applied cognitive psychology. *Psychotherapy: Theory, Research, and Practice, 21*, 389–400.
McCullough, J. P. (1991). Psychotherapy for dysthymia: Naturalistic study of ten cases. *Journal of Nervous and Mental Disease, 179*, 734–740.
McCullough, J. P. (1995a). *Rating Scales for Evaluating Competency of the Therapist Administering CBASP Procedures and for Evaluation of the Management of the Interpersonal Relationship*. Unpublished rating scales. Richmond, VA: Virginia Commonwealth University.
McCullough, J. P. (1995b). *Therapist Manual for Cognitive Behavioral Analysis System of Psychotherapy (CBASP)*. Richmond: Virginia Commonwealth University.
McCullough, J. P. (1996a). The importance of diagnosing comorbid personality disorder with patients who are chronically depressed. *Depressive Disorders: Index and Reviews, 1*(1), 16–17.
McCullough, J. P. (1996b, October 3). *Treating the patient who is chronically depressed with Cognitive-Behavior Therapy for the Chronic Depressions (CBT-CD)*. Paper presented at the Twenty-Sixth Congress of the European Association for Behavior and Cognitive Therapy, Budapest, Hungary.
McCullough, J. P., Braith, J. A., Chapman, R. C., Kasnetz, M. D., Carr, K. F., Cones, J. H., Fielo, J., Shoemaker, O. S., & Roberts, W. C. (1990). Comparison of early and late onset dysthymia. *Journal of Nervous and Mental Disease, 78*, 577–581.
McCullough, J. P., & Carr, K. F. (1987). Stage process design: A predictive confirmation structure for the single case. *Psychotherapy: Theory, Research, and Practice, 24*, 759–768.
McCullough, J. P., Kasnetz, M. D., Braith, J. A., Carr, K. F., Cones, J. H., Fielo, J., & Martelli, M. F. (1988). A longitudinal study of an untreated sample of predominantly late onset characterological dysthymia. *Journal of Nervous and Mental Disease, 176*, 658–667.
McCullough, J. P., & Kaye, A. L. (1993, May 26). Differential diagnosis of chronic depressive disorders. Paper presented at the 146th Annual Convention of the American Psychiatric Association, San Francisco.
McCullough, J. P., Keller, M. B., Hirschfeld, R. M. A., Russell, J. M., Dunner, D. L., Thase, M. E., & Kocsis, J. H. (1997, June 26). *Collaborative study of nefazodone and CBT-CD in chronically depressed patients*. Poster presented at the Sixth World Congress of Biological Psychiatry, Nice, France.
McCullough, J. P., Klein, D. N., Keller, M. B., Holzer, C. E., Davis, S. M., Kornstein, S. G., Howland, R. H., Thase, M. E., & Harrison, W. M. (2000). Comparison of DSM-III-R chronic major depression and major depression superimposed on dysthymia (double depression): Validity of the distinction. *Journal of Abnormal Psychology, 109*, 419–427.
McCullough, J. P., Klein, D. N., Shea, T., Miller, I., & Kaye, A. L. (1992, August 17). *DSM-IV field trials for major depression, dysthymia and minor depressions*. Paper presented at the 100th Annual Convention of the American Psychological Association, Washington, DC.
McCullough, J. P., Kornstein, S. G., Klein, D. N., Kocsis, J. H., Dunner, D. L., & Koran, L. M. (1997, May 15). *Cognitive Behavior Therapy for the Chronic Depressions (CBT-CD): Combined collaborative national study*. Poster presented at the annual convention of the Society of Biological Psychiatry, San Diego, CA.
McCullough, J. P., Kornstein, S. G., McCullough, J. P., Belyea-Caldwell, S., Kaye, A. L., Roberts, W. C., Plybon, J. K., & Kruus, L. K. (1996). Differential diagnosis of chronic depressive disorders. *Psychiatric Clinics of North America, 19*, 55–71.
McCullough, J. P., McCune, K. J., Kaye, A. L., Braith, J. A., Friend, R., Roberts, W. C., Belyea-Caldwell, S., Norris, S. L. W., & Hampton, C. (1994a). One-year prospective replication study of an untreated sample of community dysthymia subjects. *Journal of Nervous and Mental Disease, 182*, 396–401.
McCullough, J. P., McCune, K. J., Kaye, A. L., Braith, J. A., Friend, R., Roberts, W. C., Belyea-Caldwell, S., Norris, S. L. W., & Hampton, C. (1994b). Comparison of a community dysthymia sample at screening with a matched group of nondepressed community controls. *Journal of Nervous and Mental Disease, 182*, 402–407.
McCullough, J. P., Roberts, W. C., McCune, K. J., Kaye, A. L., Hampton, C., Caldwell, S. B., Norris, S. L. W., & Kornstein, S. G. (1994). Social adjustment, coping style, and clinical course among DSM-III-R community unipolar depressives. *Depression, 2*, 36–42.
McKechnie, J. L. (Ed.). (1979). *Webster's New Universal Unabridged Dictionary* (2nd ed.). New York: Dorset & Baber.
Merikangas, K. R., Prusoff, B. A., & Weissman, M. M. (1988). Parental concordance for affective disorders: Psychopathology in offspring. *Journal of Affective Disorders, 15*, 279–290.
Miller, G. A. (1981). Trend and debates in cognitive psychology. *Cognition, 10*, 215–225.
Miller, I. W. (1997). Combined treatment for depressive disorders. *Depressive Disorders: Index and Reviews, 2*(3), 16–17.
Mischel, W. (1973). Toward a cognitive social learning reconceptualization of personality. *Psychological Review, 80*, 252–283.
Money, J. (1992). *The Kaspar Hauser Syndrome of "Psychosocial Dwarfism": Deficient Structural, Intellectual and Social Growth Induced by Child Abuse*. Buffalo, NY: Prometheus Books.
Money, J., Annecillo, C., & Hutchinson, J. W. (1985). Forensic and family psychiatry in abuse dwarfism: Munchausen's syndrome by proxy, atonement, and addiction to abuse. *Journal of Sex and Marital Therapy, 11*, 30–40.
Nannis, E. D. (1988). Cognitive-developmental differences in emotional understanding. In E. D. Nannis & P. A. Cowan (Eds.), *Developmental Psychopathology and Its Treatment (pp. 31–49). San Francisco: Jossey-Bass.*
Nisbett, R. E. & Wilson, T. D. (1977). Telling more than we can know: Verbal reports on mental processes. *Psychological Review, 84*, 231–259.
Noam, G. G. (1988). A constructivist approach to developmental psychopathology. In E. D. Nannis & P. A. Cowan (Eds.), *Developmental Psychopathology and Its Treatment* (pp. 91–121). San Francisco: Jossey-Bass.
Noam, G. G., & Cicchetti, D. (1996). Reply. *Human Development, 39*, 49–56.
Parsons, T. (1951). Illness and the role of the physician: A sociological perspective. *American Journal of Orthopsychiatry, 21*, 452–460.
Pepper, C. M., Klein, D. N., Anderson, R. L., Riso, L. P., Quimette, P. C., & Lizardi, H. (1995). DSM-III-R Axis II comorbidity in dysthymia and major depression. *American Journal of Psychiatry, 152*, 239–247.
Peterson, C., Semmel, A., Von Baeyer, C., Abramson, L. Y., Metalsky, G. I., & Seligman, M. E. P. (1982). The Attributional Style Questionnaire. *Cognitive Therapy and Research, 6*, 287–299.
Piaget, J. (1926). *The Language and Thought of the Child*. New York: Harcourt, Brace. (Original work published 1923)
Piaget, J. (1967). *Six Psychological Studies* (D. Elkind, Ed.). New York: Random House. (Original work published 1964)
Piaget, J. (1981). *Intelligence and Affectivity: Their Relationship during Child Development*. Palo Alto, CA: Annual Reviews. (Original work published 1954)
Platt, J. J., Siegel, J. M., & Spivack, G. (1975). Do psychiatric patients and normals see the same solutions as effective in solving interpersonal problems? *Journal of Consulting and Clinical Psychology, 43*, 279.
Platt, J. J., & Spivack, G. (1972). Problem-solving thinking of psychiatric patients. *Journal of Consulting and Clinical Psychology, 39*, 148–151.
Platt, J. J., & Spivack, G. (1974). Means of solving real-life problems: I. Psychiatric patients vs. controls and cross-cultural comparisons of normal females. *Journal of Community Psychology, 2*, 45–48.
Platt, J. J., & Spivack, G. (1975). Unidimensionality of the means-ends problem-solving (MEPS) procedure. *Journal of Clinical Psychology, 31*, 15–16.
Polanyi, M. (1966). *The Tacit Dimension*. Garden City, NY: Doubleday.
Polanyi, M. (1968). Logic and psychology. *American Psychologist, 23*, 27–43.
Reid, D. W., & Ware, E. E. (1974). Multidimensionality of internal versus external control: Addition of a third dimension and non-distinction of self versus others. *Canadian Journal of Behavioural Science, 6*, 131–142.
Riso, L. P., Klein, D. N., Ferro, T., Kasch, K. L., Pepper, C. M., Schwartz, J. E., & Aronson, T. A. (1996). Understanding the comorbidity between early-onset dysthymia and Cluster B personality disorders: A family study. *American Journal of Psychiatry, 153*, 900–906.

Rogers, C. R. (1942). *Counseling and Psychotherapy.* Boston: Houghton Mifflin.
Rogers, C. R. (1957). The necessary and sufficient conditions of therapeutic personal change. *Journal of Counseling Psychology, 21,* 93–103.
Rogers, C. R. (1959). A theory of therapy, personality, and interpersonal relationships, as developed in the client-centered framework. In S. Koch (Ed.), *Psychology: A Study of A Science* (Vol. 3, pp. 184–256). New York: McGraw-Hill.
Rohde, P., Lewinsohn, P. M., & Seeley, J. R. (1991). Comorbidity of unipolar depression: II. Comorbidity with other mental disorders in adolescents and adults. *Journal of Abnormal Psychology, 100,* 214–222.
Roth, A., Fonagy, P., Parry, G., Target, M., & Woods, R. M. (1996). *What Works for Whom?: A Critical Review of Psychotherapy Research.* New York: Guilford Press.
Rotter, J. B. (1954). *Social Learning and Clinical Psychology.* Englewood Cliffs, NJ: Prentice-Hall.
Rotter, J. B. (1966). Generalized expectancies for internal versus external control of reinforcements. *Psychological Monographs, 80* (1, Whole no. 609).
Rotter, J. B. (1978). Generalized expectancies for problem-solving and psychotherapy. *Cognitive Therapy and Research, 2,* 1–10.
Rotter, J. B. (1990). Internal versus external control of reinforcement: A case history of a variable. *American Psychologist, 45,* 489–493.
Rubin, K. H., Coplan, R. J., Fox, N. A., & Calkins, S. D. (1995). Emotionality, emotional regulation, and preschoolers' social adaptation. *Development and Psychopathology, 7,* 49–62.
Rush, A. J., Beck, A. T., Kovacs, M., & Hollon, S. D. (1977). Comparative efficacy of cognitive therapy and pharmacotherapy in the treatment of depressed outpatients. *Cognitive Therapy and Research, 1,* 17–37.
Rush, A. J., & Thase, M. E. (1999). Psychotherapies for depressive-disorders: A review. In M. Madge and N. Satorius (Eds.). *WPA Series Evidence and Experience in Psychiatry: Vol. 1. Depressive Disorders* (pp. 161–206). Chichester, UK: Wiley.
Rutter, M., & Quinton, P. (1984). Parental psychiatric disorder: Effects on children. *Psychological Medicine, 14,* 853–880.
Safran, J. D. (1990a). Towards a refinement of cognitive therapy in light of interpersonal theory: I. Theory. *Clinical Psychology Review, 10,* 87–105.
Safran, J. D. (1990b). Towards a refinement of cognitive therapy in light of interpersonal theory: II. Practice. *Clinical Psychology Review, 10,* 107–121.
Safran, J. D., & Segal, Z. V. (1990). *Interpersonal Process in Cognitive Therapy.* New York: Basic Books.
Sanderson, W. C., Wetzler, S., Beck, A. T., & Betz, F. (1992). Prevalence of personality disorders in patients with major depression and dysthymia. *Psychiatry Research, 42,* 93–99.
Sartre, J.-P. (1961). *No Exit and Three Other Plays.* New York: Vintage Books.
Schachter, S. (1964). The interaction of cognitive and physiological determinants of emotional state. In L. Berkowitz (Ed.), *Advances in Experimental Social Psychology.* New York: Academic Press.
Schachter, S., & Singer, J. E. (1962). Cognitive, social, and physiological determinants of emotional state. *Psychological Review, 69,* 379–399.
Scheier, M. F., & Carver, C. S. (1987). Dispositional optimism and physical well-being: The influence of general outcome expectancies on health. *Journal of Personality, 55,* 169–210.
Scheier, M. F., & Carver, C. S. (1992). Effects of optimism on psychological and physical well-being: Theoretical overview and empirical update. *Cognitive Therapy and Research, 16,* 201–228.
Selye, H. (1976). *The Stress of Life.* New York: McGraw-Hill.
Shapiro, P. A., Lidagoster, L., & Glassman, A. H. (1997). Depression and heart disease. *Psychiatric Annals, 27,* 347–352.
Shrout, P. E., & Fleiss, J. L. (1979). Intraclass correlations: Uses in assessing rater reliability. *Psychological Bulletin, 86,* 420–428.
Sidman, M. (1960). *Tactics of Scientific Research.* New York: Basic Books.
Siegler, R. S., & Ellis, S. (1996). Piaget on childhood. *Psychological Science, 7,* 211–215.
Simons, A. D., Garfield, S. L., & Murphy, C. E. (1984). The process of change in cognitive therapy and pharmacotherapy for depression. *Archives of General Psychiatry, 41,* 45–51.
Simons, A. D., & Thase, M. E. (1990). Mood disorders. In M. E. Thase, B. A. Edelstein, & M. Hersen (Eds.), *Handbook of Outpatient Treatment of Adults: Nonpsychotic Mental Disorders* (pp. 91–138). New York: Plenum Press.
Skinner, B. F. (1953). *Science and Human Behavior.* New York: Macmillan.
Skinner, B. F. (1956). A case history in scientific method. *American Psychologist, 11,* 221–233.
Skinner, B. F. (1968). *The Technology of Teaching.* New York: Appleton-Century-Crofts.
Skinner, B. F. (1969). *Contingencies of Reinforcement: A Theoretical Analysis.* New York: Appleton-Century-Crofts.
Solso, R. L. (1995). *Cognitive Psychology.* Needham Heights, MA: Allyn & Bacon.
Sotsky, S. M., Glass, D. R., Shea, M. T., Pilkonis, P. A., Collins, J. F., Elkin, I., Watkins, J. T., Imber, S. D., Leber, W. R., Moyer, J., & Oliveri, M. E. (1991). Patient predictors of response to psychotherapy and pharmacotherapy: Findings in the NIMH Treatment of Depression Collaborative Research Program. *American Journal of Psychiatry, 148,* 997–1008.
Spitz, R. (1946). Hospitalism: A follow-up report on investigation described in Volume I, 1945. *Psychoanalytic Study of the Child, 2,* 113–117.
Spitzer, R. L., Williams, J. B. W., Gibbon, M., & First, M. B. (1990). *Structured Clinical Interview for DSM-III-R: Patient Edition (with Psychotic Screen).* Washington, DC: American Psychiatric Press.
Strupp, H. & Bergen, A. E. (1969). Some empirical and conceputal bases for coordinated research in psychotherapy. *International Journal of Psychiatry, 7,* 17–90.
Thase, M. E. (1992). Long-term treatments of recurrent depressive disorders. *Journal of Clinical Psychiatry, 53,* 32–44.
Thase, M. E., & Kupfer, D. J. (1996). Recent developments in the pharmacotherapy of mood disorders. *Journal of Consulting and Clinical Psychology, 64,* 646–659.
Thase, M. E., Reynolds, C. F., Frank, E., Simmons, A. D., Garamoni, G. D., McGeary, J., Harden, T., Fasiczka, A. L., & Cahalane, J. F. (1994). Response to cognitive-behavioral therapy in chronic depression. *Psychiatry Research, 3,* 204–214.
Thase, M. E., Simons, A. D., McGeary, J., Cahalane, J. F., Hughes, C., Harden, T., & Friedman, E. (1992). Relapse following cognitive behavior therapy for depression: Potential implications for longer forms of treatment? *American Journal of Psychiatry, 149,* 1046–1052.
Wachtel, P. L. (1973). Psychodynamics, behavior therapy and the implacable experimenter: An inquiry into the consistency of personality. *Journal of Abnormal Psychology, 82,* 324–334.
Wachtel, P. L. (1977). *Psychoanalysis and Behavior Therapy.* New York: Basic Books.
Wakefield, J. C. (1992a). Disorder as harmful dysfunction: A conceptual critique of DSM-III-R's definition of mental disorder. *Psychological Review, 99,* 232–247.
Wakefield, J. C. (1992b). The concept of mental disorder: On the boundry between biological facts and social values. *American Psychologist, 47,* 373–388.
Waugh, N. C., & Norman, D. A. (1965). Primary memory. *Psychological Review, 72,* 89–104.
Weiss, P. (1961). Deformities as cues to understanding development of form. *Perspectives in Biology and Medicine, 4,* 133–151.
Weiss, P. (1969). The living system: Determinism stratified. In A. Koestler & J. Smythies (Eds.), *Beyond Reductionism* (pp. 3–55). Boston: Beacon Press.
Weissman, M. M. (1975). The assessment of social adjustment: A review of techniques. *Archives of General Psychiatry, 32,* 357–356.
Weissman, M. M., & Akiskal, H. S. (1984). The role of psychotherapy in chronic depressions: A proposal. *Comprehensive Psychiatry, 25,* 23–31.
Weissman, M. M., & Bothwell, S. (1976). Assessment of social adjustment by patient self-report. *Archives of General Psychiatry, 33,* 1111–1115.
Weissman, M. M., & Markowitz, J. C. (1994). Interpersonal psychotherapy: Current status. *Archives of General Psychiatry, 51,* 599–606.
Welch, B., & Welch, A. (1968). Differential activation by restraint stress of a mechanism to conserve brain catecholamines and serotonin in mice differing in excitability. *Nature, 218,* 575–577.
Wells, K. B., Burnam, M. A., Rogers, W., Hays, R., & Camp, P. (1992). The course of depression in adult outpatients: Results from the Medical Outcomes Study. *Archives of General Psychiatry, 49,* 788–794.
Whisman, M. A. (1993). Mediators and moderators of change in cognitive therapy of depression. *Psychological Bulletin, 114,* 248–265.
White, P. (1980). Limitations on verbal reports of internal events: A refutation of Nisbett and Wilson and of Bem. *Psychological Review, 87,* 105–112.
Whybrow, P. C., Akiskal, H. S., & McKinney, W. T. (1985). *Mood Disorders: Toward a New Psychobiology.* New York: Plenum Press.
Wilkinson, G. (1989). Research report: The General Practice Research Unit at the Institute of Psychiatry. *Psychological Medicine, 19,* 789–790.
Wright, J. H., & Thase, M. E. (1992). Cognitive and biological therapies: A synthesis. *Psychiatric Annals, 22,* 451–458.

作者索引

（正文旁數碼係原文書頁碼，供索引檢索之用）

註：*t* 代表表格，*f* 代表圖形

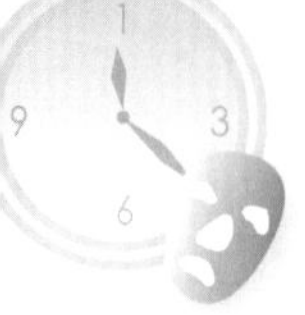

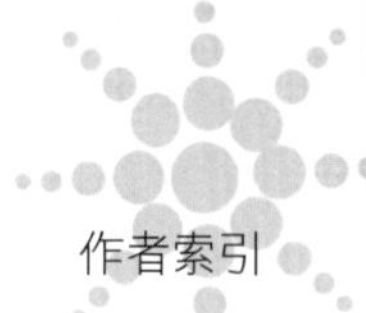

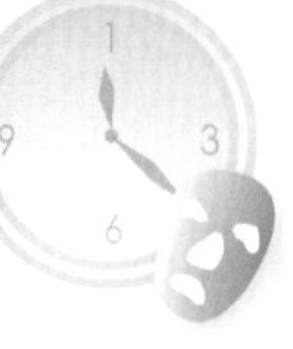

主題索引

（正文旁數碼係原文書頁碼，供索引檢索之用）

註：*t* 代表表格，*f* 代表圖形

A

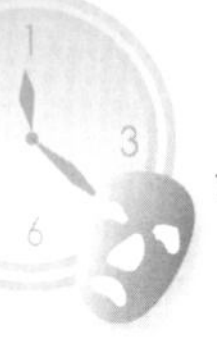

B

C

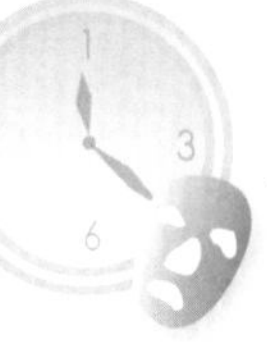

D

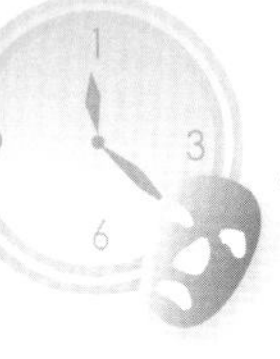

E

F

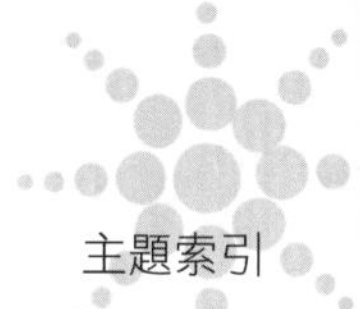

G

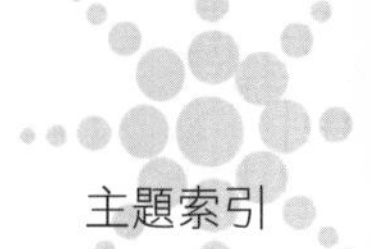

K

L

M

N

O

P

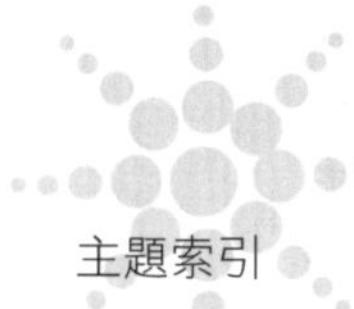

Q

R

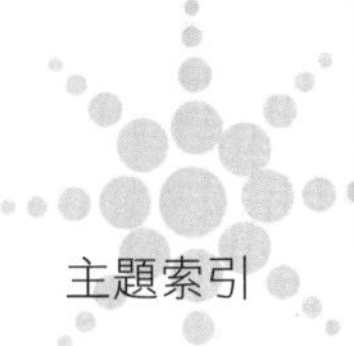

S

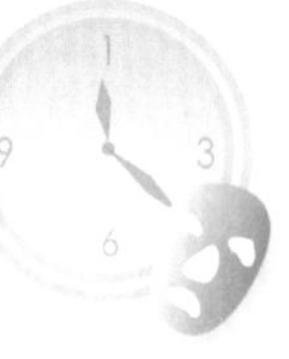

V

W

國家圖書館出版品預行編目資料

長期性憂鬱症之診斷與治療技巧
——心理治療的認知行為分析系統／
James P. McCullough 作；杜家興, 吳淑真譯.
-- 初版. -- 臺北市：心理, 2009.03
面；　公分. --（心理治療；107）
參考書目：面
含索引
譯自：Treatment for chronic depression: cognitive
behavioral analysis system of psychotherapy (CBASP)
ISBN 978-986-191-233-2（平裝）

1.憂鬱症　2.診斷　3.心理治療　4.認知治療法

415.985　　98000500

心理治療 107　長期性憂鬱症之診斷與治療技巧——
心理治療的認知行為分析系統

作　　者：James P. McCullough
譯　　者：杜家興、吳淑真
責任編輯：晏華璞
執行編輯：李　晶
總 編 輯：林敬堯
發 行 人：洪有義
出 版 者：心理出版社股份有限公司
社　　址：台北市和平東路一段 180 號 7 樓
總　　機：(02) 23671490　　傳　　真：(02) 23671457
郵　　撥：19293172　心理出版社股份有限公司
電子信箱：psychoco@ms15.hinet.net
網　　址：www.psy.com.tw
駐美代表：Lisa Wu　Tel：973 546-5845　Fax：973 546-7651
登 記 證：局版北市業字第 1372 號
電腦排版：臻圓打字印刷有限公司
印 刷 者：正恒實業有限公司
初版一刷：2009 年 3 月

ISBN　978-986-191-233-2

讀者意見回函卡

No. ______　　　　填寫日期：　年　月　日

感謝您購買本公司出版品。為提升我們的服務品質，請惠填以下資料寄回本社【或傳真(02)2367-1457】提供我們出書、修訂及辦活動之參考。您將不定期收到本公司最新出版及活動訊息。謝謝您！

姓名：____________________　性別：1□男　2□女

職業：1□教師 2□學生 3□上班族 4□家庭主婦 5□自由業 6□其他____

學歷：1□博士 2□碩士 3□大學 4□專科 5□高中 6□國中 7□國中以下

服務單位：__________________　部門：__________　職稱：____________

服務地址：__________________________　電話：_______　傳真：_______

住家地址：__________________________　電話：_______　傳真：_______

電子郵件地址：____

書名：____

一、您認為本書的優點：（可複選）

❶□內容　❷□文筆　❸□校對　❹□編排　❺□封面　❻□其他____

二、您認為本書需再加強的地方：（可複選）

❶□內容　❷□文筆　❸□校對　❹□編排　❺□封面　❻□其他____

三、您購買本書的消息來源：（請單選）

❶□本公司　❷□逛書局⇨______書局　❸□老師或親友介紹

❹□書展⇨____書展　❺□心理心雜誌　❻□書評　❼其他________

四、您希望我們舉辦何種活動：（可複選）

❶□作者演講　❷□研習會　❸□研討會　❹□書展　❺□其他_____

五、您購買本書的原因：（可複選）

❶□對主題感興趣　❷□上課教材⇨課程名稱__________________

❸□舉辦活動　❹□其他______________　（請翻頁繼續）

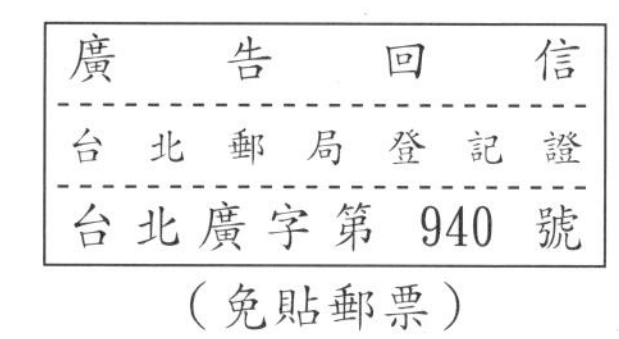

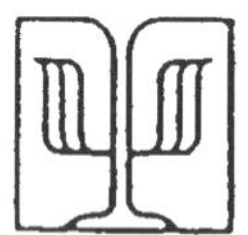

心理出版社 股份有限公司
台北市 106 和平東路一段 180 號 7 樓

TEL: (02) 2367-1490
FAX: (02) 2367-1457
EMAIL:psychoco@ms15.hinet.net

沿線對折訂好後寄回

六、您希望我們多出版何種類型的書籍

❶□心理 ❷□輔導 ❸□教育 ❹□社工 ❺□測驗 ❻□其他

七、如果您是老師，是否有撰寫教科書的計劃：□有□無

書名／課程：________________

八、您教授／修習的課程：

上學期：________________

下學期：________________

進修班：________________

暑　假：________________

寒　假：________________

學分班：________________

九、您的其他意見

謝謝您的指教！ 22107